吴少怀医案

王允升　张吉人　魏玉英　整理

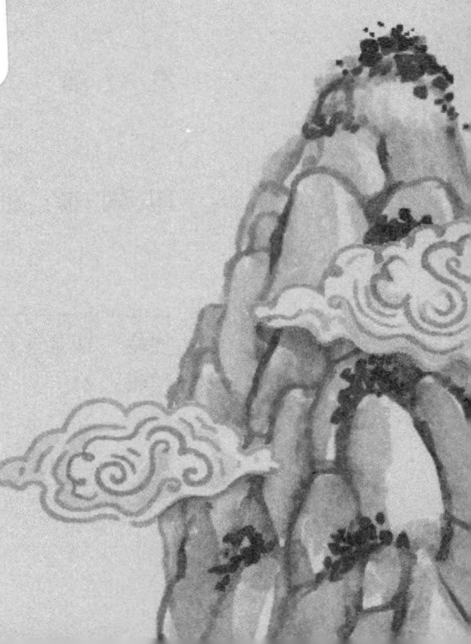

山东科学技术出版社
·济南·

图书在版编目（CIP）数据

吴少怀医案 / 王允升，张吉人，魏玉英整理. —济南：山东科学技术出版社，2021.7
ISBN 978-7-5723-0876-5

Ⅰ. ①吴… Ⅱ. ①王… ②张… ③魏… Ⅲ. ①中医临床—经验—中国—现代 Ⅳ. ①R249.7

中国版本图书馆CIP数据核字（2021）第121517号

吴少怀医案

WU SHAOHUAI YIAN

责任编辑：马　祥
装帧设计：侯　宇

主管单位：山东出版传媒股份有限公司
出 版 者：山东科学技术出版社
地址：济南市市中区英雄山路189号
邮编：250002　电话：（0531）82098088
网址：www.lkj.com.cn
电子邮件：sdkj@sdcbcm.com
发 行 者：山东科学技术出版社
地址：济南市市中区英雄山路189号
邮编：250002　电话：（0531）82098071
印 刷 者：济南普林达印务有限公司
地址：山东省济南市市中区二环西路12340号西车间
邮编：250001　电话：（0531）82904672

规格： 16开（170mm × 240mm）
印张： 21　**字数：** 420千　**印数：** 1 ~ 2000
版次： 2021年7月第1版　2021年7月第1次印刷
定价： 59.00元

出版者的话

吴少怀先生是20世纪“济南四大名医”之一，曾任济南市立中医院（现济南市中医医院）院长。吴老从事中医诊疗工作近60年，熟谙中医经典，博采诸家之长，在中医学理论和临床领域均有深厚的造诣和丰富的经验，尤精于内科和妇科。对胆胃学说有较深造诣，晚年提出胆胃证治的理论。其处方用药，轻灵而不失法度，绝少开大方或动辄用贵重药。他采用散饮结合法治不寐，用升降结合法治胃痛，用动静结合法调整心肾，用内外结合法治疗哮喘，从阴中求阳、阳中求阴，充分体现其辨证施治的灵活。《吴少怀医案》由王允升、张吉人、魏玉英在旧版（1978年由山东人民出版社出版）基础上，增加大量临证资料修订而成，并于1983年在山东科学技术出版社出版。为满足当代广大读者的阅读需求，我们特修订再版此书。本次修订增加了吴老在中医学理论创新方面的内容。具体情况说明如下。

1. 对原书中的个别语句进行调整，修改引文错误及个别错别字。

2. 按照现行出版要求对体例、术语加以规范。体例修改，如患者“赵××”改为“赵某”；药名按照《中华人民共和国药典·一部》规范，如“清夏”“川断”“双花”“旋复花”“龟板”分别改为“清半夏”“川续断”“旋覆花”“龟甲”；剂量单位改用英文简写表述，如“克”“毫升”分别改为“g”“mL”；医学术语规范，如“烧心”“泛酸”分别改为“胃灼热”“反酸”等。

3. 将实验室检查结果的旧单位统一为国际标准单位，对当前没有参考价值的检验指标予以删减。

4. 文中涉及国家保护的野生动物制成的药品，请读者在实际应用中使用替代品。

5. 由于本书原整理者及其后人的联系方式几经寻找而未得，故请各位整理者或其继承人见到本书后与我们联系。我们将按国家规定支付稿酬（联系方法：山东省济南市市中区英雄山路189号，山东科学技术出版社，邮编250002，电话0531-82098051。联系人：马祥）。

本书所录病例的治疗和方药，仅供读者学习吴少怀先生的辨证治疗经验，读者在临床应用时需结合患者的实际情况具体分析，切勿机械照搬。

吴少怀先生小传

吴少怀（1895—1970），名元鼎，字少怀，浙江钱塘人。吴氏幼年丧父，随母迁居济南。1916年入济南私立大同医院学医，学成后留院任中医师。1928年自行在司里街、经二路纬五路一带开业行医。他熟谙中医经典，博采诸家之长。20世纪30年代即跻身于济南名医之列，是济南“四大名医”之一。1939年任中国红十字会济南分会顾问。1947年任济南市中医师公会理事。济南解放后，先后担任山东民众慈善医院医师、难民诊所医务主任、济南市医学讲习所中医部副主任等职。1949—1956年先后任济南市第二联合诊所中医师、济南市医务进修学校中医部副主任。1957年后，历任济南市立一院中医科主任，济南市立中医院院长，山东省、济南市中医学会副理事长等职。1958、1963年分别当选为山东省和济南市第一、二届人民代表大会代表。1956年当选为济南市人民委员会委员，同年加入九三学社。

吴少怀老先生，出生于官宦之家，祖父为晚清时期山东省知县。父亲23岁病逝，吴少怀先生随母亲寡居。由于母亲昼夜操劳而辛苦抚育子女的成长，终因体弱多病而积劳成疾抱病不起，吴老日夜陪护在母亲身边。此刻在吴老幼小的心灵中萌生了研习医学的决心。吴老自幼聪颖好学，孰识私塾，精于文学，随着岁月的流逝，母亲的病逝，吴老则立誓习医，18岁就读于济南市私立大同医院，拜管行书院长为师。学医6年，深得管院长的器重。学业期满后即被留院随管院长行医，时年24岁。吴老自习医之始业精于勤，熟读经典，刻苦钻研，博采众方，探本求源，孜孜不倦，潜心医业，精益求精，笃学不殆，后由于时世变迁入鹤龄堂以坐堂行医。由于战乱期间居住地的迁徒，他每到一处则挂牌行医，因医术精湛为各方百姓解除病痛，且乐善好施，故深受广大患者的赞誉而闻名遐迩。

1949年，在党的中医政策的落实及重视下，周恩来总理对吴老先生委以厚望。吴老先生先后任济南市医学讲习所中医部副主任，济南市医务进修学校中医部主任，首任济南市中医医院院长，并兼山东省及济南市中医学会副理事长等职，当选为山东省及济南市第一、二届人民代表大会代表，济南市人民委员会委员，知名民主人士。

吴老先生倾心致力于中医临床及带教工作近60载，将毕生的精力献给了中医事业。他对中医学理论及临床各科有着颇深的造诣和丰富的经验，继承和发扬了中医学之精髓。他严谨致学，勤求古训，勇于探索，精于古而不泥古，补东垣之说，突出胆胃证治，为近代医学理论体系升华的开拓者。他独创重视胆胃的轻灵派之先河，并言传身教为培养中医事业的接班人倾注了全部的心血。

吴老先生的遗著因时世动乱，现存寥寥无几。其主要的学术思想刊于《胆胃证论》《吴少怀医案》《吴少怀学术经验》。

张弘毅

2021年6月于泉城

目录

内　科

一、感冒（4例）

1. 外感温病（3例）

病例1：赵某，女，22岁，1950年6月5日初诊。

【**病史**】感冒10余日未解，寒热往来，1日数发，胸脘满闷，胃纳呆少，口苦微渴，咽干痛，心烦热，全身酸楚，小便短赤，闭经数月。

【**检查**】舌苔淡黄，脉弦数。

【**辨证**】少阳温病，兼有上焦郁热。

【**治则**】和解清热。

【**方药**】拟小柴胡汤加减。柴胡4.5 g，黄芩4.5 g，清半夏9 g，炒山栀子4.5 g，连翘9 g，牡丹皮6 g，枳壳4.5 g，陈皮4.5 g，薄荷9 g，竹叶3 g，生甘草3 g。水煎服。

6月9日二诊：服药3剂，寒热已平；月经仍未来潮，腰腿酸软，脉转沉弦。按上方去连翘、竹叶，加香附9 g，当归9 g，川续断9 g。水煎服。

服药3剂，痊愈。

病例2：张某，男，47岁，1966年5月11日初诊。

【**病史**】素有咽痛，新感温热，身热，咽痛痒干加重，咳嗽，二便均调。

【**检查**】舌苔灰黑，舌质绛，脉滑数。

【**辨证**】肺胃两热，复感温邪，上干咽喉。

【**治则**】清气化热。

【**方药**】仿凉膈散加减。桔梗6 g，甘草3 g，石斛9 g，麦冬9 g，竹茹9 g，黄芩4.5 g，炒山栀子4.5 g，薄荷1.5 g，炒牛蒡子4.5 g，连翘9 g，赤芍9 g，橘红4.5 g。水煎服。

5月14日二诊：服药3剂，热退咳止，咽痛已消；口舌仍干，舌脉同前。内热虽降，尚未彻清，按上方加玄参9 g，天花粉9 g。水煎服。

服药3剂，诸症消失。

病例3：许某，男，45岁，1960年7月6日初诊。

【病史】体温41℃，多汗，口苦，恶心，头晕身倦，大便溏，尿短赤，舌苔黄，质红，脉滑数。曾服清热化湿方2剂，热渐退，化验检查后以沙门菌感染胃肠型感冒收入院。

现症：今日下午4时身热再潮，有汗，便溏。

【检查】舌苔灰黑，脉沉数。

【辨证】阳明湿热未清。

【治则】清热化湿。

【方药】仿葛根芩连汤加减。葛根9 g，黄芩6 g，黄连3 g，青蒿6 g，地骨皮9 g，赤芍9 g，炒扁豆9 g，姜川厚朴4.5 g，益元散9 g。水煎服。

服药5剂而愈。

【按语】感冒是临床上的常见病、多发病，清代叶天士说“温邪上受，首先犯肺”，但其传变则因人而异，所以治疗必须辨证施治。吴老医师治疗感冒从不拘于伤寒与温病之争，也不拘于六经、卫气营血、三焦辨证传变之条条框框，而是因人制宜，以病为务，既重视前人的经验，又不墨守成规。

病例1属少阳温病，法宜和解，方用小柴胡汤，3剂取效。病例2为阳明蕴热，复感温邪，法宜表里双解，方用仿凉膈散加减，3剂热退。病例3为阳明湿热，状若阴虚，法宜清化，方用仿葛根芩连汤加减，内清外透，5剂而愈。

综上观之，3例病例同属外感温病，但其病位有少阳、阳明之殊，病情有偏燥偏湿之异，药因证用，法随症转。例1因其无汗用牡丹皮，例3因其有汗用地骨皮，例2因其咽痛，用凉隔散加桔梗、赤芍，例1用小柴胡汤和解少阳，加栀子、连翘、薄荷也有凉膈之意，以清上热。吴老医师遣方用药，灵活机动，疗效显著。

2. 外感暑湿（1例）

病例：丁某，男，13岁，1966年8月18日初诊。

【病史】夏令乘凉感冒已四五日，发热身痛，无汗，鼻塞声重，咳嗽少痰，胸闷脘满，胃纳不香，尿少色黄，大便调。

【检查】舌苔薄白，脉濡数。

【辨证】夏令乘凉，外感寒湿，内伤于暑，是暑病兼感。

【治则】祛暑解表，宣肺利湿。

【方药】拟薷杏汤与栀子豆豉汤合法加减治之。香薷2.4 g，炒杏仁9 g，连翘9 g，栀子4.5 g，豆豉4.5 g，桔梗4.5 g，秦艽6 g，青蒿9 g，六一散9 g。水煎服。

服药2剂，痊愈。

【按语】夏令外感，暑多夹风夹湿，见症较为复杂。邪从鼻入，必先犯肺，肺失宣降，气反上逆，故而作咳嗽、胸闷；卫气不和，故发热身痛、无汗、鼻塞声重；湿犯中焦，胃失和降，故脘闷呕恶、纳食不香。初期邪在卫分，临床治疗当分清湿多还是热多，视其兼症，辨证施治。吴老医师认为，一般暑令寒湿在表，应以薷杏汤宣肺利湿，然本例患者表有寒湿，里有邪热，应宣肺清里并治，故以薷杏汤与栀子豆豉汤合法加减，上开肺气，下通水道，使寒湿得化，里热也清，药后痊愈。

吴老医师对外感病，若邪在卫分，药宜轻宣，并常以此告诫后学“治上焦如羽，非轻不举”“轻可去实”，是为治疗上焦温病用药规范。若用药量重，容易“治上犯中，治表犯里”，药过病所，易导致坏病。

二、发热（11例）

1. 内伤发热（8例）

病例1：高某，男，59岁，1965年2月8日初诊。

【病史】连续两夜零时过后体温约40℃，持续10余小时，得汗始退，口渴唇干，不欲饮，发热前脊背憎寒，腿冷，身倦乏力，夜寐欠安，小便浑黄，大便调。

【检查】舌苔花剥，后部薄黄，脉沉细缓。

【辨证】湿热久羁，失于清透，伤及阴分。

【治则】养阴清热透邪。

【方药】青蒿鳖甲汤加减。青蒿9 g，炙鳖甲4.5 g，炒知母6 g，地骨皮9 g，炒黄芩4.5 g，浙贝母9 g，霍山石斛9 g，陈皮4.5 g，通草4.5 g，麦冬9 g。水煎服。

2月11日二诊：服药3剂，背寒、腿冷症状消失，午夜热退，夜眠好转，汗出自解；仍有纳呆少饮，肢倦乏力，苔脉同前。按上方去炙鳖甲、麦冬、霍山石斛、通草，加秦艽、当归、白芍、白术各9 g，潞党参4.5 g。水煎服。

2月14日三诊：服药3剂，未再发热，精神、胃纳均好，二便调；好叹气，吐白黏痰，脚趾作痒，舌苔薄白，脉沉缓。按二诊方去青蒿、地骨皮、浙贝母，加清半夏、茯苓各9 g，生甘草4.5 g。水煎服。

服药4剂，诸症均愈。

病例2：王某，女，31岁，1965年2月27日初诊。

【**病史**】素有疟疾、痢疾、无黄疸性肝炎、肠系膜淋巴结结核病史。1963年10月27日晚饭后，患者突然寒战发热，体温39℃，头晕无力，恶心呕吐，经治疗热渐退，每隔三四日午后低热（体温37.5℃左右），肝区隐痛，向右肩放射，少食消瘦，半年来体重减少10余千克，先后在北京、济南等地区医院住院3次，未见好转。1964年5月5日又住院检查，血常规检查结果属正常范围，肥达试验及外–斐反应（–），肝功能在正常范围，酚红试验73%，骨髓象检查显示粒系增生活跃，各期细胞均显示有轻度中毒样改变，符合轻度感染骨髓象。心电图示窦性心动过缓，垂直心电位逆钟向转位。静脉胆囊造影摄片未见异常。胃肠钡剂透视见盲肠内缘有永恒性充盈缺损，边缘不规则，局部压痛，符合盲肠结核。医院给予异烟肼、异烟腙、链霉素、小檗碱等药物治疗，4个月后好转出院。

现症：每隔三四日仍有午后发热（多在午后16～20时），翌晨则退，头晕恶心，动则汗出，纳谷不香，消化稽迟，腹痛，心慌气短，乏力，便燥，尿黄浊，婚后3年未孕，经期正常，量少。

【**检查**】舌苔淡黄，质红，脉沉弦缓。

【**辨证**】邪恋少阳，郁热于内，肝脾失调，气机不畅。

【**治则**】和解少阳，透达郁热，疏肝理脾，调和气机。

【**方药**】拟四逆散加味。当归9 g，炒杭白芍9 g，柴胡6 g，枳实6 g，清半夏9 g，青蒿6 g，陈皮4.5 g，地骨皮9 g，制香附9 g，炒黄芩4.5 g，炒六曲4.5 g，生甘草4.5 g。水煎服。

3月2日二诊：服药3剂，发热未作，胃已思纳，恶心较瘥，腹痛减轻，大便转润；仍有腰痛不适，舌苔薄白，脉沉缓弱，效不更方，继服。

3月5日三诊：服药3剂，恶心已止，腹痛轻微；唯有头晕，心慌气短，自汗，舌苔薄白，脉沉细缓。为调理善后，按原方加减。潞党参9 g，炒山药9 g，生黄芪4.5 g，当归9 g，炒杭白芍9 g，炒酸枣仁9 g，生牡蛎9 g，浮小麦9 g，菊花9 g，枸杞子9 g，女贞子9 g，牛膝9 g。水煎服。

服药4剂，诸症痊愈。

病例3：沈某，女，33岁，1962年1月20日初诊。

【病史】肝炎已2年，午后低热，入夜烦躁，自汗，晨起全身无力，右胁胀痛，心下痞满，纳食少，二便调，偶有失眠，月经错后。

【检查】舌苔薄白，根厚腻，脉沉细弦。

【辨证】肝胃不和，气血失调。

【治则】调和肝胃。

【方药】拟归芍香砂枳术汤加减。当归9 g，炒杭白芍9 g，制香附9 g，炒枳壳4.5 g，生白术9 g，炒砂仁4.5 g，醋青皮4.5 g，炒酸枣仁9 g，生牡蛎9 g。水煎服。

3月9日二诊：服药4剂，低热已止，胁胀、痞满均瘥，夜眠转好；易惊，月经仍错后，脐腹作痛，舌苔薄白，脉沉缓弱。按上方去醋青皮、生牡蛎，加木香、川楝子各4.5 g，炒六曲6 g，柏子仁9 g，生甘草4.5 g。水煎服。

服药4剂，痊愈。

病例4：唐某，男，35岁，1963年7月27日初诊。

【病史】自1963年6月2日，夜间加班，外感发热，始终未愈。现住院治疗，每日午后发热，寒少热多，翌晨渐退，全身乏力，口苦咽干，饮食减少，大便干稀不调，小便黄热，面色暗黄，少气懒言。

【检查】舌苔薄白，中间露质，脉两寸弱，关尺沉弦滑。

【辨证】湿热留于少阳，蕴郁不解，欲入阴分。

【治则】和解透邪，清热益阴。

【方药】仿小柴胡汤加减。柴胡4.5 g，黄芩4.5 g，沙参9 g，青蒿9 g，地骨皮9 g，秦艽6 g，霍山石斛9 g，白扁豆9 g，通草4.5 g，甘草4.5 g。水煎服。

7月31日二诊：服药4剂，发热渐退，诸症减轻，胃纳转好；四肢酸楚乏力，小便微黄，舌苔薄白，中间露质，脉沉滑缓。病已向愈，余热未清。按上方去柴胡，加炒山药12 g，白芍、玉竹各9 g。水煎服。

服药5剂，诸症消失，经随访患者已恢复工作。

病例5：孙某，女，40岁，1965年7月21日初诊。

【病史】外感已近2周未愈，每日午后先寒后热，经化验检查未显示有疟原虫，胸闷脘满，右胁作痛，痛引胸膺，心烦喜呕，纳食不甘，口苦咽干，咳嗽痰黏，色黄，头晕鬓痛，身倦无力，大便偏干，小便黄热。

【检查】舌苔薄白，淡黄质淡，脉沉弦数。

【辨证】外感失宣，邪侵少阳。

【治则】和解少阳，兼治太阴。

【方药】拟小柴胡汤加减。柴胡2 g，清半夏9 g，陈皮4.5 g，黄芩4.5 g，桔梗6 g，杏仁9 g，茯苓9 g，连翘9 g，益元散9 g。水煎服。

7月23日二诊：服药2剂，寒热已退，胸满胁痛消失，纳食好转，二便均调；唯咳仍未清，痰涎较多，舌苔薄白，脉滑数。按上方加枳壳4.5 g，炒山栀子4.5 g，炙枇杷叶9 g。水煎服。

服药3剂，诸症均除。

病例6：王某，男，28岁，1961年8月21日初诊。

【病史】原有肝脾两虚，中焦湿热，经过调治基本缓解。近日酷暑热蒸，胃纳呆少，复因贪凉，重感外邪而微寒，高热无汗，心烦口渴，但不欲饮，头痛身倦，四肢酸楚，喜盖衣被，清涕不止，咳嗽少痰，小便短赤。

【检查】舌苔黄腻，脉濡数。

【辨证】湿热郁里，寒邪外束。

【治则】表里双解，祛暑清热利湿。

【方药】拟四物香薷饮加味。香薷4.5 g，炒扁豆9 g，川厚朴4.5 g，黄连4.5 g，青蒿9 g，地骨皮9 g，杏仁9 g，六一散9 g。水煎服。

8月22日二诊：服药1剂，今晨热退，诸症均减。但仍食欲欠佳，心烦未除，舌苔灰白中黑，脉濡缓。表邪已除，湿热未清。按上方去香薷、炒扁豆、黄连，加连翘9 g，金银花9 g，炒山栀子4.5 g，黄芩4.5 g，赤芍9 g，竹茹9 g。水煎服。

服药2剂，诸恙痊愈。

病例7：刘某，男，51岁，1965年6月3日初诊。

【病史】突然头晕项强，全身关节痛，食少腹泻，继而泻止，午后高热，体温39.5℃已有2日。背微恶寒，有汗，口苦咽痛，心中懊侬，胃呆纳少，五心烦热，渴不多饮，全身酸痛，睡眠不安。

【检查】舌苔薄黄，质红，脉弦数有力。

【辨证】体虚外感，邪失宣透，上涌膈间，下迫大肠，泻后心中懊侬，病邪半犹在膈上。

【方药】拟青蒿栀豉汤加味。青蒿6 g，地骨皮9 g，连翘9 g，薄荷3 g，炒山栀子4.5 g，淡豆豉3 g，赤芍9 g，桔梗6 g，杏仁9 g，竹茹9 g，天花粉9 g，生甘草3 g。水煎服。

6月14日二诊：服药2剂，热退身和，二便调，咽痛已愈。唯胃纳欠佳，睡眠不多，舌苔白，脉细缓。再以二陈汤加味调中和胃，调理善后。

【按语】发热为临床常见病，但其病机不外阳盛与阴虚两大方面，治宜补其不足，泻其有余。《证治汇补·发热》记载："小热之气，凉以和之；大热之气，寒以取之。实热之气，下以折之；虚热之气，温以从之；郁热之气，因其势而发之；假热之气，求其属而衰之。"一般情况下，外感高热易治，内伤低热难疗，而且低热在临床表现比较复杂，气虚、血虚、气血两虚、阴虚、阴寒、湿热、肝胃不和等均可出现低热。吴老医师绝非一见发热即用寒凉退之，而是掌握了"伏其所主，先其所因"的关键，再加审证精细，用药得宜，配伍灵活，因而疗效显著。低热偏虚者多、偏实者少，若误用寒凉必伤清阳，本病未除，复添新症，必难取效。

病例1阴伤发热是标，湿热内蕴是本。吴老医师认为虽然法宜养阴清热，但湿热不除，养阴则易留湿邪，所以随症加用炒黄芩、秦艽、白术、茯苓等药，清热除湿，立法用药，并不抵触。病例2邪恋少阳，表里不解，兼见肝脾失调。吴老医师据其脉症治以和解表里，疏肝理脾，多年疾病，竟获痊愈。病例3属肝胃不和发热，导致气血失调。吴老医师治以调和肝胃，以养气血，方用当归、炒杭白芍、制香附、醋青皮以缓肝，炒砂仁、生白术、炒枳壳以和胃，药后不但低热消退，气血得复，而且月经也趋正常。病例4湿热留于少阳，蕴郁不解，欲入阴分。吴老医师认为，病久邪虽欲入阴分，但未离少阳，仍应和解透邪为主，兼清虚热，方用柴胡、黄芩和解少阳，青蒿、秦艽清热透络，通草、白扁豆化湿和中，沙参、地骨皮、霍山石斛清热益阴，共奏祛邪扶正之效。病例5暑季外感，邪侵少阳，枢机不利，必须和解表里，宣上清下，小柴胡汤加减化裁而取效，继用枳壳、炒山栀子、炙枇杷叶配伍治疗，清上和中，诸症均除。病例6湿热郁里，寒邪外束，必须表里双解，用香薷饮辛温解表，化湿和中，加黄连苦以燥湿，寒以清热，配青蒿、地骨皮、六一散内清外透，兼顾气阴。病例7温热上涌膈间，下迫大肠，泻后高热、背微恶寒、心中懊侬、五心烦热、口苦咽痛、睡眠不安一系列症状，是温邪仍在膈上，故以山栀子、淡豆豉涌越其重上之邪，加青蒿、地骨皮以清虚热，桔梗、杏仁宣泻胸肺，薄荷、连翘、赤芍轻宣上焦，竹茹和胃降逆，行气布津，复因泄泻伤及气阴，故加生甘草以益胸中之阳，天花粉以益脾胃之阴。

由上可见，吴老治病不但掌握病机和辨证，而且方与法合，治阴不碍阳，益气不伤阴，从而取得良好疗效。

病例8：王某，女，36岁，1964年6月22日初诊。

【病史】发病1年余，午后低热体温在37.5℃左右，头痛目涩，眩晕时作，如坐舟中，恶心欲吐，两胁引脘作痛，纳呆少食，嗳气倒饱，身倦懒言，活动心悸汗出，腹胀乏力，大便溏薄，消化不良，小便频，月经尚好。

【检查】舌苔褐黑黏厚，质红，脉沉细缓。

【辨证】气郁伤肝，疏泄失常，脾不健运，胃失和降，食积中阻，升降失度，化生湿热，久伤气津。

【治则】益气生津，补脾和肝，以调升降。

【方药】拟异功散加减。台参6 g，炒山药12 g，茯苓9 g，生甘草3 g，陈皮4.5 g，炒杭白芍9 g，霍山石斛9 g，天花粉9 g，炒六曲4.5 g，荷叶9 g。水煎服。

6月25日二诊：服药4剂，头痛已止，眩晕大减，大便转好，小便已调；仍有脘胁痛，心悸汗出，舌苔转褐黄，质红，脉同前。按上方去炒山药，加生白术6 g。

水煎服。

6月30日三诊：服药4剂，低热已退，脘痛止，胁痛、腹胀减轻；唯头晕目涩，全身发麻，阵阵汗出，消化稽迟，舌苔转淡黄，脉沉细缓弱。证属脾弱胃虚、气血不足之候，应补中益气养血。生黄芪9 g，台参9 g，生白术9 g，茯苓9 g，当归6 g，炒杭白芍9 g，生地黄9 g，霍山石斛9 g，焦山楂炭4.5 g，炒谷芽6 g。水煎服。

服药6剂，一切转好，停药观察。

【按语】内伤发热始见于《黄帝内经》，金元时期李东垣《脾胃论》提出“甘温除热”法。据其论证，内因是内伤病的主要根源，如情志所伤、饮食不节、起居不时，寒温失调等，都可因耗伤元气而致病。因为胃为五脏六腑之海，五脏六腑皆禀气于胃，而脾则为胃行其津液，水谷入胃，通过腐熟运化，才能使水谷的精华发挥营养四肢百骸的作用，所以《脾胃论》曾言：“既脾胃有伤，则中气不足，中气不足，则六腑阳气皆绝于外……故荣卫失守，诸病生焉。”同时，李东垣根据《素问·至真要大论》“劳者温之，损者益之”之意，明确提出对内伤病“升阳降火”“甘温除大热”“扶正以祛邪”的治疗大法。由此可见，人之后天之本在脾胃，若脾胃阳虚，则阴阳不能平和，水火不能既济，营卫不能流行，百脉不能荣养，脏腑不能灌溉，表里不能卫护，故临床多见百节烦痛、倦怠嗜卧、少气懒言、心烦不安、恶寒身热、自汗乏力、食少无味、不充肌肤、大便溏薄等症，治应辨清病位之深浅，体质之厚薄，立方用药不可大热，亦不可大寒，必须投以甘药温养，使阳可升而阴可降，精可生而神可足，从而气血有所依附，脏腑有以和平，机体才能康复。

病例8系久病午后低热，曾选用苦寒清热、益阴生津、滋阴降火等剂，均未获效。吴老据其脉症，认为此为肝郁气滞，脾胃受损，食积中阻，一旦升降失调，久必化热，热郁化湿，湿浊不化，导致气郁、热郁、湿郁、食郁相互为病，错杂互见。若药用苦寒清热之品，则易损伤阳气，滋阴降火之品则易留湿致困，故仿李氏甘温除热法，先用台参、茯苓、生白术、生甘草、陈皮甘温益气，健脾养胃；霍山石斛、天花粉益阴生津而不留湿，佐炒杭白芍以泻脾火；荷叶以升清阳；炒六曲开胃除积，药后小效。继以补中益气汤加减，调补脾胃，升阳益气；八珍汤补益气血，以助化源，循序渐进，病趋痊愈。

综上观之，吴老治病求本，既不执方就病，用药也不株守，而是根据病程的不同阶段，分别主次，因势利导，标本缓急，方药配伍，有所侧重，以求补阳不伐阴，补阴不损阳，使邪退正安，病获痊愈。

2. 骨蒸劳热（3例）

病例1：孙某，女，1961年6月14日初诊。

【病史】闭经1年余，近来发冷、发热20余日，每次发作或上午、或下午、或隔日不定，先冷后热，继而汗出而解，无咳嗽，无呕吐及腹泻，纳食减少，消瘦乏力。患者于1961年4月2日收入院。经检查，体温40.1℃，肝右胁下1 cm，无叩击痛，脾（－），墨菲征（±），肝功脑絮（++），余均正常。静脉胆囊造影显示胆囊显影不良，可疑胆总管阻塞。红细胞沉降率32 mm/h，血红蛋白113 g/L，红细胞计数3.7×10^{12}/L，白细胞计数7.2×10^{9}/L，中性粒细胞0.82，淋巴细胞0.18。疟原虫（－），尿液检测未见异常，血培养（－），嗜异性凝集试验1：56（+），粪便检测示蛔虫少许、培养（－），胸部X线检查显示局灶性肺结核（上中/中）。外科会诊为胆囊炎。医院给予青霉素、链霉素、土霉素、依米丁（10日量）、异烟肼、奎宁、维生素B_{12}等，效不显著，遂于6月14日请中医治疗。

现症：1年来无月经，3月初恶寒发热，近来下午仍恶寒发热，体温38℃以上，汗出，口干不喜饮，头痛，胃纳呆少，五心烦热，无腹痛，大便干，小便短黄，消瘦无力，声低音微，面色苍白，两颊潮红。

【检查】舌苔薄白黏，舌尖红芒刺，脉弦细数。

【辨证】外邪失治传里，变生内热，耗损气血。

【治则】滋阴养血，清热除蒸。

【方药】拟秦艽鳖甲散加减。青蒿9 g，秦艽4.5 g，炙鳖甲9 g，地骨皮9 g，柴胡4.5 g，黄芩4.5 g，当归9 g，赤芍9 g，炒知母4.5 g。水煎服。

6月16日二诊：服药2剂，午后仍恶寒低热，体温38℃，头痛，口干喜饮，二便如常，舌苔薄黄，脉同前。按上方改柴胡为6 g，秦艽6 g，加天花粉9 g，乌梅6 g。水煎服。

6月20日三诊：服药4剂，寒热已罢，眠、食、二便均正常，有时头晕，舌苔薄白，脉弦细缓。按二诊方加生黄芪9 g。水煎服。

服药3剂，诸症消失，停中药观察。

病例2：张某，女，58岁，1961年5月30日初诊。

【病史】患者每日发冷、发热，半个月不退，于5月24日入院。现午后发冷发热重，体温达40℃，经检查皮肤无皮疹，颈软，心律齐，心尖处收缩期杂音Ⅱ级，肺（－），腹软，肝右肋下1 cm，脾可触及，白细胞计数10.05×10^9/L，中性粒细胞0.82，淋巴细胞0.17，嗜酸性粒细胞0.01，疟原虫（－），肝功能正常，红细胞沉降率80 mm/h，肥达试验、外–斐反应（－），血培养（－），二氧化碳结合力34%，非蛋白氮70 mg/dL，骨髓培养（－），胸部X线检查示两肺纹理增多、较紊乱，心膈正常。医院给予奎宁、青霉素、链霉素、水杨酸钠、乙酰水杨酸妊娠烯醇酮等治疗不效。于5月30日请中医治疗。

现症：昨夜发冷发热，体温40℃，汗出，口干喜饮，头涨，不咳嗽，食欲不振，两手关节痛、两腨肌肉痛，大便干，2日1次，小便如常，夜眠欠佳，白带多，味腥臭。

【检查】舌裂纹，尖赤，起芒刺，少津，脉弦数。

【辨证】外感日久，邪陷少阳，耗损气血。

【治则】清泄少阳治标，滋阴养血治本。

【方药】先用小柴胡汤合蒿芩清胆汤加减治标。柴胡4.5 g，炒黄芩4.5 g，天花粉9 g，生甘草3 g，青蒿9 g，地骨皮9 g，茯苓9 g，陈皮4.5 g，竹茹9 g，枳实4.5 g。水煎服。

6月1日二诊：服药2剂，体温下降至38.7℃，口干减轻，饮食及睡眠好转，舌苔转薄白，脉同前，药后有效，守方不更。

6月4日三诊：服药3剂，转为午后低热，体温37.7℃，汗出，口干喜饮，大便干，3日未解，舌苔薄白，质红，脉弦细数。按二诊方加秦艽6 g，炒知母4.5 g，火麻仁4.5 g。水煎服。

6月7日四诊：服药3剂，体温降至37.2℃，其他均转佳，唯大便仍干，舌苔薄白，质红，脉转细数。证属营虚血少，余邪未清。按三诊方去天花粉、茯苓、陈皮、竹茹、枳实、生甘草，加当归9 g，炙鳖甲6 g，炒杭白芍9 g。水煎服。

6月9日五诊：服药2剂，体温正常，口微干，大便已畅，舌苔薄白润，脉滑缓。病已向愈。按四诊方再服。

服药2剂，停药观察，于6月13日痊愈出院。

病例3：侯某，女，29岁，1961年5月8日初诊。

【病史】发热头晕5日。间歇性发热，头晕，食欲不振，全身无力，精神萎靡，咳嗽少痰，体温39.6℃，于4月18日入院。检查为慢性病容，面色苍白，表情迟钝，脉搏156次/分钟，呼吸28次/分钟，血压60/40 mm/Hg，颈软，心肺（－），腹软，肝脾未及，白细胞计数13.6×10^9/L，中性粒细胞0.8，淋巴细胞0.19，血红蛋白84 g/L，红细胞计数2.5×10^{12}/L，二氧化碳结合力37%，尿液检测示蛋白（++），其他（－），血培养为大肠埃希菌，土霉素敏感，脑脊液检测（－），康华反应（－），肝功能检查正常，骨髓常规分类正常。医院给予西药治疗无效。于5月8日邀中医会诊。

现症：近来每日午后发热，无恶寒，形瘦少气，咳嗽少痰，恶心，纳呆少食，口干不欲饮，自汗、盗汗，小便少黄，大便干，二三日1次。

【检查】舌赤无苔，脉细数。

【辨证】感受外邪，日久传里，肺虚劳热，骨蒸不退。

【治则】滋阴养血，清热除蒸。

【方药】拟秦艽鳖甲散加减。青蒿9 g，炙鳖甲6 g，地骨皮9 g，秦艽6 g，银柴胡4.5 g，炒知母5 g，浙贝母9 g，炒杭白芍9 g，陈皮5 g。水煎服。

5月11日二诊：服药3剂，午后发热减轻；体温38.5℃，自汗、盗汗，口干喜饮，咳嗽吐白痰，食少，舌无苔，质红裂纹，脉细数。按上方去陈皮，加枇杷叶9 g，天花粉9 g。水煎服。

5月15日三诊：服药3剂，午后低热降至37.4℃，汗出已少，咳嗽吐痰亦轻，口干喜饮，舌质红裂纹，苔薄白，脉仍细数。按二诊方加沙参9 g。水煎服。

5月21日四诊：服药5剂，午后低热已降，体温37℃左右，诸症消退，食欲渐增，舌苔薄白润，质淡红，脉沉细缓。药与证合，服药效佳，按四诊方继服。

服药3剂，痊愈，停药观察。于5月25日痊愈出院。

【按语】秦艽鳖甲散由秦艽、炙鳖甲、柴胡、知母、地骨皮、当归、青蒿、乌梅组成。主治感受外邪，外邪失治传里，变生内热，耗损气血，可致劳热骨蒸、午后壮热、肌肉消瘦、唇红颊赤、困倦盗汗、咳嗽、脉细数等症。风为阳邪，在表则表热，在里则里热，附骨则骨热，午后壮热是因久病伤阴所，风火相搏则咳嗽，蒸久血枯则肌瘦，虚火相炎则颊赤，睡而盗汗为阴虚，脉细为虚脉，数为热。方中秦艽、柴胡解肌退热，祛邪外出；炙鳖甲、知母滋阴清热，当归补血和血；地骨皮能散表邪，兼清里热，止汗除蒸；青蒿清热除蒸，与柴胡配伍清泄肝胆。故汪昂说："此足少阳、厥阴药也。……柴胡、青蒿皆感少阳生发之气，凡苦寒之药，多伤脾胃，惟青蒿清芬入脾，独宜于血虚有热之人。"

病例1久病胆囊炎，寒热不退，消瘦乏力，纳食减少，声低音微，两颊潮红，脉弦细数，知其外邪失治传里，变生内热，日久耗伤气血，故用秦艽鳖甲散佐黄芩清泄少阳，赤芍养血和营，天花粉清热生津，黄芪又可益气固表，出入加减，服药数剂，诸症消失。病例2发热待查，吴老据其脉症，认为此为外感日久，邪陷少阳，津液不能输布，故先以小柴胡汤合蒿芩清胆汤加减，清泄少阳，使热祛津复，再取秦艽鳖甲散之意，配炒杭白芍养血和营，火麻仁滋液润燥，阴阳和，气血复，故渐趋康复。病例3为大肠埃希菌败血症，午后潮热，日久不解，吴老根据其午后发热无恶寒、汗出不解、咳嗽吐痰、入夜盗汗、舌赤无苔、脉细数等症，判断此为感受外邪，日久传里，肺虚劳热，骨蒸不退之证候，故用秦艽、银柴胡解肌退热，炙鳖甲滋阴除蒸，炒知母、浙贝母滋肾清肺，青蒿、地骨皮散表清里，止汗除蒸，炒杭白芍敛阴和营，陈皮、枇杷叶和胃化痰，沙参、天花粉益阴生津，随症加减，药后病愈。

综上观之，胆囊炎、发热待查、大肠埃希菌败血症，虽属西医中三种不同疾病，但从中医辨证均见骨蒸劳热，采取"异病同治"，疗效显著。由此可见，中医辨证可补西医辨病之不足。

三、咳嗽（9例）

1.外感咳嗽（1例）

病例：宫某，女，18岁，1955年4月20日初诊。

【病史】憎寒发热，体温38.8℃，鼻塞，喷嚏，咳嗽频作，头痛，身痛，心悸，纳少恶心。有心脏病病史。

【检查】舌苔薄白，脉浮数。

【辨证】外感时邪，肺失宣降。

【治则】宣肺解表，降气止咳。

【方药】拟苏子降气汤加减。炒紫苏子4.5 g，橘红4.5 g，姜川厚朴4.5 g，荆芥4.5 g，薄荷9 g，炒杏仁9 g，桔梗4.5 g，前胡4.5 g，旋覆花9 g，芦根9 g。水煎服。

服药2剂，热退，咳止，心悸也减，余症均除。

【按语】肺为华盖，其气清肃下行。外感内伤累及于肺，肺失宣降，多发咳嗽。《素问·咳论》曰："五脏六腑皆令人咳。"明代张景岳说："咳证虽多，无非肺病。"吴老认为，咳嗽一病最为难治，一般多因伤其肺气则咳，动其脾湿则嗽，不止于肺，不离于肺。他根据《脉诀》所云"浮紧虚寒，沉数实热，洪滑多痰，弦涩少血"的辨证方法，以清痰理气为主体，寒热缓急为分导，肺胃并调，旁及脏腑，使肺气清而咳嗽不作，脾气和而痰涎不生。临床常用苏子降气汤加减，既不用肉桂，也很少用沉香，随症佐以疏表、清热、降逆、平喘、止咳、祛痰、化湿、润燥、缓肝、温肾、消食、逐饮等法，不拘一格，不执一端，常能取卓效。

此病例为外感咳嗽，憎寒发热，表证明显。吴老既不用麻桂荆防等方，也未用桑菊银翘等剂，而仿杏苏散之原意，用苏子降气汤去当归、沉香，加荆芥、薄荷、桔梗、炒杏仁、旋覆花，服药2剂即热退表解，咳嗽也愈，可谓机圆法活。

2. 风热咳嗽（1例）

病例：张某，女，18岁，1967年1月7日初诊。

【病史】出发外地，咽干呛咳已40余日，遇冷则剧，夜不得眠，其他无所苦。

【检查】舌苔根白厚，尖红，脉沉数。

【辨证】热郁于肺，失其肃降。

【治则】宣肺清热，润燥宁肺止咳。

【方药】拟甘桔汤加减。桔梗9 g，生甘草3 g，知母6 g，浙贝母9 g，桑白皮9 g，陈皮4.5 g，炙枇杷叶9 g，黄芩4.5 g，炒杏仁9 g，炙前胡4.5 g，炒山栀子4.5 g，薄荷3 g。水煎服。

1月10日二诊：服药3剂症减，再3剂痊愈。

【按语】肺主气，上连喉咙，开窍于鼻，司呼吸，外合皮毛。外邪侵袭，或从口鼻而入，或从皮毛而受。肺卫受感，肺气壅遏不宣，失于肃降，影响肺之呼吸，因而引起咳嗽。由于四时气候变化不同，人体感受外邪不同，因而临床咳嗽也有风寒、风热及燥热之分。风为百病之长，其他外邪多随风邪入侵，先伤肺系。正如《素问病机气宜保命集》上说："咳谓无痰咳而有声，肺气伤而不清也。"张景岳说："外感之咳，其来在肺……"清代陈修园说："肺为脏腑之华盖，呼之则虚，吸之则满，只受得本脏之正气，受不得外来之客气，客气干之，则呛而咳矣。"风热咳嗽一般多咳而不爽，痰黄稠黏，头涨咽痛，口渴，身热，恶风，有汗，舌苔薄黄，脉浮数。

吴老认为该病例初因伤风，失于宣散，风居肺络，久而酿热，影响肺之肃降，气逆而呛咳，该病虽发于冬季，也应因证用药，热邪当清，燥邪当润，清热润肺是正治，故吴老以甘桔汤加减，用炒杏仁、炙前胡、浙贝母、桔梗、生甘草、陈皮、薄荷宣上开肺，知母、桑白皮、黄芩、炒山栀子清热止咳，炙枇杷叶清其肺络，患者获得痊愈。可见审证用药，关键在于取法正确，必须分清当宣、当降，用药不必过重，轻即可去实。清代吴鞠通说："治上焦如羽，非轻不举。"吴老即取法于此。

3. 湿痰咳嗽（1例）

病例：刘某，女，47岁，1950年6月11日初诊。

【病史】咳嗽半个月余，痰色白黏，胸闷脘胀，甚则喘促，头晕，乏力，口干，便秘。

【检查】舌苔薄白，脉滑数。

【辨证】肺胃两热，失于肃降。

【治则】清热宣肺，降气止嗽。

【方药】拟苏子降气汤加减。炒紫苏子4.5 g，橘红4.5 g，姜川厚朴4.5 g，杏仁泥9 g，白前4.5 g，浙贝母9 g，桔梗4.5 g，炙紫菀4.5 g，炒枳壳4.5 g，天花粉9 g。水煎服。

服药4剂，咳嗽止，诸症痊愈。

【按语】湿痰从脾胃滋生，上渍于肺，发为咳嗽，痰色白黏，胸闷脘胀。一般多以加味二陈汤治其湿重，清金化痰治其热重。吴老认为，治痰先清气，气降则痰清，临床常用苏子降气汤去半夏、前胡、当归、沉香，加生石膏、知母、贝母、栀子、桔梗、杏仁等清热化痰，加黄芩、栀子、白前、旋覆花、益智仁、浮海石等燥湿化痰，用之有效。

此病例湿痰咳嗽，口干便秘，舌苔薄白，脉数，知其肺胃两热，法取清宣润降，议苏子降气汤去半夏嫌其温燥，用浙贝母取其清化，加白前去前胡兼制其喘，佐以炒枳壳、桔梗宽胸畅气，杏仁、炙紫菀、天花粉宣肺化痰止嗽，防止热盛伤阴，药味不多，但面面俱到。吴老治痰，半夏、贝母常不并用，因其燥润之殊。理路清楚，一丝不苟，药精力专，故收效显著。

4. 凉燥咳嗽（1例）

病例：范某，男，40岁，1962年10月23日初诊。

【**病史**】素患脘腹胀满，进食嘈杂呕逆，少眠多梦，近日外感流涕，头痛恶寒，咳嗽痰白，胸闷脘满，脊背酸楚，肢体发热，二便调，饮食可。

【**检查**】舌苔薄白，脉濡缓。

【**辨证**】素体中焦失调，湿热郁内，骤感凉燥，肺气失宣。

【**治则**】急则治标，治宜苦温佐以甘辛。

【**方药**】拟杏苏散加减。紫苏梗4.5 g，炒杏仁9 g，半夏9 g，陈皮4.5 g，茯苓9 g，香附9 g，桔梗9 g，枳壳4.5 g，竹茹9 g，通草3 g，前胡6 g，生甘草3 g。水煎服。

服药2剂身爽，咳嗽平，外感除。

【**按语**】燥属六淫之邪，秋季天气肃而燥胜。沈目南曾谓："燥属次寒。"感其气者，多伤肺系，因气候变化，又有温燥、凉燥之不同。若久晴无雨，秋阳燥热，则病多温燥，症见干咳无痰，头痛身热，鼻燥，咽干，咳甚则胸痛，舌尖红，苔薄黄或白干，脉浮数，治以辛凉，佐以苦甘，应清燥救肺汤加减；若秋深气凉，骤束肺气，则病多凉燥，症见头痛、恶风、无汗，鼻干咽塞，咳嗽多痰，胸脘作闷，舌苔白腻，脉濡，治以苦温，佐以辛甘，应杏苏散加减。吴老久居济南，因泉城地湿，秋季骤凉，感凉燥者比较多见，故临床常用杏苏散。

本病例素体中焦失调，湿热郁内，骤感凉燥，肺气失宣。吴老认为，按肺主一身之气，气化则湿也化，即有兼邪，也与之俱化，所以宣肺温散为先，方用杏苏散，宣肺行气，温散风寒，使外燥内湿得以两清，诸症自解。

5. 久嗽（5例）

病例1：孙某，男，46岁，1960年11月25日初诊。

【病史】久病咳嗽，近因天气骤冷，复感外寒而发身热、头痛、咳嗽，咽干不欲饮，胸闷痰多色白，大便偏干。原有慢性支气管炎病史。

【检查】舌苔白腻，脉浮紧。

【辨证】外寒犯肺，引动宿痰，咳嗽复发。

【治则】疏风宣肺，降气化痰。

【方药】拟苏子降气汤加减。炒紫苏子4.5 g，橘红4.5 g，川厚朴4.5 g，炙前胡9 g，半夏9 g，炙麻黄1.5 g，炒杏仁9 g，炒枳壳4.5 g，炒山栀子4.5 g，生甘草3 g。水煎服。

11月29日二诊：服药3剂，身热退，咳减，痰少，便调。仍腰酸乏力，舌脉同前。按上方去炒杏仁，加干姜1.5 g，细辛0.9 g，五味子3 g。水煎服。

服药5剂，久嗽完全缓解，病情基本平复。

病例2：于某，男，19岁，1964年3月18日初诊。

【病史】咳嗽已数年，晨夜较重，痰色白黏，咽干气急，大便干，小便短赤。胸部透视正常。

【检查】舌苔薄白，质赤，脉沉弦滑。

【辨证】肺失宣降，热郁伤津。

【治则】宣肺降气，清热化痰。

【方药】拟苏子降气汤加减。炒紫苏子4.5 g，橘红3 g，川厚朴4.5 g，白前3 g，炒杏仁9 g，贝母9 g，知母4.5 g，青黛3 g，海蛤粉9 g，桑白皮9 g，炒山栀子4.5 g。水煎服。

服药3剂，嗽止，痰消。

病例3：张某，女，60岁，1966年12月6日初诊。

【病史】久病咳嗽，痰中带血丝，经常发作。昨感风寒，诱发宿疾，咳嗽多痰，痰中带血，大便干，眠食尚可。

【检查】舌苔白厚，脉沉细弦。

【辨证】肺失清肃，络伤血溢。

【治则】降气，化痰，止血。

【方药】拟苏子降气汤加减。炒紫苏子4.5 g，橘红4.5 g，川厚朴4.5 g，炒枳壳4.5 g，炒杏仁9 g，降香3 g，桑白皮6 g，炙紫菀4.5 g，瓜蒌仁9 g，当归6 g，贝母9 g。水煎服。

12月9日二诊：服药3剂，痰血已止，咳嗽也减；仍全身无力。按上方去降香，加石斛9 g，枇杷叶9 g。水煎服。

服药4剂，嗽止，痰消。

病例4：孙某，男，5岁，1963年2月22日初诊。

【病史】咳嗽已3年，遇冷则发。今又咳嗽兼喘半个月余，有白痰，晨夜较重，胃纳减少，胸满有汗。

【检查】舌苔白厚尖红，脉细滑。

【辨证】气逆痰阻，肺失宣降。

【治则】宣肺降气化痰。

【方药】拟苏子降气汤加减。炒紫苏子6 g，橘红3 g，川厚朴3 g，清半夏4.5 g，白前3 g，桑白皮4.5 g，地骨皮4.5 g，炒杏仁3 g，桔梗3 g，炒山栀子1.5 g，射干1 g。水煎服。服药3剂，咳、喘均平。

1964年3月31日二诊：1年后咳嗽又发，午前及晨间较重，有黄痰，甚则呕吐，病已数日，胃纳欠佳，腹胀，舌苔薄白，脉濡滑。此乃肺胃两热，痰气不降。拟降气、清热、化痰法化裁。炒紫苏子3 g，橘红3 g，姜川厚朴1.5 g，清半夏4.5 g，桑白皮4.5 g，炒六曲3 g，生石膏6 g，竹茹4.5 g，炒枳壳1 g。水煎服。

4月3日三诊：咳、痰均愈。嘱患者注意饮食及寒温，仍照前方再服3剂，以期巩固。

病例5：高某，男，19岁，1950年5月25日初诊。

【病史】咳嗽已久，屡治未愈，痰中带血，胸闷气逆，神疲乏力，心烦少寐，胃纳呆少。

【检查】舌苔白腻，脉滑数。

【辨证】湿痰化热，伤及肺络。

【治则】清热化痰，降气止血。

【方药】拟苏子降气汤加减。炒紫苏子4.5 g，橘红4.5 g，降香6 g，川厚朴4.5 g，前胡6 g，白前3 g，炙紫菀4.5 g，炒山栀子4.5 g，知母4.5 g，浙贝母9 g，藕节炭9 g。水煎服。

6月1日二诊：服药5剂，血止嗽减；仍少食乏力。按上方去知母、降香，加炒六曲4.5 g，竹茹9 g。水煎服。

服药5剂，诸症均平。

【按语】久嗽多属内伤脏腑，或因湿痰，或因肝火，伤及于肺而作咳嗽。咳嗽一病，不止一端，治咳之法，不拘一理，《医林绳墨》言："因其病而药之可也。"吴老治内伤咳嗽，常用苏子降气汤加减，与痰有关者兼调其脾，与火有关则清其肝，察其痰色，审其缓急，脉症合参，以定佐使。

上举5例久嗽病例，方药配伍各有不同。病例1为外寒引动宿痰作嗽，适逢冬季，佐以炙麻黄、炒杏仁宣发温散取效，继用干姜、细辛、五味子，开合并用，以利呼吸而收功。病例2、病例4为久嗽痰白，晨夜较重，知其偏热，法取清化，其中病例2加知母、贝母、青黛、海蛤粉以清肺肝，病例4加生石膏、竹茹、炒六曲以清肺胃。病例3、病例5为久嗽痰中带血，同用降气止血法，病例3加瓜蒌仁配当归，以润其便，病例5加竹茹清肺制肝，炒六曲和中消导，调其升降，除烦安寐。

综上观之，吴老用苏子降气汤伏其所主，随症加减变化使用，乃先其所因。遣方用药，灵活机动。

四、哮喘（8例）

1. 哮病（3例）

病例1：侯某，男，35岁，1964年8月18日初诊。

【病史】 哮喘已13年，今又发作。咳嗽、气急、抬肩，喉中拉锯声，倚息难卧，夜重少眠，少食乏力，二便尚调。

【检查】 舌苔白黏，脉沉弦滑。

【辨证】 久病哮喘，肝火犯肺，痰郁化热。

【治则】 苦咸泄降，化痰止哮。

【方药】 拟苏子降气汤加减。炒紫苏子4.5 g，清半夏9 g，橘红4.5 g，桑白皮4.5 g，厚朴4.5 g，桔梗4.5 g，炒山栀子4.5 g，枳壳3 g，青黛1.5 g，海蛤粉9 g。水煎服。

8月21日二诊：服药3剂，哮止喘平，舌苔转薄白，质红。按上方去清半夏，加知母4.5 g，贝母9 g。水煎服。

服药4剂，病痊愈。

病例2：董某，女，52岁，1965年4月20日初诊。

【病史】 咳嗽、喘急、鼻干，痰声如拉锯，彻夜不眠，倚息难卧。病已10余日，最怕油烟刺激，胃不思纳，二便尚调。

【检查】 舌苔淡黄腻，脉滑数。

【辨证】 热哮气逆。

【治则】 清热化痰，肃肺。

【方药】 拟苏子降气汤加减。炒紫苏子4.5 g，橘红4.5 g，炙前胡4.5 g，姜川厚朴4.5 g，炒杏仁9 g，炒山栀子4.5 g，炒枳壳4.5 g，苦葶苈子3 g，桑白皮6 g，桔梗4.5 g。水煎服。

服药5剂，喘哮大减，安卧如常。

病例3：杨某，女，56岁，1964年4月11日初诊。

【病史】原有哮喘病史，每冬必犯。昨日突然发作，咳喘难卧，喉中水鸡声，胸闷痰白，胃不思纳，也不欲饮，右胁微痛。

【检查】舌苔白，脉细滑。

【辨证】冷哮复发，气逆不降。

【治则】温肺化痰，降气止哮。

【方药】拟苏子降气汤加减。炒紫苏子4.5 g，橘红4.5 g，厚朴4.5 g，炙白前4.5 g，半夏9 g，炒杏仁9 g，白芥子4.5 g，射干3 g，炙麻黄3 g。水煎服。

4月15日二诊：服药3剂，喘嗽已减，哮鸣消失，胸满胁痛均止；白沫痰涎未清，胃纳呆少，舌脉同前。按上方去半夏、炙麻黄、白芥子，加川贝母6 g，海蛤粉9 g，桔梗4.5 g。水煎服。

服药3剂，缓解如常。

【按语】哮分寒热，喘分虚实。哮必兼喘，喘不必兼哮。冷哮喉中水鸡声，热哮痰声如拉锯。射干麻黄汤、定喘汤是治疗此病的常用方药。吴老治哮，以苏子降气汤随症化裁，偏热加葶苈子，偏寒加白芥子，也有很好的疗效。

上举3例哮喘病例，其中2例偏热，1例偏寒，均在苏子降气汤的基础上审证求因，用各药不同。病例1、病例2为热哮，病例1佐以海蛤粉、青黛兼清肝热。病例2佐以桑白皮、苦葶苈子清肺为主。病例3属冷哮，以射干、炙麻黄、白芥子温肺化痰。吴老认为，栀子清热泻火，生用上行，可以涌吐；炒用下行，疏郁清热，通利三焦。气逆喘哮用栀子清气降火，凉血疏郁，无出其右。射干消痰散结，解毒利咽。

2. 痰喘

（1）脾肺两虚（1例）

病例：朱某，男，47岁，1965年8月31日初诊。

【病史】久患痰喘，屡治屡发，近又感冒，不发热，声粗气喘，呼吸不畅，胸闷脘满，痰白难咯，饮食一般，大便略干，小便调，夜眠欠佳。

【检查】舌苔淡黄腻，质红，脉沉滑数。

【辨证】久患痰喘，脾肺两虚，现肃降失职，痰热内蕴。

【治则】本虚标实，急先治标，理肺定喘，清热化痰。

【方药】拟定喘汤加减。白果6 g，紫苏子4.5 g，款冬花9 g，炒杏仁9 g，半夏9 g，橘红4.5 g，茯苓9 g，黄芩4.5 g，桑白皮9 g，海蛤粉9 g，甘草3 g。水煎服。

9月3日二诊：服药3剂，痰喘渐平，更方治本以巩固疗效。

【按语】痰喘一证，病因甚多，外感内伤等各种疾病均可引起。一般认为，有邪者为实，无邪者属虚。张景岳曾说："实喘者有邪，邪气实也；虚喘者无邪，元气虚也。"故实喘者多为风寒、痰浊壅阻肺气所致；虚喘者多为精气内虚，肺肾出纳失常所致。因肺主气，肾纳气，所以痰喘之病主要在肺，而关系到肾。叶天士曾说："在肺为实，在肾为虚。"实喘者呼吸深长，呼出快，气粗声高，脉数而有力，病势急骤，其治在肺，应予祛邪利气；虚喘者呼吸短促难续，深吸快，气怯，声音低微，脉微弱或浮大中空，病势徐缓，时轻时重，过劳则甚，其治在肾，应予培补摄纳。

吴老认为本病例痰喘虽属外邪引发，但无表证，据其脉症只见痰热交阻于肺，肺失肃降，故知病之标在肺，本在脾，如古人所说"脾为生痰之源，肺为贮痰之器"。先是脾虚聚湿生痰，上犯于肺，影响气机出入，后又感受外邪壅遏肺气而发病。吴老用定喘汤以脾肺并治，因无表邪，用药只宜清降，不可宣表，恐麻黄宣散伤其肺卫，使气虚喘剧，所以去之，加海蛤粉咸润清热祛痰，使热清、气降、郁开、痰消，肺能肃降，从而达到祛邪不伤正的目的。

（2）肝热肺郁痰热上壅湿痰中阻（3例）

病例1：王某，男，43岁，1965年2月2日初诊。

【病史】近4年来，每逢冬季即喘咳气逆，痰涎壅盛，少食乏力，急躁易怒。

【检查】舌苔淡黄厚，脉沉弦滑。

【辨证】肝热肺郁，痰热壅滞。

【治则】清热，化痰，降气。

【方药】拟苏子降气汤加减。炒紫苏子4.5 g，橘红4.5 g，姜川厚朴4.5 g，炙白前4.5 g，炒杏仁9 g，炒枳壳4.5 g，炒黄芩4.5 g，炒山栀子4.5 g，竹茹9 g，生牡蛎12 g，旋覆花9 g。水煎服。

2月8日二诊：服药5剂，喘咳已平；痰热未尽。仍按上方去旋覆花、生牡蛎，加瓜蒌仁9 g，桑白皮4.5 g，炙枇杷叶9 g。水煎服。

服药3剂，久喘缓解。

病例2：刘某，女，63岁，1967年1月25日初诊。

【病史】咳喘胸满，黄痰较多，口干不欲饮，纳食不香，便干，尿黄，消瘦乏力，脘痞恶心。

【检查】舌苔白厚微黄，脉细滑数。

【辨证】痰热上壅，肺失肃降。

【治则】清热化痰，降气止喘。

【方药】拟苏子降气汤加减。炒紫苏子4.5 g，炒杏仁9 g，橘红4.5 g，姜川厚朴4.5 g，桑白皮6 g，黄芩4.5 g，炒山栀子4.5 g，炒六曲4.5 g，枇杷叶9 g，通草4.5 g。水煎服。

1月30日三诊：服药3剂，痰喘大减。仍按上方去桑白皮、枇杷叶，加焦山楂4.5 g。水煎服。

服药3剂，诸症平复。

病例3：韩某，女，39岁，1950年6月7日初诊。

【病史】原有气管炎病史，久嗽不愈，湿痰上涌，甚则喘急，胸脘痞闷，胃不思纳。

【检查】舌苔白滑，脉缓滑。

【辨证】湿痰中阻，气逆不降。

【治则】化痰降逆，止咳平喘。

【方药】拟苏子降气汤加减。炒紫苏子4.5 g，橘红4.5 g，炒杏仁9 g，姜川厚朴4.5 g，清半夏9 g，桔梗4.5 g，炙白前4.5 g，炒枳壳4.5 g，枇杷叶9 g。水煎服。

6月10日二诊：服药3剂，痰嗽均减，胸中较舒，胃纳也增。按上方加桑白皮6 g，生牡蛎9 g。水煎服。

服药5剂，症状完全缓解。

【按语】痰喘其病在肺，但与脾肾有关。脾为生痰之源，痰浊上壅，肺失宣降，即发为痰喘。一般治疗多用三子养亲汤、二陈汤等法，加厚朴、杏仁豁痰理气。吴老认为，痰喘一证，清气为先，气行则痰行，气降则喘平，故常用苏子降气汤加栀子、黄芩以清热，桑白皮、杏仁、白前、枇杷叶以宣降，旋覆花、牡蛎消痰散结，治疗痰喘，均取良效。病例1、病例2同属痰热上壅，法宜清化，但影响及肝、胃的临床表现不同，所以佐药也异。病例3为湿痰中阻，法取温化，佐以桔梗、炒枳壳、炒杏仁、枇杷叶宣肺宽中降逆，佐使不同，而使苏子降气汤发挥了不同的疗效，方与法合，药随症减，既有原则，而又灵活。

3. 虚喘（1例）

病例：陈某，女，31岁，1964年7月6日初诊。

【病史】自幼有哮喘病史，1958年后喘息发作频繁，四时皆发，每次犯病初感倦怠、嗜睡，继而闷满上气喘息，坐卧不安，全身大汗，恶风恶寒，喉无痰音，难以入寐，心虚喜按，饮食一般，口干不欲饮，大便干燥，2日1次，小便量少，色赤，因哺乳期月经未来，面色晦暗，形体消瘦，气短喘息，呼多吸少，音低、断续不止。

【检查】舌苔薄白，脉寸尺均弱，两关沉细数。

【辨证】肺气虚弱，卫阳不固，肾失摄纳，气不归元。

【治则】补肺定喘，固肾纳气。

【方药】拟麦味地黄加味。熟地黄6 g，茯苓6 g，炒山药9 g，牡丹皮4.5 g，泽泻6 g，山茱萸4.5 g，麦冬9 g，五味子3 g，蛤蚧尾3 g。水煎服。

7月10日二诊：服药3剂，喘息已减，已能轻微活动，腰能直立，食欲较好，仍吐痰较多，色白而黏，二便同前。按上方去蛤蚧尾，加半夏9 g，橘红4.5 g。水煎服。

7月16日三诊：服药5剂，喘息已平，能起床活动；仍气短微咳，其他无变化。按上方3倍量配六曲糊丸，如绿豆大，每晚服30丸，白水送下，以资巩固。

【按语】中医学中的“虚喘”类似于西医学的慢性喘息性支气管炎，多由外感、劳累引发，故四时皆有。究其病因，中医学认为，肺主出气，肾主纳气，阴阳相交，呼吸乃和，若气机升降出纳失常，呼吸急促，甚至张口抬肩为喘息。虚喘病在肺肾，多由肺不降气、肾不纳气、精气内虚而致，如《素问·玉机真脏论》说：“秋脉不及则令人喘，呼吸少气而咳。”又如《素问·举痛论》曰：“劳则喘息汗出。”是指肺虚喘。肾为气之根，与肺同司气体之出纳，故肾虚下元不固，或肺虚气无所主，致肾失摄纳，气不归元，阴阳不相接续，气逆于肺而喘，是指肾虚喘。主症是吸气促而喘，遇劳加重，治应固肾纳气。

吴老认为，本病例患者自幼得病，喘息时犯时止，据其久病肺肾两虚，脾湿生痰，查其面色晦暗，形瘦，音低断续，舌苔薄白，脉寸尺均弱，两关沉细数，知病不在表，故治以补肺定喘、固肾纳气，方用麦味地黄汤加蛤蚧尾，肺肾并治，益精定喘，或砂仁醒脾固肾养胃，或加橘红、半夏燥湿化痰，肺、脾、肾三经并治，诸症渐平。据此体会，临床审证求因，辨证施治，分清标本，非常重要。对脉之沉、浮、强、弱，舌质红、淡，舌苔黄、白、燥、润，声音高亢、低怯，查其病机所在，证属虚实，补其不足，泻其有余，才能疗效显著。

五、胁痛（8例）

1. 肝郁胁痛（1例）

病例：李某，男，53岁，1961年12月15日初诊。

【病史】自今年秋季患痢疾后，头晕不爽，脘胁胀痛，食后痞满，腹胀，咽干少饮，心烦易怒，睡眠不安，大便成形，里急1日3次，小便夜频，两腿发麻。

【检查】舌苔薄白，质红，脉左沉弦缓，右沉滑缓。

【辨证】肝郁血虚，疏泄失调，木盛土衰，中焦失和。

【治则】行气疏郁，调肝理脾。

【方药】拟逍遥散合抑气汤加减。醋柴胡3 g，当归9 g，炒杭白芍9 g，生白术9 g，茯苓9 g，香附9 g，醋炒青皮3 g，炒山药9 g，炒酸枣仁9 g，水炙甘草3 g。水煎服。

12月19日二诊：服药3剂，脘胁痛减，痞满腹胀均轻，大便里急已除，睡眠好转；仍小便仍频，两腿发麻，舌脉同前。按上方加乌药3 g，益智仁9 g。水煎服。

12月26日三诊：服药6剂，诸症迭减，精神转爽，大小便正常，舌苔薄白，质红润，脉转沉细缓。前方既效，配丸药巩固。按二诊方5倍量共研细末，六曲糊丸，如绿豆大，每晚服30丸。

【按语】肝为刚脏，属木，性喜畅遂条达，司疏泄，不受郁遏。肝主藏血，体阴用阳，阴常不足，必得肾水以涵之，脾土以培之，血液以濡之。若七情内伤，或六淫外袭，肝木失于条达，肝体失于柔和，其气郁不伸则为病。郁于胸胁则胸满胁痛，郁于肠间则腹满而痛，若横逆犯胃，轻则嗳气胸痞，重则呃逆胃胀；若气郁化火上犯于心，则心烦易怒，夜眠不安；若失疏泄，肝气下迫，则大便里急频坠；若疏泄太过，肾虚失其闭藏，则小便频数。因而前人治肝郁病多主张先疏其郁，以顺其条达之性，发其郁遏之气，即《黄帝内经》所说"木郁达之"之意。逍遥散疏肝理脾，是治疗此病常用方剂，方用疏肝解郁之药发其郁遏之气，配伍补脾健运之味，是以肝强者脾必弱，实脾以御肝邪，肝郁易致血虚，故伍以养血和营之品，补肝体以和肝用，共奏体用兼顾肝脾并治之效。

本病例症见肝郁血虚、疏泄失调、木盛土衰、中焦失和之候，故吴老取逍遥散疏肝达郁之效，方用醋柴胡、香附、醋炒青皮行气疏郁；当归、炒杭白芍养血和营；茯苓、生白术补脾健运；水炙甘草培土缓肝；炒酸枣仁补肝敛阴；炒山药、乌药、益智仁温补脾肾，固涩精气，药证相合，药到病除。由此可见，吴老治疗肝郁病，辨证审慎，用药严谨，理、法、方、药丝丝入扣。

2. 气郁胁痛（3例）

病例1：李某，女，27岁，1961年3月20日初诊。

【病史】右胁胀痛4个月余，脘胀嘈杂，纳食化迟，全身酸痛，夜卧多梦，大便干稀不均，小便调，月经先后无定期，量中等，色暗有血块，腹痛，经后白带多。

【检查】舌苔薄白，质红，脉沉细缓。

【辨证】肝脾不和，疏泄失调，气郁则痛，湿郁则胀。

【治则】疏肝理脾，通络。

【方药】拟柴胡疏肝散合推气散加减。柴胡4.5 g，当归9 g，炒杭白芍9 g，生牡蛎12 g，炒枳壳4.5 g，醋青皮4.5 g，片姜黄3 g，炒酸枣仁9 g，茯苓9 g，香附9 g，炒麦芽4.5 g。水煎服。

3月28日二诊：服药6剂，脘胀轻，右胁痛减，夜眠改善，饮食亦增，舌苔薄白，质红，脉沉细弦。按上方去炒麦芽、生牡蛎，加炒山药9 g，炒延胡索3 g。水煎服。

4月5日三诊：服药6剂，右胁痛止，诸症均减轻，舌脉无变化。效不更方，继服。

服药6剂，病痊愈，配丸药巩固。

病例2：李某，男，47岁，1961年5月4日初诊。

【病史】原有十二指肠球部溃疡、支气管扩张病史，自1958年患黄疸性传染性肝炎后，经常左胁下胀痛，反复发作。现左胁胀痛，脘满纳呆，嗳气倒饱，腹胀肠鸣，矢气频作，咽干，口酸苦，头晕胸闷，夜常失眠多梦，肝在剑突下1 cm，微触痛。肝功能检查结果未见明显异常，大便干不爽。

【检查】舌苔薄白，质红，脉沉细左关独弦。

【辨证】肝气犯胃，升降失调。

【治则】行气疏郁，辛开苦降。

【方药】拟芎枳散合黄鹤丹加减。川芎4.5 g，枳壳4.5 g，青皮6 g，半夏9 g，香附9 g，郁金4.5 g，炒杭白芍9 g，炒杏仁9 g，黄连3 g，焦山楂炭6 g。水煎服。

5月8日二诊：服药4剂，左胁痛止，大便畅行；仍嗳气倒饱，腹胀肠鸣，夜卧少眠，舌苔薄白，脉沉细缓弦。按上方加茯苓9 g。水煎服。

5月11日三诊：服药3剂，诸症减轻，夜眠转好，舌脉无变化。按二诊方去青皮，加陈皮6 g。水煎服。

服药6剂，症状消失。

病例3：张某，男，40岁，1962年7月6日初诊。

【病史】久患无黄疸性肝炎，近来两胁隐隐胀痛，头晕目涩，口苦恶心，干渴欲饮，胃纳尚好，大便略溏，1日2次，小频不畅，动则心悸汗出，夜眠可。

【检查】舌苔薄白，质红，脉沉弦数。

【辨证】肝脾不调，胆胃不和，气机不利，疏泄失常。

【治则】扶土抑木，清胆安胃。

【方药】拟推气散合逍遥散加减。片姜黄3 g，枳壳4.5 g，醋炒柴胡3 g，丹参9 g，炒杭白芍9 g，茯苓9 g，生白术9 g，天花粉9 g，陈皮10 g，竹茹9 g，香附9 g，炒麦芽6 g。水煎服。

7月16日二诊：服药5剂，右胁痛止；左胁仍痛，头晕，动则汗出，舌苔薄白，质红，脉转沉弦缓。按上方加炒山栀子4.5 g。水煎服。

7月19日三诊：服药3剂，左胁痛轻，胃纳增加，余症均减，舌苔同前，脉转缓和。按二诊方加川芎3 g，炒酸枣仁9 g。水煎服。

7月22日四诊：服药3剂，诸症均除，改方服丸药，巩固疗效。

丸药方：柴胡15 g，生牡蛎45 g，丹参30 g，炒杭白芍30 g，茯苓24 g，生白术24 g，片姜黄15 g，枳壳15 g，炒山栀子15 g，牡丹皮15 g，炒酸枣仁30 g，水炙甘草18 g，薄荷9 g。共研细末，六曲糊为丸，如绿豆粒大，早晚各服30丸。

【按语】胁痛是一种自觉症状，病机与肝、胆两经有关。因肝胆居胁下，其经脉布循于两胁，故《灵枢·五邪》说："邪在肝，则两胁中痛"。肝为刚脏，体阴用阳，内寄少阳胆火，其性动而主疏泄。若情志失调，恚怒气逆，逆则伤肝，气郁于肝，妨碍脾运化，生痰动火攻击于胁；或气郁日久，气滞血凝，阻塞胁络；或肝阴不足，体弱用强，精血亏损，血虚络脉失养，均可致胁痛。一般辨证，胀痛多属气滞；刺痛多属血瘀；隐痛多属血虚。还需识其他兼症，明辨寒热虚实，方能不误。吴老集前人之经验，加以引发，认为气痛者胁肋相引而痛；火痛者痛发无常，时发时止；痰痛者胸胁作痛，咳嗽不利；食痛者逆害饮食，中气不清。临证分别左右，在经、在络，遣方用药。左胁痛，习以芎枳散（川芎、枳壳）为主方，右胁痛习以推气散（片姜黄、枳壳、桂心）为主方，随症加减，气痛者酌加柴胡、青皮、延胡索；火痛者酌加龙胆、黄连、炒山栀子；痰痛者酌加半夏、橘皮（橘红）、白芥子、茯苓；食痛者酌加焦山楂炭、炒六曲；血瘀者酌加赤芍、丹参、当归；血虚者则改用魏氏或王氏一贯煎加减，经验证明，每多取效。

病例1系肝脾不和、疏泄失调、气郁生湿所致胁痛，吴老方用片姜黄、炒枳壳、醋青皮、柴胡、香附行气疏郁；当归、炒杭白芍、生牡蛎、炒酸枣仁柔肝和脾；茯苓淡渗利湿，炒麦芽消食和胃，药后症轻，继以炒山药健脾，炒延胡索疏郁止痛，出入加减，汤丸互进，胁痛消失。病例2为肝气犯胃、升降失调所致胁痛，吴老方用川芎、枳壳、香附行气疏郁；炒杭白芍柔肝和营，炒杏仁辛润苦降，半夏、陈皮化痰和胃，焦山楂炭消食化滞，郁金通络化瘀，黄连泻火降逆，茯苓淡渗利湿，诸症得以缓解。病例3属肝脾不调、胆胃不和、气机不利、疏泄失常所致胁痛，吴老方用片姜黄、枳壳、醋炒柴胡、香附行气疏郁，茯苓、生白术、丹参、炒杭白芍和肝理脾，天花粉、陈皮、竹茹清胆安胃，炒麦芽消食导滞，药后病情显著好转，复诊又以山栀子、川芎、炒酸枣仁出入加减，并配丸药常服，患者渐趋康复。《本草纲目》记载，川芎能“搜肝气，补肝血”“行气开郁”。朱丹溪说：“郁在中焦，须抚芎开提其气以升之，气升则郁自降，故抚芎总解诸郁，直达三焦，为通阴阳气血之使。”李时珍说：“芎，血中气药也。肝苦急，以辛补之，故血虚者宜之，辛以散之，故气郁者宜之……”片姜黄入心治血，兼入脾治气，为血中气药，其功效大于郁金，能下气破血，治癥瘕血块，仆损瘀血、气胀、风痹臂痛等。枳壳下气，能散留结胸胁痰滞，健脾开胃，消胀满，除胸痞，止呕逆，消痰，消食。李时珍说：“枳实、枳壳，气味功用俱同……大抵其功皆能利气，气下则痰喘止，气行则痞胀消，气通则痛刺止……”

由此可见，吴老治疗胁痛，重视肝胆与脾胃之疏泄升降关系，审证寒热虚实、气火痰食，分别左右，用芎枳散、推气散配伍加减，此与《医宗金鉴》所云“胁痛左属瘀留血，轻金芎枳草重攻，右属痰气重逐饮，片姜橘枳草医轻”之理论完全符合，所以疗效显著。

3. 肝气郁结兼食滞（1例）

病例：王某，男，22岁，1961年8月23日初诊。

【病史】近来两胁胀痛，脘腹闷胀，矢气较多，胃纳不佳，嘈杂作酸，身倦无力，大便正常，小便频数。

【检查】舌苔白黏，脉沉弦滑。

【辨证】肝脾不和，气郁食滞。

【治则】疏肝理脾，行气消滞。

【方药】拟逍遥散合左金丸加减。醋炒柴胡4.5 g，当归6 g，炒白芍9 g，生牡蛎9 g，生白术9 g，茯苓9 g，片姜黄4.5 g，醋青皮4.5 g，炒枳壳4.5 g，炒麦芽6 g，吴茱萸炒黄连2 g。水煎服。

9月1日二诊：服药6剂，左胁痛止，胃纳转佳，嘈杂作酸已止；右胁仍胀痛，小便仍频，身倦无力，舌苔薄白，脉沉弦缓。按上方去吴茱萸炒黄连、生牡蛎、炒麦芽，加清半夏9 g，六曲6 g，生甘草4.5 g。水煎服。

服药10剂，诸症消失，体力渐复。续服逍遥丸调理善后。

【按语】肝居胁下，其经脉布于两胁，若情志失调，气机郁结，阻于胁络，往往出现胁痛。如《灵枢·五邪》说："邪在肝，则两胁中痛。"辨证当以气血为主，初痛在经，久痛入络，大抵胀痛多属气郁，刺痛多属血瘀，隐痛多属血虚，并根据其他见症辨别寒、热、虚、实，气郁者宜疏肝理气，气郁化火者宜清肝调气，瘀血留络者宜活血化瘀，理气通络，血不养肝者宜养阴柔肝。吴老认为，除上述治则外，还须分左右，左胁痛者属肝火，多气郁；右胁痛者属脾火，多痰食。治疗时应分别佐以桔梗、枳壳、青皮行气，山栀子、黄连、龙胆泻火，半夏、胆南星、橘红化痰，山楂、六曲、麦芽消食。若两胁疼痛则需肝脾同治，以增强疗效。

本病例证属肝脾不和，气郁食滞，吴老因其两胁胀痛，脘腹闷胀，嘈杂作酸，矢气较多，故先以逍遥散加炒枳壳、醋青皮、片姜黄疏肝理气，生牡蛎咸软散结，吴茱萸炒黄连辛开苦降，炒麦芽消食疏导，药后左胁痛止，后以清半夏、六曲、生甘草出入加减，化痰消食，右胁痛止，诸症消失。由此可见，吴老辨证立法用药，确有实践经验。

4. 肝胃不和，气滞外感（1例）

病例：罗某，女，43岁，1965年8月19日初诊。

【**病史**】气攻胃脘及左胁胀痛，时发寒热，已四五日。现纳少欲呕，鬓角目涨，大便干燥，身倦无力。

【**检查**】舌苔薄白根厚，脉小弦。

【**辨证**】肝强胃弱，感受外邪，气机不利，升降失调。

【**治则**】理气解表，泄肝通胃。

【**方药**】拟香苏散加味。香附9 g，紫苏梗6 g，陈皮6 g，生甘草3 g，青蒿6 g，菊花6 g，炒白芍6 g，炒川楝子4.5 g，炒枳壳4.5 g，火麻仁9 g，炒山栀子4.5 g。水煎服。

8月22日二诊：服药3剂，诸症减轻，寒热已退，大便通畅，舌脉同前。按上方继服。

又服3剂，病痊愈。

【**按语**】肝居胁下，其经络布于两胁肋，若肝阳上升，营卫失度，气逆犯胃，浊阴不降，即胃脘及右胁攻胀作痛，若兼外感之邪，留著于少阳，则胁痛必加剧。一般治疗多用小柴胡汤加枳壳、青皮疏肝行气，和解表里。

吴老认为，本病例患者平素肝强胃弱，气机不利，津液不足，是为主证，虽兼有外感之少阳证，但也应慎用柴胡升散，以免劫其肝阴，故用香苏散理气解表，方中紫苏梗配青蒿、菊花可代柴胡，加香附、陈皮、生甘草理气解表，炒白芍、炒川楝子、炒山栀子、炒枳壳、火麻仁清胆泄肝，通胃降浊，服药3剂，表里双解而愈。由此可见，吴老治病，不拘古方，随机应变，用药灵活。

5. 气郁阻络（1例）

病例：吴某，男，46岁，1963年3月15日初诊。

【病史】左胁痛连及少腹痛已4个月，睡眠较少，胃纳尚可，腹胀，大便欠畅。

【检查】舌苔薄白润，脉沉细弦。

【辨证】肝气犯脾，气郁阻络。

【治则】疏肝理脾，行气散郁。

【方药】仿四逆散加味。柴胡3 g，炒枳实4.5 g，炒杭白芍9 g，生甘草3 g，醋青皮4.5 g，片姜黄3 g，茯苓9 g，制香附9 g，炒白芥子4.5 g。水煎服。

3月18日二诊：服药3剂，胁痛减；眠食同前，大便发干，舌苔薄白，脉同上，肝气稍畅。按上方去片姜黄、茯苓，加姜川厚朴4.5 g，火麻仁9 g，炒麦芽4.5 g。水煎服。

3月21日三诊：服药3剂，胁痛止；其他均正常，苔脉同前。按二诊方加半夏9 g，六曲4.5 g，生姜3片，大枣2个。水煎服。

服药3剂而愈。

【按语】因肝脉布胁，胆脉循胁，故胁痛皆属肝胆为病。凡气血食痰风寒滞于肝，都可致胁痛。如《类证治裁》说："凡胁痛，皆肝木有余……凡性急多怒之人，常患腹胁痛。"胁痛初病在经，久则入络，是因经主气，络主血。治法不外《黄帝内经》所说甘缓、辛散、酸泻三法。肝为刚脏，用药必以柔济才好。吴老认为，胁痛当分左右，左胁痛者，多肝郁气滞化火，应疏肝行气通络；右胁痛者，多脾湿化热生痰，应理脾化痰通络，分别施治。胁痛实证居多，用药不可骤补，以免助邪阻络。

吴老根据本病例患者脉症，认为其肝脾不和，气郁作痛，由经入络，故以四逆散方意，用柴胡、炒枳实配青皮，疏肝理脾，升清降浊，炒杭白芍、生甘草以酸甘缓急，加炒白芥子行气通络散结为主方，或加火麻仁润燥通便，或加姜川厚朴理气，或加炒麦芽疏肝和胃，药后病除。可见吴老治病古为今用，理、法、方、药，丝丝入扣，并且常用醋青皮治胁痛，因醋青皮入肝胆二经，凡性急多怒，胁腹气郁而痛者，可用醋青皮行气疏郁，其病自解，若肝胆二经气血不足，当先补血，少佐醋青皮，疏郁而不伤正，是其用药特点。

6. 气机郁滞湿热蕴结（1例）

病例：孙某，男，39岁，1961年7月11日初诊。

【病史】自1959年以来，患者连续因急性胆囊炎、细菌性肝炎、反应性胸膜炎住院2次。1961年6月20日因右上腹不适，闷胀作痛，少食，大便溏，惊悸，失眠，头昏，健忘，再次住院。行胆囊造影2次，摄片显示11肋上缘有2 cm × 2.5 cm致密圆形阴影，疑为胆道结石，胃肠钡剂造影十二指肠球部溃疡斑痕性畸形，超声波较密I级，胆囊区可见杂波（未做十二指肠引流），心电图正常，白细胞计数4.9×10^9/L，中性粒细胞0.63，淋巴细胞0.34，嗜酸性粒细胞0.03。经外科、神经科医生会诊，诊断为慢性胆囊炎、胆石症、神经衰弱。

现症：脘右作痛，牵及胁肋，胸闷胀不舒，恶心，纳少，不欲饮水，头昏胀痛，身倦无力，失眠，惊悸多梦，大便溏薄，1日2～3次，小便色黄。

【检查】舌苔白黏厚，脉沉弦滑。

【辨证】胆胃失调，气机郁滞，湿热蕴结。

【治则】调和胆胃，行气化湿，清热降浊。

【方药】拟温胆汤合白金丸加减。半夏9 g，陈皮4.5 g，茯苓9 g，竹茹9 g，炒枳壳4.5 g，生甘草3 g，金钱草15 g，桃仁4.5 g，香附9 g，姜川厚朴4.5 g，炒六曲4.5 g，矾水炒郁金6 g。水煎服。

7月14日二诊：服药3剂，恶心已减，脘右及胁肋痛轻，夜眠改善，纳食转佳；胸闷未除，舌苔白黏，脉同前。按上方再服3剂。

以后随症佐以杏仁、桔梗，以宣肺气，沙参、山药以益脾阴，当归、杭白芍养肝和营，延胡索、川楝子行气止痛，连服40剂，症状逐渐减轻。

8月29日三诊：偶有轻微脘右及胁肋痛，头部清爽，饮食正常，夜眠较宁，二便均调，舌苔薄白，脉沉滑缓。改用丸药调理。

丸药方：金钱草30 g，郁金30 g，明矾18 g，桃仁24 g，清半夏18 g，陈皮、青皮各9 g，茯苓30 g，炒枳壳15 g，制香附15 g，炒六曲15 g。共为细末，炼蜜为丸，如梧桐子大，早晚各服30丸。

服丸药两料，症状消失，停药观察。

1961年1月、1963年9月先后在青岛、济南行胆囊造影术2次，显示胆石阴影消失，胆囊未显影。

【按语】胆为中清之腑，多气少血，主升发疏泄，喜温和，恶壅郁，能佐化水谷而行糟粕，禀冲和之气，枢转诸脏。若外邪侵居少阳而失透解，情志怫郁而升发疏泄失常，饮食不节而痰热蕴结，都可致病。西医学的胆石症似属中医学“胆胃失调”范畴。近几年来，临床常采用中西医结合法处以排石汤治疗胆石症，疗效较高。但本病例是在1961年7月就诊，排石汤当时尚未在临床推广。

吴老按中医学理论审证求因，认为本病例患者系久病胆胃失调，气机郁滞，湿热蕴结之故，兼症头昏、身倦、失眠、惊悸多梦，是胆虚痰热、胃气不和所致，因而用温胆汤以和胆胃，清痰热，通上下，利三焦，佐以郁金、香附、姜川厚朴、炒六曲行气疏郁，金钱草、白矾化滞消痰，随症出入加减，终获痊愈。虽经2次复查，胆石阴影消失，惜未能见其排石，引以为憾。

吴老本着胃气不伤，化源不绝，胆气条达，升发疏泄正常之旨，治疗本病虽未用柴胡、茵陈、大黄、芒硝等峻泻之味，但平淡之剂也能中病奏效。由此可知，久病缓治，正复邪退，确有道理。

六、饮留胸膈（1例）

病例：连某，女，27岁，1964年12月11日初诊。

【病史】因患肺囊肿住院，行肺叶切除术后创口愈合，唯胸腔积液，呼吸困难，心悸，气短，动则喘息，曾行胸膜腔穿刺抽液术已9次，水液屡放屡生，体力日衰，虽然手术时输血1200 mL，并不见好转。现在血红蛋白由127 g/L下降到60 g/L，约请中医会诊。

现症：患者人面色㿠白，浮虚无华，神疲乏力，心悸气短，少眠多梦，胃纳呆少，胸闷腹痛，便溏，1日3～4次。小便不利，月经延期，量少色淡。

【检查】苔少质淡，脉沉弱无力。

【辨证】手术后气血亏虚，水饮停聚。

【治则】益气养血，扶正为先。

【方药】拟八珍汤加减。当归9 g，赤芍9 g，生地黄9 g，酒川芎4.5 g，台参4.5 g，生白术3 g，茯苓9 g，生甘草3 g。水煎服。

12月14日二诊：服药3剂，胸闷气短已轻，余症也减，前法有效。按上方加生黄芪6 g，肉桂1.5 g。水煎服。

12月17日三诊：服药3剂，腹已不痛，便溏也愈，眠食均好，小便通畅，舌淡苔白，脉沉细弱，补益有效。再拟人参养荣汤加减。台参9 g，生白术9 g，茯苓9 g，生甘草3 g，当归9 g，炒杭白芍9 g，干生地黄9 g，生黄芪9 g，肉桂2.5 g，陈皮4.5 g，五味子3 g，制远志4.5 g。水煎服。

12月21日四诊：服药4剂，全身舒适，查血红蛋白105 g/L，胸腔积液较少，面色较前红润，舌淡苔薄，脉沉细。按三诊方去五味子、远志，加香附9 g，阿胶珠9 g。嘱其常服。

1965年1月3日五诊：连续服药12剂，查胸腔积液已基本消失，面色丰润，诸症均愈，准备出院，再拟丸剂常服，以资巩固。

丸药方：生黄芪、炙黄芪各18 g，当归18 g，生地黄、熟地黄各18 g，炒杭白芍27 g，北沙参27 g，生白术27 g，茯苓27 g，炙甘草9 g，制香附27 g，桔梗18 g，天冬18 g，麦冬27 g，阿胶珠27 g。共为细末，炼蜜为丸，如梧桐子大，早晚各服20丸。

患者出院后，随访半年，一切正常。月经亦调。

【按语】西医学的胸腔积液即《黄帝内经》所说的“积饮”范畴。《金匮要略》有痰饮、悬饮、支饮、溢饮之名。饮证的形成，主要是肺失通调，脾失健运，肾失蒸化，开合不利，三焦决渎无权，水精不能四布，水液停聚所致。《圣济总录·痰饮统论》载：“……三焦气塞，脉道壅闭，则水饮停滞，不得宣行，聚成痰饮……”清代陈修园说：“凡五脏有偏虚之处，而饮留之。”吴老认为，水饮虽与肺肾三焦有关，但与脾之运化亦有重要关系。脾居中焦，司上下之升降，脾为后天之本，是气血之源，故《黄帝内经》说："邪之所凑，其气必虚。"因此，吴老治水饮，时刻顾护中焦脾胃。急则治标，祛邪以扶正，苓桂术甘汤、己椒苈黄汤、十枣汤、葶苈大枣汤、小青龙汤等方实不可少。缓则治本，扶正以祛邪，益其气血，和其营卫，四君汤、四物汤、八珍汤、十全大补丸、人参养荣汤等法，又属必须。

本病例患者的胸腔积液，是手术后元气内伤，气血亏虚而水饮停聚所致。吴老始用八珍汤，继用十全大补丸、人参养荣汤加减取效。在临时攻逐水饮之品，吴老几乎未用。一派扶正，不但气血得复，而且饮邪也消。由此可见，吴老治病确有独到之处。

如果按照一般常法治疗该患者，必须益气血和逐饮邪并用，以攻补兼施。但吴老认为，此患者已经反复行胸膜腔穿刺抽液术9次，随排随生，说明正气不足，脏腑虚衰，若祛邪则正气愈伤，必无效验，所以法取扶正，使其脏腑之气血复原，水精四布，则饮邪不治可愈。可见吴老不为胸腔积液的症状所迷惑，辨证施治，法用温补，益其脾胃，调其气血，而病趋痊愈。吴老常说："只要后天之本不绝，便有一线生机，安谷者昌，绝谷者亡，治病必须求本。"确属经验之谈。

七、头痛、眩晕（17例）

1. 偏头痛（2例）

病例1：崔某，女，39岁，1964年9月12日初诊。

【病史】久苦两额角刺痛，左重右轻，剧则恶心少食，口干不饮，腰背酸痛，小便频数，小腹坠痛，心悸多梦，月经量多。

【检查】舌苔薄黄质淡，脉沉细弦，尺弱。

【辨证】肝血不足，胆火上逆。

【治则】养血益阴，平肝泻胆。

【方药】拟四物汤加味。当归9 g，生地黄9 g，白芍9 g，川芎3 g，生牡蛎9 g，菊花6 g，黄芩6 g，龙胆3 g，香附9 g，女贞子9 g，生甘草3 g。水煎服。

9月16日二诊：服药3剂，头痛减轻，纳食转好，口干已瘥；仍心悸多梦，小便频数，腰背酸痛，舌苔薄白黏，脉同前。按上方去川芎、女贞子、黄芩，加生龙齿9 g，炒山栀子4.5 g，覆盆子9 g，茯苓9 g，陈皮6 g。水煎服。

9月26日三诊：服药3剂，头已不痛，夜眠梦少，心悸也轻，小便正常，月经按期，色紫红，已净，舌苔薄白，质红，脉沉细缓。病已向愈，改方巩固。按二诊方去龙胆、炒山栀子、菊花，加何首乌9 g，川楝子6 g，炒酸枣仁9 g。水煎服。

服药5剂，未再复诊，以后随访病愈。

病例2：胡某，女，32岁，1964年5月9日初诊。

【病史】久患头晕，右头角痛，重则恶心，呕吐痰涎，心慌不宁，纳少不饮，二便调，月经错后，行经腹痛、腰痛。

【检查】舌红润，苔薄白，脉沉弦滑。

【辨证】肝脾不和，风痰上逆。

【治则】平肝息风，降逆化痰。

【方药】拟半夏白术天麻汤加减。生石决明15 g，菊花9 g，天麻4.5 g，半夏9 g，橘红6 g，茯苓9 g，白术6 g，川芎3 g，黄芩6 g，竹茹9 g，通草4.5 g，生甘草3 g。水煎服。

5月13日二诊：服药3剂，头晕痛大减，恶心、呕吐已止，饮食转好，舌无变化，脉转滑缓。按上方再服。

服药5剂，以后随访，病未复发。

【按语】头痛是一种临床常见病。历代中医学家皆认为，头部经络为诸阳经交会之处，凡五脏精华之血，六腑清阳之气，都上会于此。若六淫外侵、七情内伤，升降失调，郁于清窍，清阳不运，皆能致头痛。新感为头痛，久病为头风。大抵外感头痛，多属实证，治宜疏风祛邪为主；内伤头痛，多属虚证，治宜平肝、滋阴、补气、养血、化痰、祛瘀等为主。但由痰饮、瘀血所致者，为虚中有实，应当分别施治。头痛可分偏正、左右、前后、寒热，如痛在脑后，上至巅顶，下连于项，多太阳经风郁，宜用川芎、羌活、蔓荆子、紫苏叶等药；痛在左右头角，并连及耳部，多少阳经火郁，宜用菊花、牡丹皮、山栀子、桑叶、钩藤等药；痛在前额及眉棱骨处，多阳明经热郁，宜用葛根、白芷、石膏等药；痛在巅顶，或连于目系，为厥阴经头痛，宜用吴茱萸、生姜等药；痛偏左者为血虚兼风，宜用川芎、当归、防风、薄荷等药；痛偏右者，为湿痰夹热，宜用半夏、石膏、苍术、黄芩等药；寒痛者，畏寒喜暖；热痛者，恶热喜凉；寒热久郁，发时闷痛，欲棉裹者，多湿痰，宜用二陈汤加黄芩、石膏、薄荷、细辛、川芎等。另外，气虚者，多因劳而痛，宜用补中益气汤加川芎、天麻等；血虚者，心悸，善惊而痛，宜用四物汤加菊花、黄芩、薄荷、甘草等；胆火上逆者，多头晕，两头角痛，宜用菊花、龙胆、黄芩、生地黄、牡丹皮、桑叶等；肝阳乘胃者，多头痛呕吐，宜用生石决明、竹茹、半夏、茯苓、菊花、钩藤、山栀子、荷叶等。吴老还特别指出，明代方隅所说“胆经郁热，令人头角、额尖跳痛，如针刺，非酒洗胆草不能除”，临证确有良效。

2. 肝阳肝虚头痛（2例）

病例1：于某，男，50岁，1965年8月9日初诊。

【病史】头痛头晕、耳鸣少眠已年余（血压偏高），近来头痛，两鬓涨跳难忍，腰酸，胃纳不佳，恶心欲吐，两腿浮虚。

【检查】舌苔薄白不均，脉沉弦。

【辨证】肝阳头痛。

【治则】镇肝潜阳。

【方药】清上潜肝饮加减。生石决明18 g，菊花6 g，蒺藜9 g，枸杞子9 g，桑寄生9 g，炒蔓荆子3 g，炒茺蔚子9 g，清半夏9 g，陈皮4.5 g，牛膝9 g，炒杜仲9 g。水煎服。

8月23日二诊：服药6剂，头痛已止，胃纳已好，二便调，舌苔薄白，脉沉缓。按上方去炒蔓荆子、炒茺蔚子、牛膝、炒杜仲，加天麻3 g，杭白芍9 g，生姜1.5 g，巩固疗效。

病例2：王某，女，40岁，1964年11月7日初诊。

【病史】头痛眩晕，夜寐多梦（血压偏低）已数月之久，月经量少，经行腹痛，心悸气短，白带素多，面色无华，唇淡。

【检查】舌苔薄白露质，脉关弦寸尺弱。

【辨证】肝郁血虚头痛。

【治则】缓肝理脾养血。

【方药】拟四物汤加减。生牡蛎12 g，菊花6 g，当归9 g，白芍9 g，川芎3 g，制香附9 g，炒川楝子4.5 g，女贞子9 g，茯苓9 g，夏枯草9 g，炒蔓荆子4.5 g，荆芥穗4.5 g。水煎服。

11月17日二诊：服药8剂，头痛大减，腹痛也止，心悸瘥；仍小便频，舌脉同前。按上方加桑螵蛸9 g。水煎服。

11月21日三诊：服药4剂，头痛已平，白带也少，眠食均可，舌苔薄白，脉沉缓。按二诊方继服。

服药3剂，病痊愈。

【按语】头为诸阳之会、清阳之府，外感内伤、邪害清窍均可导致头痛。新病多实，久病多虚；实痛剧烈，虚痛隐隐；补其不足，泻其有余，是治头痛之常法。

吴老治痛，审证求因，同病异治，上述2个病例一实一虚，治法迥异。病例1属肝阳头痛，必须镇肝潜阳，而取速效。病例2为血虚头痛，法宜养血清上缓图收功。参之血压，病例1偏高，药用枸杞子、菊花滋水清肝；病例2偏低，药用川芎、菊花理血养肝。《素问·标本病传论》曰："知标本者，万举万当，不知标本，是谓妄行。"吴老对此类常见病、多发病一丝不苟，按其标本，轻重缓急，同病异治，逆者潜镇，虚者补养，均获卓效。

3. 风热阴虚头痛（2例）

病例1：马某，男，40岁，1962年9月24日初诊。

【病史】经常前额及两眉棱骨痛，头昏蒙不清，大便干燥，甚则出血，偶有脘中热，右胁下不适，夜眠多梦。

【检查】舌苔薄黄，脉沉细滑数。

【辨证】痰湿内郁，风热外干。

【治则】疏风清热。燥湿化痰。

【方药】拟凉膈散加减。连翘9 g，炒黄芩4.5 g，炒山栀子4.5 g，白芷4.5 g，半夏9 g，蔓荆子4.5 g，竹茹9 g，陈皮4.5 g，炒杏仁9 g，赤芍9 g，薄荷4.5 g。水煎服。

9月28日二诊：服药4剂，诸症减轻，舌苔薄黄，脉沉细滑。改配丸药善后。

丸药方：连翘30 g，炒黄芩15 g，炒山栀子15 g，白芷15 g，炒杏仁15 g，瓜蒌仁15 g，半夏15 g，陈皮15 g，当归15 g，赤芍15 g，薄荷10 g。共为细末，炼蜜为丸，如梧桐子大，早晚各服30丸。

病例2：苗某，男，43岁，1963年3月5日初诊。

【病史】每晚7～8时开始两太阳穴痛，12时后渐止。体质尚好，纳食一般，睡眠及二便可，唯感气短。

【检查】舌苔薄白露质，脉细弦。

【辨证】肝肾阴虚头痛。

【治则】滋肾养肝。

【方药】拟芎菊地黄汤加减。熟地黄9 g，炒山药9 g，茯苓9 g，山茱萸6 g，牡丹皮6 g，泽泻4.5 g，炒杭白芍9 g，川芎3 g，川牛膝9 g，菊花9 g。水煎服。

服药9剂，症状消失。

【按语】头为诸阳之会，凡五脏精华之血，六腑清阳之气，皆上会于此，故外感头痛多由起居不慎、坐卧当风、感受寒湿等六淫之邪，自表侵袭经络，上犯于颠顶，清阳之气受阻所引起。但一般感受外邪，多必夹风，《素问·太阴阳明论》所谓："伤于风者，上先受之。"李东垣所说"头痛每以风药治者，高巅之上，惟风可到"即是此意。内伤头痛，多由肝郁化火，上扰清空；或肾水不足，肝阳上亢；肾精亏耗，脑髓空虚；气血虚衰，脉络失养；痰浊上扰，阻遏清阳等所引起。诊治头痛，除详查病因外，还应从头痛之久暂、部位及虚实，分别辨证施治。

头痛较剧，无有休止，多由外邪致病，证多属实。久病之头痛，病势大多较缓，时作时止，多由内伤致病，证多属虚。至于痰饮、瘀血所致之头痛，则为虚中有实，应当详审病机，分别施治。若按部位而言，三阳经均循行头面，厥阴经亦上会于颠顶，故太阳经头痛多在头后部下连于项；阳明经头痛多在前额及眉棱骨处；少阳经头痛多在头之两侧头角并连及耳部；厥阴经头痛则在颠顶部位，或连于目系；瘀血头痛，则多痛有定处。一般治疗，凡外感头痛，因风寒者以疏风散寒为主；因风热者以清热渗湿为主。内伤头痛，因肝阳上亢者，以平肝潜阳为主；肾虚精亏者，以养阴补肾为主；气虚者以补气为主；血虚者以养血为主；痰浊上扰者以化痰理脾为主；瘀血者以辛润活血为主。

吴老分析病例1，患者的头痛在前额及眉棱骨，头昏蒙不清，大便干燥，脘中热，舌苔薄黄，脉滑数，知其病机为风热侵袭阳明于外，痰湿上扰于内，二者相合而为病，故方用连翘、炒黄芩、炒山栀子、白芷、蔓荆子、赤芍、薄荷疏风清热，半夏、陈皮、竹茹、炒杏仁辛润通降，燥湿化痰，初诊获效，继用丸药缓图得以巩固。病例2患者每晚7～8时开始头痛，即两侧太阳穴痛，至12时后渐止，余无他苦，舌苔薄白露质，脉细弦，知其病机为肝肾阴虚头痛。太阳穴虽属经外奇穴，但不离少阳之络，在其上有三焦经丝竹空穴，在其下有胆经瞳子髎穴，若依经络循行主时则亥时属三焦，子时属胆，正是阴尽阳动之时，同时胆与肾通气化，胆气下行则温肾水以滋肝木。今少阳气郁，少火化为壮火，导致肝肾阴虚，故而有按时头痛之症。脉细弦是其外候。吴老谨守病机，方用六味地黄汤滋阴补肾，加杭白芍柔肝泄降，川芎、菊花疏散少阳风火，川牛膝引药下行，药简效验，9剂而获痊愈。

由此可见，吴老治头痛审证求因，详辨病机，因证用药，配伍灵活，这是取得同病异治疗效的关键。

4. 肝火、肝阳上亢、肝风（5例）

病例1：潘某，男，42岁，1964年2月3日初诊。

【病史】颠顶头痛，两鬓跳动，少眠多梦，小便黄，大便不爽，胃纳呆少，牙龈溃痛，右胁痛，眼珠胀痛。西医诊断为冠心病、高血压（血压180/130 mmHg）。

【检查】舌苔白厚腻，脉沉弦。

【辨证】肝气郁结，气郁化火，上扰清窍。

【治则】辛开苦降，清热泻火。

【方药】拟火郁汤加减。生石决明18 g，菊花9 g，郁金4.5 g，酒龙胆4.5 g，炒山栀子4.5 g，炒黄芩4.5 g，连翘9 g，炒枳壳4.5 g，麦冬9 g，清半夏9 g，竹叶4.5 g，全瓜蒌9 g。水煎服。

2月6日二诊：服药3剂，头仍阵发性胀痛，能睡5小时，梦少，目斜视时耳鸣，大便不畅，舌苔薄白，脉沉细弦。血压130/90 mmHg。郁热虽减，但肝阳未潜，仿滋阴降火汤加减。北沙参9 g，麦冬9 g，当归9 g，生地黄9 g，炒杭白芍9 g，炒川楝子 9 g，知母6 g，炒黄柏6 g，生牡蛎9 g，炒山药9 g，五味子3 g，炙甘草3 g。水煎服。

2月11日三诊：服药4剂，头晕涨痛大减，睡眠尚可，胃纳转好；目涨羞明，耳鸣，肢体遇冷则紧迫，得汗则轻松，大便不爽，小便略黄，舌苔薄白，质红赤，脉沉细弦，仍以前法加重滋降。按二诊方去炒杭白芍、炒山药、五味子、炒川楝子，加炙龟甲9 g，茯苓9 g，枸杞子9 g，炒酸枣仁9 g。水煎服。

服药6剂，诸症消失，以三诊方5倍量，共研细末，炼蜜为丸，如梧桐子大，早晚各服20丸。

病例2：周某，女，60岁，1964年8月10日初诊。

【病史】素有高血压病，常头晕头涨，心悸，夜间呛咳，左胁胀痛，脘腹作痛，两腿酸胀无力，纳少，失眠，眼睑浮肿，体瘦面黄，二便尚调。血压178/100 mmHg。

【检查】舌苔白黏，脉沉弦不畅。

【辨证】肝失条达，疏泄失常，气郁化火，引动肝阳。

【治则】疏肝理气，佐以咸降。

【方药】拟香附汤合芎枳散加减。生牡蛎9 g，菊花6 g，郁金4.5 g，茯苓9 g，香附9 g，牛膝9 g，枳壳4.5 g，醋青皮4.5 g，当归6 g，川芎3 g，炒麦芽4.5 g。水煎服。

8月13日二诊：服药3剂，眠食好转，左胁仍痛；舌苔薄白根黏，脉弦有力。肝为刚脏，不任克制，仿内经治肝之法，改用酸泻咸降。生石决明15 g，生牡蛎9 g，夏枯草9 g，茯苓9 g，制香附9 g，当归9 g，炒杭白芍9 g，木瓜9 g，焦山楂炭9 g，青皮4.5 g，炒酸枣仁9 g。水煎服。

8月21日三诊：服药8剂，胁痛大减，夜眠、纳食正常；仍脘腹作胀，两腿酸软，血压140/90 mmHg，舌苔薄白，脉沉弦缓。改拟养血柔肝，降逆和中。当归9 g，炒白芍9 g，炒酸枣仁9 g，清半夏9 g，青皮、陈皮各4.5 g，生白术6 g，炒枳壳4.5 g，木瓜9 g，焦山楂炭6 g，炒六曲6 g。水煎服。

服药6剂，诸症均除。

病例3：陈某，男，40岁，1965年3月8日初诊。

【病史】高血压病已10余年，自1959年加重，血压经常在180/120 mmHg左右，屡治未愈，现血压156/110 mmHg，头晕目眩，头痛失眠，恶心呕吐，心悸怔忡，胸闷气短，精神不振，口干咽燥，大便干，小便黄。

【检查】舌苔薄白质赤，脉沉弦滑数。

【辨证】肝阳肆横，痰火上逆，气机不利，胃不司降。

【治则】平肝潜阳，降逆泄浊。

【方药】拟栀芩二陈汤加减。生石决明15 g，菊花9 g，生牡蛎9 g，清半夏9 g，陈皮4.5 g，茯苓9 g，炒山栀子4.5 g，黄芩6 g，炒杭白芍6 g，紫苏子9 g，枳壳6 g，牛膝9 g。水煎服。

3月13日二诊：服药4剂，效果良好，血压下降至135/100 mmHg，眩晕减，头未痛，胸闷也轻，睡眠好转，心悸瘥，口干咽燥已除，大便畅通，舌苔薄白，质红，脉沉滑。按上方去牛膝，加炒酸枣仁9 g。水煎服。

3月19日三诊：服药6剂，诸症均减，仍劳累时头涨乏力，少眠多梦，血压124/90 mmHg，舌苔薄白，脉转沉弦缓。按二诊方去黄芩、炒山栀子、紫苏子、生牡蛎、清半夏，加生龙齿9 g，炙龟甲9 g，当归9 g，制远志3 g。水煎服。

3月25日四诊：服药5剂，全身舒适，眠食均好，二便调，舌苔薄白，脉沉细弦，病情已稳定。再拟滋肾养肝，育阴潜阳，以善其后。当归9 g，炒杭白芍9 g，熟地黄9 g，炙龟甲9 g，知母6 g，黄柏6 g，山萸肉4.5 g，山药9 g，茯苓9 g，牡丹皮4.5 g，泽泻4.5 g，菊花9 g。水煎服。

服药9剂，病痊愈。以后随访未复发。

病例4：吕某，男，47岁，1965年5月14日初诊。

【病史】自1955年患头昏不爽，夜眠少。西医诊断为高血压、神经症。现头晕耳鸣，健忘，少眠多梦，腰痛腿麻，口干喜饮，胃纳一般，大便干燥，数日1次，面色黄白。血压156/100 mmHg。

【检查】舌苔少，质红，脉左寸独盛，余沉细弦。

【辨证】阴虚阳亢，水不济火。

【治则】滋水降火，育阴潜阳。

【方药】拟坎离丸加减。生石决明15 g，炙龟甲9 g，生龙骨9 g，生地黄、熟地黄各6 g，当归9 g，杭白芍9 g，山茱萸6 g，麦冬9 g，石斛9 g，牛膝6 g，女贞子9 g。水煎服。

上方随症加炒杜仲、柏子仁、炒山药等，连服9剂，诸症均减，头晕耳鸣偶见，夜眠渐安，肢体已舒，大便正常，血压降至132/80 mmHg，舌红润，苔薄白，脉沉细弦缓，服药既效，久病缓治，配丸药常服，以巩固疗效。

丸药方：炒山药30 g，巴戟天24 g，茯苓30 g，生地黄18 g，山萸肉18 g，牡丹皮15 g，泽泻15 g，炙龟甲30 g，生龙骨18 g，石菖蒲15 g，制远志15 g，川牛膝15 g。共为细末，炼蜜为丸，如梧桐子大，早晚各服20丸。

配服药丸两料，历时3个月，诸症消失，停药观察。

病例5：宋某，男，44岁，1966年3月11日初诊。

【病史】10年前，因生气导致血压升高，两肩抽动不已，医院未能确诊，治疗无效。现血压不稳，两肩不自主抽动，每当睡眠时发作，且有头部作涨，动则气短，心慌，饮食一般，二便调。

【检查】舌苔中淡黄，尖红，脉沉细弦。

【辨证】郁怒伤肝，阳亢阴衰，血虚风动，筋脉失养。

【治则】养血息风，滋阴和阳。

【方药】拟四物汤加减。当归9 g，炒杭白芍9 g，生地黄9 g，川芎4.5 g，全蝎4.5 g，钩藤9 g，山药9 g，柏子仁12 g，炒酸枣仁9 g，麦冬9 g，陈皮4.5 g。水煎服。

3月15日二诊：服药3剂，两肩未抽动，夜眠安，饮食一般，舌脉同前。按上方去川芎，加木瓜9 g。水煎服。

3月31日三诊：服药12剂，大有好转，两肩抽动未发作，其他诸症消失，阴液得养，肝风已息。拟实脾和肝，以巩固疗效。炒山药9 g，茯苓9 g，炒白术6 g，玉竹9 g，陈皮6 g，炒杭白芍6 g，当归9 g，生牡蛎9 g，柏子仁9 g，焦山楂4.5 g，炒六曲4.5 g，生甘草3 g。水煎服。

4月6日四诊：服药6剂，两肩抽动至今未犯，精神佳，饮食好，夜眠安，二便调，舌苔薄白润，脉沉细缓，诸症消失，病将痊愈，改配丸药常服。

丸药方：生牡蛎30 g，玉竹30 g，木瓜30 g，炒山药30 g，茯苓24 g，柏子仁30 g，炒酸枣仁30g，当归18 g，杭白芍18 g，生地黄15 g，香附15 g，陈皮12 g，炒六曲12 g，枸杞子18 g。共为细末，炼蜜为丸，如梧桐子大，早晚各服20丸。

【按语】西医学的高血压病临床多表现为眩晕、头痛、呕吐、肢体抽搐、麻木、震颤，属中医学的“内风”的范畴。《素问·至真要大论》载有“诸风掉眩，皆属于肝”，依其症之不同，分别属于中医学“肝火”“肝阳”“肝风”的范畴。肝为刚脏，体阴用阳，性喜条达，藏血主筋，并阴常不足、阳常有余，赖血液以濡之、肾水以滋之。故愤怒抑郁，易动肝阳而伤肝阴，是本病的主要病因。若肝失疏泄，气郁化火，火随气升，上扰高颠，是谓肝火。其症多眩晕，颠顶痛，耳鸣易怒，目赤，眼球胀痛，胁痛，呕吐，舌苔黄或干腻，脉弦数等，治宜清泻肝胆；若肝火郁久，阳热浮动是谓肝阳妄动，其症多昏厥，痉挛，眩晕，头痛，斜视，麻木，舌体歪斜颤动，舌苔黄，质红，脉弦劲有力等，治宜平肝息风；若肾阴不足，肝失濡养，导致肝阳上亢，是阴虚阳亢，即肝风，其症多头目昏眩，头痛绵绵，耳鸣耳聋，两目干涩，胁肋隐痛，肢体肌肉跳动，筋挛拘急，麻木不仁，舌红少苔，脉弦细兼数。治宜柔肝滋肾，育阴潜阳。吴老认为，风气通于肝，风依于木，木郁则化风，故风阳易动，肝气郁遏，气郁则化火，故气有余便是火，所以此类病从肝火者多实，从肝阳、肝风者多虚，临证应谨守病机，辨别虚实，分别施治。

病例1西医学诊断为冠心病、高血压，但中医辨证为肝火，以颠顶头痛、两鬓跳动、少眠多梦、眼球胀痛、脉沉弦有力为主要证候，故吴老先以辛开苦降、清热降火治其标，后以滋阴降火、育阴潜阳治其本，诸症消失。其中三诊肢体遇冷则紧迫，是阳亢阴微、积热不得发越所致，不可误以“寒则收引”治之。病例2系气郁化火，引动肝阳，以头晕涨、左胁胀痛、脘腹作痛、两腿酸胀无力、纳少、失眠、舌苔白黏、脉沉弦不畅为主要证候，由于肝为刚脏，不任克制，故吴老初以疏肝理气，佐以咸降，疗效不著，后改用当归、炒杭白芍、炒酸枣仁、木瓜、焦山楂炭、青皮、制香附以酸泄，以生石决明、生牡蛎、夏枯草、茯苓以咸降，疗效显著，终以养血柔肝、降逆和中而愈。病例3为肝阳肆横，痰火上逆，气机不利，胃不司降，以头晕目眩、头痛失眠、恶心呕吐、心悸怔忡、口干咽燥、胸闷气短、大便干、脉沉弦滑数为主要证候，吴老以无痰不眩、无火不眩、无虚不眩立法，先以栀芩二陈汤加减平肝潜阳、降逆泄浊取效，后以归芍地黄汤合大补阴丸滋肾养肝、育阴潜阳收功。病例4系阴虚阳亢，水不济火，以头晕耳鸣、健忘、少眠多梦、腰痛腿麻、口干喜饮、舌红苔少，脉左寸独盛、余沉弦细为主要证候，吴老以阴不敛阳、虚阳浮动立法，先用坎离丸加减滋水降火、育阴潜阳，后以六味地黄汤合枕中丹滋填下元、交济水火，多年宿疾，竟获痊愈。病例5属肝风，因久怒伤肝，阳亢阴衰，血虚风动，筋脉失养所致。吴老认为，肝主藏血，人卧血归于肝，今夜卧发病，知其阳亢阴衰，肝虚筋急，用药不可刚燥，故以柔济之、以甘缓之、以辛补之立法，先用四物汤加味养血息风、滋液和阳，继以归芍四君子汤实脾和肝，以滋化源，终以酸甘化阴、养血滋液，前后用药各有侧重，层次清楚，疗效满意。

由以上所见，吴老治疗高血压，根据病因病机，辨别虚实，分别以肝火、肝阳、肝风施治，整个病程分清标本主次，用药有所侧重，层次清楚，体现了中医学“同病异治，异病同治”的辨证施治原则。尤其肝阳、肝风多属虚，用药宜柔不宜刚，宜滋不宜燥，宜和不宜伐，宜降不宜升，同时还要照顾脾胃，以免治肝伤脾，滋阴腻胃。这都是吴老从临床实践中得出的经验，用于临床，确有疗效。

5. 眩晕（6例）

病例1：王某，女，24岁，1963年9月26日初诊。

【病史】头部时晕，胸郭闷热，纳食一般，右胁阴雨作痛，月经按期，量少，2日即净。

【检查】舌苔薄黄润，质淡红，脉寸细数，关紧细，尺沉细。

【辨证】肝胃不和，湿热郁蒸，胸际失旷，气不下降。

【治则】疏郁清热，调和升降。

【方药】拟温胆汤加减。石决明12 g，菊花6 g，郁金4.5 g，茯神9 g，竹茹9 g，陈皮4.5 g，枳壳6 g，香附9 g，炒山栀子4.5 g，赤芍9 g，连翘9 g。水煎服。

9月29日二诊：服药3剂，胸脘闷热已除，头晕已减，胁痛也止，二便调，舌苔同前，脉沉细缓平。胸气已和，余热未清。按原方去枳壳，加炒六曲6 g，炒川楝子6 g。水煎服。

服药3剂，随访已愈。

病例2：吕某，男，47岁，1965年5月14日初诊。

【病史】自1965年患头晕耳鸣，头昏，记忆力减退，劳累后加剧，夜眠时好时坏，腰痛腿麻，胃纳可，大便干，3～4日1次。

【检查】舌苔灰白，质红，脉左寸独盛，余沉细弦。

【辨证】肾虚高摇，髓海不足。

【治则】滋肾填精。

【方药】拟六味地黄合枕中丹化裁。炙龟甲30 g，生牡蛎18 g，巴戟天24 g，山茱萸18 g，生地黄18 g，牡丹皮15 g，山药30 g，茯神30 g，泽泻15 g，石菖蒲15 g，远志15 g，川牛膝9 g。共为细末，炼蜜为丸，如梧桐子大，早晚各服20丸。

9月7日二诊：服丸药一料后，头晕耳鸣、头昏大减，记忆力渐复，胃纳好，体重增加；唯腰酸痛，舌苔薄白，质红润，脉两尺沉弱，余皆缓平。仍按原方去炙龟甲、生牡蛎、生地黄、石菖蒲、远志，加胡桃肉18 g，补骨脂18 g，肉苁蓉24 g，砂仁15 g，川牛膝15 g。共为细末，炼蜜为丸，如梧桐子大，早晚各服20丸。

服丸药后，经随访患者已恢复健康。

病例3：赵某，女，21岁，1964年8月15日初诊。

【病史】头晕痛，口干少饮，好叹气，夜眠尚好，二便调，胃纳可，月经提前，量少，色黑，心烦易怒。

【检查】舌苔灰白腻，脉左寸弱，关尺弦数，右沉细小数。

【辨证】肝郁痰热，上扰清空。

【治则】平肝清热，理气化痰。

【方药】拟二陈汤合抑气汤加减。生石决明15 g，菊花6 g，天麻4.5 g，蔓荆子3 g，清半夏9 g，陈皮4.5 g，香附9 g，当归9 g，赤芍9 g，川牛膝6 g，茯神9 g，川楝子6 g。水煎服。

8月21日二诊：服药3剂，诸症均减，眠食均好，二便调；后头仍痛，舌苔薄白，脉左沉小弦，右寸关仍数。服药有效，按原方去茯神、蔓荆子、川楝子，加羌活1.5 g，黄芩4.5 g，通草3 g。水煎服。

服药4剂，头晕痛已愈，其他如常。

病例4：徐某，女，37岁，1964年11月18日初诊。

【**病史**】经常头目眩晕，耳鸣，恶心呕吐，突然发作，经西医检查诊断为“耳源性眩晕”，急躁易怒，头角涨痛。

【**检查**】舌苔薄白，质红，脉沉弦滑。

【**辨证**】肝郁胆热，痰火上扰。

【**治则**】平肝清热，降逆除痰。

【**方药**】拟归芍二陈汤加味。当归9 g，白芍9 g，半夏9 g，茯苓9 g，陈皮6 g，天麻4.5 g，川牛膝6 g，泽泻6 g，赭石9 g，龙胆4.5 g。水煎服。

11月21日二诊：服药3剂，诸症均减，舌脉同前。效不更方，按上方再服5剂。

病例5：刘某，男，49岁，1965年3月23日初诊。

【**病史**】眩晕呕吐已20余年，屡治未愈，西医诊断为“膜迷路积水”。近来发作频繁，眩晕欲倒，恶心呕吐，左耳蝉鸣，夜眠欠佳，面色苍黄，纳少，二便调。

【**检查**】舌苔白腻，脉沉细弦。

【**辨证**】肝肾不足，风阳上扰。

【**治则**】先泻胆安胃治其标，后育阴潜降治其本。

【**方药**】拟龙牡温胆汤加味。生龙骨、生牡蛎各9 g，清半夏9 g，茯神9 g，陈皮4.5 g，炒枳实4.5 g，竹茹9 g，生甘草3 g，炒山栀子4.5 g，钩藤9 g，菊花6 g，炒黄柏4.5 g。水煎服。

3月30日二诊：服药7剂，眩晕减，呕吐止，夜眠好转；仍耳鸣较重，大便干，舌苔薄黄润，脉沉细弦。药后有效，改加潜降之味。生石决明15 g，炙龟甲6 g，黄柏6 g，知母6 g，天麻3 g，钩藤9 g，菊花9 g，赤芍9 g，陈皮4.5 g，竹茹9 g，牛膝9 g。水煎服。

服药15剂，诸症消失，配丸药常服，巩固疗效。

丸药方：炙龟甲30 g，生地黄24 g，炒黄柏18 g，炒知母18 g，生石决明30 g，天冬、麦冬各9 g，当归12 g，茯苓24 g，炒杜仲15 g，枸杞子18 g，牛膝15 g，泽泻12 g，陈皮15 g。共为细末，炼蜜为丸，如梧桐子大，早晚各服20丸。后随访，病已愈。

病例6：罗某，男，50岁，1964年6月29日初诊。

【病史】长期头晕目眩，甚则恶心呕吐，食少，尿黄，脘腹作胀，大便调。西医检查诊断为“膜迷路积水”“神经症”“低血压”。

【检查】舌苔白黄腻，脉弦滑。

【辨证】肝脾不调，风痰上扰。

【治则】调肝理脾，化痰息风。

【方药】拟半夏白术天麻汤加味。清半夏6 g，天麻4.5 g，陈皮6 g，茯苓9 g，白术6 g，钩藤9 g，菊花9 g，香附6 g，白芍9 g，川楝子4.5 g，生甘草9 g。水煎服。

7月4日二诊：服药6剂，眩晕大减，胃纳可，脘腹胀痛均减，二便调，舌苔薄黄，脉沉细。按上方去钩藤，加枳壳6 g，炒山栀子4.5 g。水煎服。

【按语】眩晕是临床常见症状之一。眩是目眩，眼花缭乱；晕是头晕，景物旋转，二者兼见名曰眩晕。轻者闭目即止，重者如坐舟车，天旋地转，甚至晕倒。中医学对眩晕的论述很多，如《素问·至真要大论》载“诸风掉眩，皆属于肝”，《灵枢·口问》又说“上气不足，脑为之不满，耳为之苦鸣，头为之苦倾，目为之眩”，《灵枢·海论》“脑为髓海……髓海不足则为脑转耳鸣”，以及《素问·六元正纪大论》“木郁之发甚则耳鸣眩转，目不识人，善暴僵仆”等，主要说明眩晕与肝肾有关。后世医家又在不断的发展和补充。如金元时期刘完素认为“风火相煽，故使人摇动眩晕”，朱丹溪指出“痰因火动”“无痰不作眩”，明代张景岳强调阴虚，认为“无虚不作眩”，清代王清任认为“眩冒皆因于瘀血”，都从不同的角度阐述了眩晕。

吴老认为，眩晕属虚者多。阴虚则肝风内动，血少则脑失濡养，精亏则髓海不足，均可导致眩晕；若痰浊壅遏制，化火上蒙，或瘀血阻滞，心失所养，也可发生眩晕。所以他在临床治疗眩晕上，首辨标本虚实寒热，痰湿瘀血，因证遣方，随症化裁，治疗多效。如病例1系肝胃不和，湿热郁蒸，吴老按朱丹溪之法，以温胆汤加清肝疏郁之炒山栀子、菊花、郁金、连翘、香附以清其湿热，和其肝胃，从而取效。病例2为肾虚高摇，髓海不足，吴老仿张景岳之法，分清本虚标实，以六味地黄合枕中丹滋肾填精，和其阴阳，交济心肾而获愈。病例3是肝郁痰热，上扰清空，吴老治以二陈汤燥湿化痰，合抑气汤解郁行气，佐以天麻、菊花、生石决明、蔓荆子、黄芩等疏风清热，共奏平肝清热、理气化痰之效。病例4、病例5均系西医学的耳源性眩晕，因其证候不同，故吴老采取同病异治之法。病例4系肝郁胆热，痰火上扰，见有急躁易怒、头角涨痛之症，吴老以归芍二陈汤调肝理脾，燥湿化痰，佐以天麻息内风，龙胆泻肝火，赭石降冲逆，泽泻清湿热，药后诸症消失。病例5系肝肾不足，风阳上扰，吴老认为眩晕、呕吐是标，脏腑功能失调是本，急先治标，泻胆安胃，服药7剂后，眩晕减，呕吐止，继用育阴潜降治本，诸症消失。病例6为西医学的"膜迷路积水""神经症""低血压"，吴老据其脉症诊为肝脾不调，风痰上扰所致眩晕。此症非半夏、天麻不能除。故以半夏白术天麻汤加菊花、钩藤、炒山栀子疏风清热，香附、白芍、川楝子、枳壳行气解郁，获得痊愈。

由上可见，吴老治疗眩晕，既吸取了前人所长，又不拘泥于古方，同病异治，因人制宜，立方遣药，随症加减。例如取黄柏苦坚配泽泻清利，治耳鸣不聪；取香附疏郁，配山栀子清热以和肝胃；取黄芩苦燥，配通草淡渗以除湿热等法，看似与眩晕无关，但都是治疗眩晕法外之法。对于肾虚高摇，法当补肾者，吴老是从阴中求阳，阳中求阴着手，药取滋肾温阳并用，用于临床，确有疗效。

八、不寐（12例）

病例1：王某，男，50岁，1966年4月24日初诊。

【病史】久患冠状动脉供血不足，现心悸气短，面部及四肢浮肿，神倦乏力，胃纳不佳，两胁隐痛，夜卧少眠，惊悸不宁，二便尚好。

【检查】舌苔薄白，质红，脉沉细弱，寸小不应指。

【辨证】思劳过度，心脾两虚，肝气乘之。

【治则】补益心脾，佐以清肝。

【方药】拟归脾汤加减。黄芪9 g，茯苓9 g，生白术9 g，台参9 g，当归9 g，炒酸枣仁9 g，制远志4.5 g，龙眼肉6 g，木香4.5 g，炙甘草3 g，炒山栀子4.5 g，牡丹皮3 g。水煎服。

4月27日二诊：服药3剂，夜眠可达5个小时，心悸、气短大减，体力增加，精神好转，胃纳已增，大便正常；两胁仍隐痛，浮肿未消，舌苔薄白，脉同前。按上方加白芍9 g。水煎服。

4月30日三诊：服药3剂，诸症均减，胁痛已除；过劳仍心悸，面部及四肢浮肿，舌脉同前。按二诊方去牡丹皮、炒山栀子、白芍，加麦冬9 g，五味子3 g。水煎服。

1966年5月10日随访，除劳累稍有浮肿外，其他症状均好转。

病例2：张某，男，28岁，1961年10月23日初诊。

【病史】久患失眠，时有腹泻。现少眠，多梦，气短消瘦，饮食欠佳，四肢酸软，体倦乏力，大便稀薄，1日2～3次，小便清，面少华。

【检查】舌苔薄白，质淡红，脉沉细缓，两寸细弱。

【辨证】心脾两虚，气血不足。

【治则】养心脾，以生气血。

【方药】拟归脾汤加减。炙黄芪9 g，茯苓9 g，沙参9 g，生白术9 g，制远志4.5 g，当归9 g，龙眼肉6 g，炒酸枣仁9 g，丹参9 g，炒谷芽6 g，合欢皮6 g，炙甘草4.5 g。水煎服。

连服7剂，诸症减轻，改服归脾丸，巩固疗效。

病例3：张某，男，38岁，1964年11月16日初诊。

【病史】头昏健忘，夜卧少眠，惊悸易醒，呓语不已，时常盗汗，视物模糊，每晨眼睑浮虚，大便偏干，小便频，腰脊酸痛，胃纳尚好。

【检查】舌苔薄白，浮有黄色，脉沉细小数，尺甚弱。

【辨证】阴虚火旺，心肾失济。

【治则】滋阴降火，交济心肾。

【方药】拟枕中丹加味。炙龟甲9 g，生龙齿9 g，石菖蒲4.5 g，制远志6 g，炒知母6 g，炒黄柏4.5 g，茯苓9 g，香附9 g，沙苑子9 g，赤芍9 g，枸杞子9 g。水煎服。

10月27日二诊：服药10剂，夜眠转好，呓语已减少，盗汗也轻，视力增强，前方既效，再服5～7剂。

后经随访，痊愈。

病例4：曹某，男，32岁，1964年5月6日初诊。

【病史】1年来，失眠或少眠，多梦，头晕目眩，左头角麻木，胸闷，烦躁，心慌，胃纳尚好，嗳气倒饱，大便调，小便黄，全身不适。曾服温胆汤不效。

【检查】舌苔淡黄，脉左关弦大，余沉细弦。

【辨证】肝郁胆热，痰火扰神。

【治则】凉肝泻火，降逆安神。

【方药】拟龙牡温胆汤加味。生龙齿9 g，生牡蛎9 g，清半夏9 g，陈皮4.5 g，茯苓9 g，竹茹9 g，炒枳实4.5 g，龙胆4.5 g，炒山栀子4.5 g，菊花9 g，生甘草3 g。水煎服。

5月16日二诊：服药10剂，头涨已除，昏沉减轻，夜眠增加，但还不沉，梦也减少，胃纳佳；仍心慌烦躁，大便调，小便黄，舌苔薄白有裂纹，脉左关已平，余仍细弦缓。胆热虽降，肝血不足。按上方去龙胆，加当归4.5 g，生地黄9 g。水煎服。

5月21日三诊：服药5剂，诸症均轻，饮食、二便均正常，舌苔薄白润，脉沉细缓滑，拟丸药常服，巩固疗效。

丸药方：生龙齿30 g，生牡蛎30 g，茯苓24 g，清半夏15 g，陈皮15 g，炒枳实15 g，制远志15 g，炒酸枣仁30 g，生地黄15 g，当归15 g，炒杭白芍15 g，生甘草9 g，石斛24 g。共研细末，炼蜜为丸，如梧桐子大，朱砂为衣，每晚服40丸。

药后随访，病痊愈。

病例5：吴某，男，35岁，1964年4月18日初诊。

【病史】1961年患肾炎，现查肾功能减退，经常夜卧不眠，面部浮虚，腰背酸痛，两腿关节酸痛，右胁隐痛，脘痛，腹胀，胃纳尚好，大便先干后溏，小便短少。

【检查】舌苔薄白露质，脉沉细弦长。

【辨证】肝肾阴虚，脾胃不调。

【治则】滋肾养肝，调胃和脾。

【方药】拟大补阴丸合封髓丹加减。炙龟甲9 g，生地黄9 g，炒知母4.5 g，黄柏4.5 g，砂仁4.5 g，香附4.5 g，牡丹皮4.5 g，制首乌9 g，生甘草4.5 g。水煎服。

4月23日二诊：服药5剂，夜眠很好，脘痛减，腹胀轻；小便仍少，面部浮虚未退，腰背酸痛。舌苔薄白，脉沉细弦缓，前方有效，更方配丸药，巩固疗效。

丸药方：炙龟甲30 g，熟地黄30 g，山药30 g，茯苓30 g，山茱萸24 g，泽泻18 g，牡丹皮18 g，枸杞子15 g，黄柏18 g，知母18 g，砂仁15 g，香附18 g，生甘草9 g。共为细末，炼蜜为丸，如梧桐子大，每日早晚各服30丸。

后经随访，服丸药两料诸症消失。

病例6：简某，男，47岁，1966年6月9日初诊。

【病史】久患心烦少眠，夜间尿频，过劳则通宵不眠，头昏，气逆，心悸，纳食脘满，腹胀，大便秘不畅。

【检查】舌苔薄白黏，质红，脉沉细滑。

【辨证】心肾失济，心火偏亢，胃气不和，阳不交阴。

【治则】交济心肾，调中和胃。

【方药】拟交泰丸合温胆汤加减。炒酸枣仁30 g，柏子仁30 g，茯苓18 g，陈皮15 g，清半夏18 g，麦冬18 g，炒枳实15 g，制远志15 g，丹参18 g，黄连12 g，肉桂6 g，炒六曲18 g，生甘草15 g。共为细末，炼蜜为丸，如梧桐子大，每晚服30丸。

7月23日二诊：服丸药一料后，诸症均减，按原方继服，巩固疗效。

服完第二料药丸，病痊愈。

病例7：曹某，女，30岁，1964年5月8日初诊。

【病史】1956年曾做心脏二尖瓣手术，近年来，思劳太过，胸膈发闷，咳嗽，痰白黏，口苦，胃不思纳，恶心欲呕，气短乏力，夜不能眠，二便调，月经量多，色红，腰痛，8～9日才净，白带较多。

【检查】舌苔薄白，脉寸濡小，余细小数。

【辨证】心肺阴虚，胃热上逆。

【治则】补虚清热，降逆和胃。

【方药】拟济生橘皮竹茹汤合百合苏叶煎加减。橘皮9 g，竹茹9 g，沙参9 g，生甘草4.5 g，麦冬9 g，生枇杷叶9 g，茯苓9 g，生百合9 g，紫苏叶0.9 g，炒酸枣仁9 g，丹参9 g，川贝母9 g，知母6 g。水煎服。

5月13日二诊：服药5剂，咳嗽减轻，夜寐转佳，胃纳增进，二便均调；仍胸闷气短，白带多，舌苔薄白，脉左寸沉细，余沉细弦。按上方去丹参，加炒山药9 g。水煎服。

5月22日三诊：服药8剂，夜眠正常，未再呕恶，胃纳佳，精神好；仍感胸闷，中午咳嗽，痰少，舌脉同前。按二诊方去竹茹、生枇杷叶、紫苏叶、麦冬，加远志4.5 g，当归9 g，炒谷芽9 g。水煎服。

后经随访，夜眠一直很好。

病例8：景某，女，50岁，1966年12月20日初诊。

【病史】失眠多梦，头痛如劈，胸闷，脘满，嗳气少食，心烦易怒，口苦咽干，周身无力，腰酸腿痛，月经已绝。

【检查】舌苔黄腻，质红，脉弦有力。

【辨证】肝火上炎，扰动心神。

【治则】清泻肝胆，降胃安神。

【方药】拟龙胆泻肝汤加减。龙胆3 g，黄芩6 g，炒山栀子3 g，柴胡3 g，当归6 g，生地黄6 g，通草4.5 g，炒枳实4.5 g，青皮、陈皮各4.5 g，半夏4.5 g，薄荷3 g，生甘草3 g。水煎服。

12月30日二诊：服药6剂，夜眠很好，诸症均减。舌苔薄灰白，脉沉缓。按上方去柴胡、黄芩、炒枳实、通草，加生龙骨、生牡蛎各9 g，制香附9 g，菊花9 g，赤芍9 g，茯苓9 g。水煎服。

后因感冒来诊，询问未再失眠。

病例9：胡某，男，54岁，1964年12月17日初诊。

【病史】不寐已月余，屡服安眠镇静药不效，头昏沉，左侧疼痛，耳鸣，口苦、咽干，脘胀少食，恶心，眼皮虚肿，大便干，身胖，腰酸痛。

【检查】舌苔灰白，两边紫红，脉沉滑。

【辨证】脾肾两弱，肝热不眠。

【治则】和中清热兼顾脾肾。

【方药】拟温胆汤加减。清半夏9 g，橘红4.5 g，茯苓9 g，生甘草3 g，炒枳实4.5 g，竹茹9 g，酒龙胆1.5 g，炒山栀子4.5 g，炒杜仲9 g，炒菟丝子9 g，赤芍9 g，菊花6 g。水煎服。

12月22日二诊：服药1剂，夜睡转好，又服3剂安卧如常，诸症均减，全身舒适；仍觉腰酸耳鸣，舌苔灰黄，脉沉缓滑。按上方去酒龙胆、赤芍，加炒知母4.5 g，玄参9 g。水煎服。

服药3剂，诸症消失。

病例10：丁某，男，33岁，1961年4月2日初诊。

【病史】素有胃溃疡、神经衰弱病史，常患胃胀痛，脘中灼热，嗳气吞酸，呕吐食水，易饥作饱，头晕沉重，心悸少眠。近7日来，彻夜不眠，心悸惊恐，烦躁不安，胃脘灼热胀满，少食作酸，口干不欲饮。

【检查】舌苔白黏质红，脉沉缓滑。

【辨证】心胆气虚，湿热阻中。

【治则】益气镇惊，安神定志，佐以清热。

【方药】拟安卧如神汤加减。茯苓、茯神各6 g，朱砂（拌）1分，生白术9 g，炒山药9 g，寒水石4.5 g，太子参9 g，炒酸枣仁12 g，制远志4.5 g，炙甘草3 g。水煎服。

4月6日二诊：服药3剂，夜眠转好，惊恐已少，脘热已除；仍胃胀嗳气作酸，少食化迟，舌苔白黏，脉沉缓。按上方加黄连1.5 g，枳壳4.5 g。水煎服。

4月10日三诊：服药3剂，夜眠增加，一夜可达4个小时，心悸亦轻；仍脘胀嗳气，肢体酸沉乏力，舌苔白，质红，脉左沉弦，右沉缓。按二诊方去制远志，加陈皮4.5 g，炒麦芽6 g。水煎服。

4月13日四诊：服药3剂，入夜能眠；仍多梦，脘仍不舒，腰酸腿沉，身倦无力，舌脉同前。改拟疏肝和胃之剂调理。

病例11：李某，男，48岁，1962年12月6日初诊。

【病史】久苦头晕不爽，心烦失眠，惊悸健忘，多梦，左胸有灼痛感，胃纳尚可，口干欲饮，二便调，血压不稳，舒张压偏高，西医诊为“冠状动脉硬化”。

【检查】舌苔薄白中空露，质红，脉沉细小弦。

【辨证】肝肾阴虚，神魂失藏。

【治则】育阴潜阳，镇摄心神。

【方药】拟镇心丹加减。沙参9 g，麦冬9 g，五味子1.5 g，丹参9 g，远志4.5 g，茯苓9 g，柏子仁9 g，杭白芍9 g，生龙骨9 g，生牡蛎9 g。水煎服。

12月10日二诊：服药3剂，夜眠略强；左胸仍微痛，其他如前，舌苔转薄白，脉同前。按上方加黄连3 g。水煎服。

12月13日三诊：服药3剂，夜眠增加，惊悸亦少；左胸仍微痛，血压稳定，舌苔薄白，脉沉细。慢病缓治，久则可效。生龙骨、生牡蛎各15 g，北沙参9 g，麦冬9 g，五味子1.5 g，柏子仁9 g，炒酸枣仁10 g，丹参9 g，远志4.5 g，黄连3 g，桔梗4.5 g。嘱常服。

病例12：胡某，女，33岁，1966年2月19日初诊。

【病史】久患肠结核，于1955年进行手术，后常因低血糖出现晕倒。近年来，左侧偏头痛，感觉敏锐，多疑善惑，动则心悸，肢体酸软无力，少眠多梦，惊惕不安，身半以上盗汗，纳食减少，大便秘，3～4日1次，小便夜频，月经量少色红。

【检查】舌苔薄黄，质尖红，脉寸大于尺，关沉细弦。

【辨证】心血亏耗，心阳独亢。

【治则】清心补血，镇心安神。

【方药】拟清心补血汤加减。生龙骨、生牡蛎各12 g，生地黄9 g，当归9 g，川芎3 g，杭白芍9 g，柏子仁9 g，炒酸枣仁9 g，香附9 g，茯苓9 g，麦冬9 g，炒山栀子4.5 g。水煎服。

2月26日二诊：服药4剂，夜眠转好，烦躁已减，头痛亦轻，大便畅行，余症同前，舌苔薄白，脉沉细缓。按上方去川芎、香附、茯苓、炒山栀子，加龙眼肉6 g，玉竹9 g，浮小麦9 g，大枣5枚，生甘草4.5 g。水煎服。

3月8日三诊：服药6剂，盗汗渐止，体力稍强，惊悸已少，夜眠渐安，饮食转佳，舌苔白，脉沉细缓。效不更方，继服。

3月14日四诊：服药6剂，适月经来潮，色红量少，历时3日，夜眠已安，诸症渐平，饮食一般，大便稍干，舌苔薄白，脉沉缓。阴血渐复，配丸药常服。

丸药方：生龙骨、生牡蛎各24 g，生地黄、熟地黄各12 g，当归18 g，杭白芍18 g，玉竹18 g，柏子仁30 g，炒酸枣仁20 g，茯苓18 g，香附15 g，炒山药18 g，陈皮15 g，生甘草12 g。共为细末，炼蜜为丸，如梧桐子大，朱砂为衣，早晚各服20丸。白水送下。

【按语】不寐，古代文献亦称“不得眠”或“不得卧”，即一般所谓“失眠”。其症状表现不一，有初就寝即难以入寐；有寐而易醒，醒后不能再寐；亦有时寐时醒，寐而不稳，甚则彻夜不能入寐等。

不寐的病机主要为心血虚而有热，导致心肾不交。虽主病之经专属于心，然人之气血、精神脏腑功能之失调或痰热等，都能影响于心，致使不寐。除常见的心脾两虚、阴虚火旺、胃中不和、肝火上炎外，心胆气虚、肝肾阴虚、心血虚而热者，也不少见。如《灵枢·经营卫生会》说：“卫气日行于阳，夜行于阴，厥气客于脏腑，则卫气行于阳，不得入于阴，行于阳则阳气盛，阳气盛则阳跷满，不得入于阴则阴气虚，故目不瞑。”《类证治裁·不寐》说：“阳气自动而之静，则寐；阴气自静而之动，则寤；不寐者，病在阳不交阴也。”《素问·逆调论》说：“胃不和则卧不安。”不寐的治疗原则应着重于内脏的调治，如《素问·邪客》所说“补其不足，泻其有余，调其虚实，以通其道，而去其邪”，故临床上可采用调补心脾、滋阴降火、益气宁神、和胃化痰之法等，因证施治。

吴老认为，不寐有虚实之分，证候也有不同，治疗应辨证求因，分别邪正虚实，立方用药因时、因人制宜，大抵虚证多因阴血不足，重在心脾肝肾，应补益气血，或滋阴降火；实证多因食滞、痰浊，重在胃腑，应消导和中，或清降痰火；但也有因肝火上炎，扰动心神者，应泻肝胆火。吴老还认为，在治疗同时，适当加入引阳入阴为佐使的药物，可以提高疗效。现综合吴老治疗的12例不寐的病例，分析审因、辨证、立法、用药的规律如下。

第一，心脾两虚之不寐。多由思虑伤及心脾，心伤则阴气暗耗，神不守舍；或脾血亏损则不能上奉于心，导致心血不足而发病。如《景岳全书·不寐》说：“劳倦思虑太过者，必致血液耗亡，神魂无主，所以不眠。”其症多见少眠、易醒多梦、心悸健忘、气短乏力、饮食无味、面色少华、舌淡苔薄、脉细弱。病例1虽属心脾两虚之不寐，然兼有两胁隐痛等肝脾不调之证。吴老分别主次，据其兼症，治以归脾汤加牡丹皮、炒山栀子缓肝清热，调其升降，收效较快，否则肝邪乘脾，心脾愈虚，不易取效。病例2也属心脾两虚之不寐，但兼见久泄伤脾、化源不足血虚之候。吴老用归脾汤去木香，以免耗气伤津之弊，加丹参、合欢皮、炒谷芽养心脾升胃气，诸症消失。由此可见，两例病机虽然相同，但兼症各异，应法随证转，主次兼顾。病例12属心血虚而有热之不寐，吴老见患者感觉敏锐、多疑善惑、动则心悸，知其心血亏耗，心阴已伤。少眠多梦、惊悸不安、身半以上盗汗、小便夜频则是阴虚而热，心神不安之证，故方用当归、生地黄、川芎、杭白芍、炒酸枣仁、麦冬养血补阴，香附、茯苓交感安神，山栀子清泄心火，服药后诸症迭减，后以浮小麦、大枣、龙眼肉滋养心液，玉竹润燥生津，随症加减，病趋向愈，配丸药巩固。

第二，阴虚火旺，心肾失济之不寐。多由房劳过度，或久病之人，肾阴耗伤，不能上承于心，心肾失济，心阳独亢，或五志过极，心火内炽，不能下交于肾而致病。也有肝肾阴虚，肝阳上亢，扰动心神者，其症多见心烦不寐，惊悸、健忘，头晕耳鸣、口干津少、视物昏花、腰酸腿软、舌质红少苔、脉细数。如病例3因阴虚火旺、心肾失济，而致失眠、惊悸、健忘、盗汗、腰酸等症。吴老以枕中丹滋阴潜阳，交通心肾，加炒知母、炒黄柏滋阴降火，赤芍、枸杞子、沙苑子兼调肝肾，茯苓、香附以通其道，阳交于阴，效果显著。病例5为久患肾病，伤及肝肾，损及脾胃，导致肝肾阴虚，相火扰神，治应滋阴制火。但因兼见腹胀、便溏、脾虚之症，若只滋阴必碍脾伤胃，二者必须兼顾，故以大补阴丸加制首乌、牡丹皮，肝肾同治，滋阴降火，佐砂仁养胃醒脾，香附解郁行气，生甘草补脾和中，寓意封髓丹补土服火，因而肝肾得治，相火不炽，脾胃相和，中焦得通，阳交于阴，神安入寐。病例11为肝肾阴虚、神魂失藏之不寐，吴老据其证候，认为“阴虚则目不瞑”是其标，阴血不足、风阳内动是其本，故应标本同治，必须育阴潜阳，镇摄心神，先用生龙骨、生牡蛎镇摄心神，佐沙参、麦冬、五味子、杭白芍滋液柔降，丹参、茯苓、柏子仁养心安神，后用黄连清心降火，炒酸枣仁补血敛阴，桔梗引药上行，远志交济心肾，药后疗效显著。

第三，胃不和，卧不安之不寐。多由饮食不节，肠胃受伤，宿食停滞，或积为痰热，壅遏中焦，致使胃气不和而卧不得安而发病。如《素问·逆调论》说“胃不和则卧不安”，其症见失眠、脘闷、嗳气、脘腹胀痛、大便不爽，或痰多、胸闷、目眩、口苦、舌苔白腻、脉滑等。如病例4为肝郁胆热、痰火扰神之不寐，为何服温胆汤不效？吴老认为，温胆汤虽然治痰热不寐，但本病例患者兼有头晕、左头角麻木、烦躁心慌、脉左关弦大等肝火上炎证候。肝为刚脏，体阴用阳，阳常有余，阴常不足，若肝郁化火、痰扰神明，则不泄肝清胆难以起效，故以温胆汤加生龙骨、生牡蛎、菊花清镇，加龙胆、炒山栀子泻肝清胆，痰火降而心神安，肝胆安宁，自然能寐，终以原方加当归、生地黄养血滋阴，补肝体，不寐获得痊愈。病例6患者虽有气逆头昏、纳食脘满腹胀、大便秘不畅等“胃不和卧不安”的表现，但同时也有心烦、心悸、夜间尿频、过劳则通宵不眠等心肾失济、心火偏亢之象。吴老认为，若只调中和胃，引阳入阴，不清心泻火，也难入寐，故以温胆汤调中和胃，加炒酸枣仁、柏子仁、丹参滋养心液，加黄连清心泻火，加肉桂、制远志交通心肾，配丸药常服，久病缓图，祛邪而不伤正，病终获痊愈。病例7发病于心脏手术后，吴老分析其病机认为，病之本在于思劳太过，五志化火，消烁阴液，心肺阴虚致病，故有胸膈发闷、咳嗽痰白、气短乏力、夜不能眠等症，病之标在于久病胃虚，气失和降，故有口苦、纳少、恶心欲呕之症。若补虚清热只治其本，则胃气不和，升降失调，阳不交阴，难以入寐；若降逆和胃只治其标，则心肺阴虚，内热不解，百脉受累，仍然不寐。故应守治则，补其不足，泻其有余，调其虚实，以通其道祛其邪，以百合知母汤加川贝母养阴清热，止嗽化痰，加炒酸枣仁、丹参滋养心液，加紫苏叶引阳入阴，以通其道，加橘皮、竹茹、沙参、麦冬、生枇杷叶、茯苓、生甘草和胃降逆，补虚清热，如此标本兼顾，药后病除。

第四，肝火上炎，扰动心神之不寐。多由肝胆疏泄失常，气郁化火，火随气升，扰动心神所致。其症多见失眠多梦、头痛如劈、心烦易怒、耳鸣如潮、口苦咽干、胸满胁痛等。如病例8得病于经绝后，吴老分析病机认为，此系肝阴不足，肝阳过旺，气郁化火，扰动心神，而且肝气犯胃，冲逆于上，有升无降，则气火愈盛。故应泻其有余，以通其道，清泻肝胆，和胃安神。否则气火不降，阳不交阴，纵有安神之剂，也难奏效。治以龙胆泻肝汤去木通、泽泻、车前子渗利之品，加炒枳实、青皮、陈皮、半夏行气疏郁，降逆和中，通草轻平以通其道，薄荷升清以助疏散条达之功，药后病除寐安。再如病例9，吴老通过脉症合参，认为此例患者为肝热不眠，如果妄行补益，交济心肾，肝热不除，必难取效，故用温胆汤加减，其中加酒龙胆、炒山栀子、赤芍直清肝热，阴阳自和。值得注意的是，如果一见不寐即不加辨证地首选酸枣仁，是不能取得较好疗效的。试观吴老用龙胆剂量独轻，因为肝为刚脏，抑之太过，往往事与愿违，反伤中气，宁可再剂，勿用重剂，因势利导，缓图取效。

第五，心胆气虚之不寐。多由心气不足、惊伤于胆所致，故临床常见善惊易恐、心神不安、虚烦不寐等症。吴老认为，病例10患者虽有心胆气虚之症，但兼有中焦失调、胃热气逆之状，不得从其阴降之道，故不寐，用药必须顾其兼症，益气镇惊，安神定志，佐以清热。故方用太子参、生白术、茯苓、炙甘草补益心神之气，寒水石清阳明之热，制远志、茯神安神定志，炒酸枣仁养血敛阴，炒山药培补脾肾，继以黄连清火安神，枳壳、陈皮调中和胃，出入加减，使阳能交阴，诸症消失。

由此可见，不寐一证的病因病机不只一端，虽属心经主病，但与人体阴阳、气血、脏腑功能失调密切相关。吴老治病求本，分清主次、标本缓急，通常达变，用药得宜，因而疗效显著。

九、癫狂（2例）

病例1：胡某，女，42岁，1966年2月23日初诊。

【病史】神呆，恍惚，头沉涨，心烦少眠，胃纳欠佳，嗳气，口干苦，面色苍褐，月经先期，量少，色淡。西医诊断为精神分裂症恢复期。

【检查】舌苔白厚，脉沉滞不畅。

【辨证】肝郁气滞，痰热扰神。

【治则】疏郁和中，清热化痰。

【方药】拟龙牡温胆汤加减。生龙骨、生牡蛎各9 g，天花粉9 g，茯苓9 g，陈皮4.5 g，竹茹9 g，炒枳实4.5 g，郁金4.5 g，炒山栀子4.5 g，枇杷叶9 g，生甘草3 g，通草3 g。水煎服。

2月26日二诊：服药3剂，头较清爽，口干差，胃纳可，嗳气已止；仍心烦未除，夜眠不宁，大便干，有白黏痰，舌苔白厚，脉沉细滑。此为肝郁已久，疏泄失调，痰热未清，心神不宁。按上方去枇杷叶、生甘草、通草，加柏子仁9 g，郁李仁9 g。水煎服。

3月1日三诊：服药3剂，眠食均好，心烦大减，大便调，舌苔转薄白黏，脉同前。仍按二诊方继服。

3月8日四诊：服药6剂，精神很好，头脑清爽，眠食均佳，面色转红润，舌苔薄白，脉沉缓，病情明显好转。改滋肾养肝益脾养心，配丸药常服巩固疗效。

丸药方：炙龟甲30 g，生地黄、熟地黄各15 g，麦冬15 g，炒知母15 g，黄柏15 g，玉竹20 g，柏子仁30 g，山药30 g，茯苓24 g，香附18 g，龙眼肉15 g，川牛膝18 g。共为细末，炼蜜为丸。如梧桐子大，朱砂为衣，早晚各服20丸。

病例2：宋某，女，31岁，1965年1月27日初诊。

【病史】患者不能主诉病情，家属代述，经常头晕，头顶作痛。每晚9时之后，精神错乱，哭闹发作，已达2年之久。近期加重，惊慌失措，卧立不安，总想越跳楼窗，彻夜不眠，幸有家人看护未出事故。曾在本市各医院诊治，诊断为“精神分裂症”，中医药疗效均不明显。

现症：面色苍黄无华，消瘦，精神疲惫，恍惚心乱，头面四肢轻度浮肿，干呕恶心，饮食极少，有时咳嗽，胸脘痞闷，好叹气，月经过期未潮，白带特多，有恶臭，小便短赤，大便干，数日不解。

【检查】舌苔白，质淡红，脉沉滑稍数。

【辨证】肝郁不疏，中焦失调，痰火扰神，发为癫狂。

【治则】平肝宣窍，理气和中，清热化痰。

【方药】拟芩连二陈汤加味。生石决明12 g，菊花9 g，黄芩4.5 g，黄连3 g，清半夏9 g，橘红4.5 g，茯苓9 g，明天麻4.5 g，当归9 g，炒杭白芍9 g，矾水炒郁金4.5 g，生甘草3 g。水煎服。

1月30日二诊：服药3剂，病情好转，夜间未再哭闹，睡眠也安；尚觉心慌，气短，胃脘发热，舌苔薄白，质淡，脉沉滑稍数。按上方去清半夏，加胆南星6 g。水煎服。

2月8日三诊：连服8剂，病情明显好转，夜间睡眠一直很安稳，饮食二便均调，下肢略有浮肿，心慌、气短完全消失，舌苔薄白润，脉沉缓。按二诊方去菊花、黄芩，加柏子仁9 g，制远志4.5 g。水煎服。

2月16日四诊：又服药8剂，诸症消失，基本痊愈，舌脉同前。拟养心宁神，调理善后。

丸药方：柏子仁30 g，生地黄24 g，炙龟甲24 g，炒黄柏18 g，炒杭白芍18 g，当归24 g，牡丹皮12 g，麦冬15 g，川牛膝18 g，淮山药24 g，制远志12 g，紫河车粉90 g。共为细末，炼蜜为丸，如梧桐子大，早晚各服20丸。

药后眠食均正常，身体健康，月经按月来潮，随访半年，已恢复工作。

【按语】癫狂是神志失常的疾病。癫病沉默痴呆，语无伦次，静而多喜；狂病喧扰不宁，躁妄打骂，动而多怒，故《难经·二十难》论“重阴者癫，重阳者狂”。癫属肝郁，狂属肝火，二者均与痰有关。癫病经久，痰郁化火，可以转狂。狂病既久，郁火得泄，痰气滞留，也可转癫。吴老认为，癫病治宜疏郁，狂病治宜泻火，但均应以治痰为先。明代方隅《医林绳墨》说：“要之狂为痰火，实热盛也；癫为心虚，血不足也。”又说：“癫由心气之不足，宜以养血清痰之剂……狂则痰蓄中焦，胃中实热……”二者均以二陈汤为立方，加养血疏郁以治癫，加泻热和中以治狂。

吴老采用古人之法，但不泥于古人之方，因证用药，以取良效。如病例1系肝郁气滞，痰热扰神，方用龙牡温胆汤加减，疏郁和中、清热化痰法取效。终用柏子仁、龙眼肉、茯苓、山药以养心益脾，大补阴丸以滋肾养肝而收功。病例2为肝郁不疏，中焦失调，痰火扰神之癫狂症，方用芩连二陈汤加味，平肝宣窍、理气和中、清热化痰以治其标，继用滋补肝肾、养心宁神以固其本。吴老治肝喜用当归、炒杭白芍养血柔肝，认为肝为刚脏，必须以柔胜之。治癫狂吴老善用柏子仁，因其性味甘平，养心益脾，用治癫狂不但能养心宁神，且能益脾又不碍肝。据《中药临床应用》记载，柏子仁含有开窍提神的作用，对癫狂病有特效。急则治标，用之无碍；缓则治本，尤不可少。如此用法，体现了吴老用药之精，配伍之巧。

十、痫证（3例）

病例1：杨某，男，24岁，1961年4月15日初诊。

【病史】自1959年9月，在火车上，突然昏倒，后经西医诊断为“癫痫”，时常在睡眠中发作，咬牙，吐白涎沫，四肢抽搐，小便失禁，醒后神志恍惚，头痛，恶心，汗出，平日睡眠尚好，饮食一般。

【检查】舌苔白黏，质红，脉寸小，余沉细弦滑。

【辨证】心肾虚怯，胆火上逆，痰蒙心神。

【治则】养心清胆，涤痰安胃。

【方药】拟安神导痰汤加味。清半夏9 g，陈皮4.5 g，茯苓9 g，炒枳壳4.5 g，香附9 g，菖蒲4.5 g，远志4.5 g，矾水炒郁金4.5 g，炒六曲4.5 g。水煎服。

9月20日二诊：服药3剂，无效，仍夜间发痫，症状如前，每半个月发作1次，舌苔白黏，质红，脉寸弱，余沉弦长。阴痫经久失调，已成痼疾，屡发不止，改用龙牡温胆汤合白金丸加味。生龙齿9 g，生牡蛎9 g，清半夏9 g，陈皮4.5 g，茯苓9 g，竹茹9 g，炒枳实9 g，矾水炒郁金6 g，炒白芍9 g。水煎服。

9月25日三诊：服药5剂，痫证未再发作，其他无变化，舌脉同前。按二诊方矾水炒郁金改为9 g，加乌梅3 g。水煎服。

9月30日四诊：服药5剂，痫证未犯；仍感头眩晕，喉有痰音，心烦不宁，二便如常，夜眠尚可，饮食一般，舌苔薄白根厚，质红，脉左沉弦，右关滑大。按三诊方去生龙齿、炒白芍、乌梅，加生石决明15 g，菊花9 g，钩藤9 g。水煎服。

10月6日五诊：服药5剂，痫证未发，眩晕已轻；仍有痰，其他如常，舌脉同前。按四诊方加煅磁石6 g，取4剂药共研细末，另用竹沥水、生姜汁合六曲糊为小丸，朱砂为衣，早晚各服20丸。

病例2：赵某，女，20岁，1967年9月22日初诊。

【病史】旧有气管炎，经常咳嗽，近3个月来，常于黎明口吐涎沫，手足厥冷，不省人事，约半小时后复苏，饮食、二便均正常，月经调，下肢浮肿。

【检查】舌苔薄白，脉左关沉滑，余沉伏。

【**辨证**】肝郁气滞，痰扰心神。

【**治则**】理气化痰清热。

【**方药**】拟枳桔二陈汤合栀附丸加减。清半夏9 g，茯苓9 g，陈皮4.5 g，生甘草4.5 g，枳壳4.5 g，桔梗6 g，炒山栀子4.5 g，香附9 g，车前子9 g。水煎服。

9月25日二诊：服药3剂，痫止，头部清爽，咯痰较多，小便畅利，下肢肿消，舌脉同前，药后有效。按上方去陈皮，加当归9 g，生白术6 g，橘红4.5 g，焦山楂4.5 g。水煎服。

9月29日三诊：服药3剂，诸症均减，病未再发，舌苔薄白，质红，脉沉细弦缓。病已向愈，改配丸药巩固。

丸药方：清半夏24 g，陈皮18 g，茯苓9 g，枳壳18 g，桔梗18 g，天竺黄15 g，当归30 g，白芍30 g，香附24 g，山药24 g，枸杞子15 g，黄芩15 g，车前子15 g，生甘草9 g。共研细末，炼蜜为丸，如梧桐子大，每晚服30丸。

3个月后，经随访，病已愈，未再复发。

病例3：张某，女，47岁。

【**病史**】1965年10月15日患者家属胡某来函陈述，患者在20年前即患癫痫，至今未愈，经常发作，常服苯妥英钠，未能根除，近来1日内连续发作1～2次，多在午后，症见心烦易怒，突然昏倒，不省人事，摇头抽搐，咬牙流涎，苏醒后头痛汗出，嗜睡，肢体酸痛，请予处方治疗。根据其久病脾虚，肝风胆火，挟痰上壅，心神被蒙所致，治应理气降火，清痰息风。

【**方药**】拟芩连二陈汤加味。炒黄芩15 g，炒黄连15 g，清半夏30 g，橘红18 g，茯苓24 g，生甘草12 g，明天麻15 g，全蝎18 g，柏子仁30 g，当归18 g，炒杭白芍18 g，炒枳壳15 g。共研细末，炼蜜为丸，如梧桐子大，早晚各服20丸。白水送下，空心服。

1966年2月26日患者之子胡某来函说："自服用药丸以来，至今4个月余，癫痫未再发作，全家表示感谢。"

【**按语**】痫是一种发作性神志异常的疾病。其特征为发作时突然仆倒、昏不知人、口吐涎沫、两目上视、四肢抽搐，或喉中有叫声、移时苏醒、醒后如常人。历代医家认为，痫证病因多为惊恐伤肾，肾虚则肝失濡养，体弱用强；饮食不节，脾胃受伤，运化失调，聚湿为痰。偶因情志失调，饮食失节，劳累过甚，肝风夹痰，随气上逆，壅闭经络，阻塞清窍，以致突然发痫。正如《临证指南医案·癫痫》说："痫病或由惊恐，或由饮食不节，或由母腹中受惊，以致脏气不平，经久失调，一触积痰，厥气内风，卒焉暴逆，莫能禁止，待其气反然后已。"可见，惊、火、痰是本病的主要病因病机。治疗方面，发作时应豁痰宣窍，息风定痫，或用针刺治疗；不发作时应补养精气，健脾化痰，以防再发。吴老认为，痫证之源在肾，但发作时间则应各脏腑，如发于昼者多为阳痫，发于夜者多为阴痫；黎明发病者病在肝经，黄昏发病者病在脾经，平旦发病者病在胆经，中夜发病者病在肾经。因此，施治宜分标本、虚实与所应之脏腑。发作时，应理气清痰、息风定痫以治其标；不发作时，应健脾化痰、养血益肾以治其本，尤其夜间发者，当益阴为要。

病例1为阴痫，夜间发作，吴老初用养心清胆、涤痰安胃之品未效，以后改加柔肝育阴潜阳之炒白芍、生龙齿、生牡蛎，竟获显效，终以理气清痰重镇、安神育阴潜阳而痊愈。病例2为青年女性，于黎明时发作，吴老认为，其本在肾，其标在肝经，是肝郁胆热、痰火上逆、乱于胸中、心神被蒙所致。初以理气化痰清热之品奏效，后以健脾益肾、养血疏郁之品以巩固疗效。病例3为久病痫证，多午后发作，吴老认为是脾虚湿痰内聚，肾虚不能养肝，以致肝风胆火挟痰上扰，心神被蒙而发痫，故以二陈汤加明天麻、全蝎健脾燥湿，化痰息风，炒黄芩、炒黄连苦寒直折，清热泻火，当归、炒杭白芍养血柔肝，柏子仁醒脾养心，炒枳壳行气开郁，配丸药常服，从而慢病缓图，祛邪而不伤正，使20余年陈疾逐渐而愈。

以上可见，痫证与脾虚聚湿为痰有关，吴老治痫习用二陈汤、温胆汤等加味。发作时，证属肝风夹痰，重点治肝脾，分别用柔肝潜阳、化痰息风、理气疏郁、化痰息风、清热养血、化痰息风诸法。不发作时调理脾肾，以除生痰之源，而且滋肾养肝，以期康复。至于药味配伍加减，因人制宜，因证用药，不拘泥于成法。

十一、中风（5例）

病例1：吴某，女，61岁，1964年7月21日初诊。

【病史】患者素体较胖，多痰，时常头晕，近因郁怒而发病。眩晕很重，不能坐立，右半身不遂，舌强言涩，卧床不起，心烦、胸闷、恶心呕吐，头颈自汗，饮食不下，精神疲倦，大便2日未下，小便黄，口眼向左歪斜，血压190/110 mmHg。曾针灸治疗，未见明显效果。

【检查】舌苔白黏，质红，脉沉弦滑。

【辨证】肝风夹痰，中于腑络。

【治则】平肝潜阳，化痰息风，调气活络。

【方药】拟仿温胆汤加味。生石决明（先煎）24 g，炒杭白芍12 g，菊花9 g，天麻9 g，茯苓9 g，清半夏9 g，橘红4.5 g，炒枳实4.5 g，竹茹9 g，瓜蒌仁（打碎）9 g，钩藤9 g，蒺藜9 g。水煎，兑入竹沥水30 g，生姜汁5滴，口服。

7月22日二诊：服药1剂症减，血压降至175/95 mmHg，大便仍未下。腑气不通，九窍不利，不可妄投补剂，应通腑利窍，治以三化汤。酒大黄9 g，厚朴4.5 g，炒枳实4.5 g，羌活3 g。水煎服。

7月24日三诊：服药2剂，欲大便，但未解下，现便闭已有6日，因而通便利窍为当务之急。按二诊方加炒杏仁9 g，郁李仁9 g，火麻仁9 g。水煎服。

7月26日四诊：服药2剂，大便通畅，上肢已能伸屈抬举，病情大有好转；但血压不稳定，略有上升（180/100 mmHg），舌苔白厚腻，脉仍弦滑。仍按初诊方去钩藤、蒺藜、竹茹，加当归9 g，黄芩4.5 g，黄连4.5 g，威灵仙9 g。水煎服。

7月30日五诊：服药4剂，眩晕消失，痰涎已少，舌微强能言，口眼已正，大便正常，血压降为140/80 mmHg，已能下地活动，舌苔薄白，脉沉滑缓。改服六君汤加味调理。台参6 g，生白术9 g，茯苓9 g，炙甘草3 g，清半夏9 g，威灵仙9 g，橘红4.5 g，炒枳壳4.5 g，天麻6 g，钩藤9 g，桑枝12 g。水煎服。

以后随症酌加当归、杭白芍、川芎、黄芪、桂枝、川续断、川牛膝等品，调理月余，至9月18日共服20余剂，已能操持家务，身体渐趋康复，血压为135/75 mmHg。舌苔薄白，脉沉滑缓，改服丸药，巩固疗效。

丸药方：台参30 g，生白术30 g，茯苓30 g，炙甘草9 g，清半夏30 g，陈皮15 g，桂枝9 g，当归30 g，炒杭白芍30 g，威灵仙30 g。共为细末，炼蜜为丸，如梧桐子大，每日2次，每次20丸。

药后随访，病体复原，起居、饮食均正常，病告痊愈。

病例2：傅某，男，63岁，1966年10月3日初诊。

【病史】2个月前，因生气后左半身不仁不用。左手肿胀，舌强言涩，胃纳尚可，二便调。

现症：左侧半身不遂，上下肢疼痛，左手肿胀，言语迟涩，心烦少眠，饮食尚好，二便调。

【检查】舌苔薄白，脉沉细缓。

【辨证】中风之后，气血亏虚，瘀阻脉络。

【治则】益气养血，祛瘀通络。

【方药】拟补阳还五汤加味。当归9 g，赤芍9 g，生地黄9 g，川芎4.5 g，桃仁1.5 g，红花6 g，清半夏9 g，橘红4.5 g，桑枝9 g，地龙9 g，黄芪4.5 g，牛膝9 g。水煎服。

10月12日二诊：服药9剂，左上下肢痛减；仍活动不灵，言语迟涩，喉中有痰，苔脉同前。按上方黄芪改为6 g，水煎，兑入竹沥水15 g，姜汁5滴，口服。

10月18日三诊：服药5剂，左腿可以活动，夜眠不安，语言转清，二便调；左侧上肢仍有疼痛，舌苔薄白，质红，脉沉细弦。按二诊方去黄芪、桑枝、地龙，加姜黄4.5 g，威灵仙9 g，桂枝3 g。水煎服。

10月23日四诊：服药5剂，左上下肢痛减；仍肿胀，舌脉同前。按三诊方去威灵仙、桃仁，加天麻6 g，秦艽9 g。水煎服。

10月28日五诊：来人代述，服药5剂，肢体疼痛减轻，左下肢大有好转，可以缓步行动；左手仍肿，药后有效，继服上方。

11月3日六诊：来人代述，又服5剂，自己能扶杖行走，手肿已消，有时左腿筋急拘挛，其他均好。此乃肝血不足、血不荣筋之故。仍按四诊方去赤芍、红花、清半夏、橘红，加木瓜9 g，杭白芍9 g，独活4.5 g，甘草4.5 g。水煎服。

11月13日七诊：服药10剂，腿已能行走，上肢活动也好，眠食均好，舌苔薄白润，脉沉缓。病已基本痊愈，按六诊方加豨莶草9 g。水煎服。

服药10剂，经随访痊愈。

病例3：王某，女，72岁，1965年3月1日初诊。

【病史】素体肥胖多痰，2周前因跌仆而致半身不遂。现肢体麻木不仁，左臂抬举不便，左腿无力，步履蹒跚，头晕心烦，喉中有痰，白黏不爽，言语精神均好，血压不高。

【检查】舌苔淡黄润，脉沉细缓弱。

【辨证】高年气血偏虚，风痰阻络。

【治则】养血益气，化痰息风。

【方药】拟四物汤合半夏白术天麻汤加减。生地黄9 g，当归9 g，炒杭白芍9 g，川芎3 g，半夏9 g，橘红4.5 g，天麻3 g，白术6 g，茯苓9 g，桑枝9 g，竹沥水（冲入）15 g，生姜汁（冲入）5滴。水煎服。

3月5日二诊：服药4剂，头晕已轻，痰亦减少，左臂抬举较前灵活；仍腰脊酸沉，左下肢无力，步履不稳，舌脉无变化。按上方加牛膝9 g，狗脊9 g。嘱常服。

服药20余剂，饮食起居可以自理。

病例4：孟某，女，35岁，1964年11月26日初诊。

【病史】原有风湿性心脏病、二尖瓣狭窄病史，曾进行过手术。近1年来，左半身偏瘫，肌肉消瘦筋急作痛，畏冷喜暖。现左半身肌肉麻木，行动不便，左臂抬举难以过肩，左手不能握摄，左腿麻木无力，能倚杖步行，饮食、睡眠均好，二便正常，月经后期，量少色淡。

【检查】舌苔白厚润，质淡红，脉左沉细弱右沉缓。

【辨证】气血虚衰，营卫瘀滞，为时已久，偏枯不仁，恢复较难。

【治则】益气养血，调和营卫，通络化痰。

【方药】拟当归补血汤合桑灵汤加减。生黄芪9 g，当归9 g，生地黄9 g，川芎4.5 g，杭白芍9 g，秦艽6 g，威灵仙9 g，桑枝12 g，茯苓9 g，半夏9 g，陈皮4.5 g，生甘草3 g。水煎服。

12月2日二诊：服药4剂，症无变化，舌脉同前，久病缓图，配丸药常服。

丸药方：生黄芪30 g，当归30 g，炒杭白芍24 g，生地黄15 g，川芎9 g，桂枝15 g，秦艽15 g，桃仁12 g，红花12 g，威灵仙24 g，半夏15 g，陈皮12 g。共为细末，炼蜜为丸，如梧桐子大，早晚各服20丸。

病例5：宋某，男，75岁，1963年8月7日初诊。

【病史】原有中风后遗症，左半身不遂，肌肉麻木无力。近日天热，右半身多汗，遇风拘紧，麻木加重，右臂难以抬举，左腿麻木，步行艰难，纳食可，二便调，血压稳定。

【检查】舌苔薄白，质红，脉濡细缓。

【辨证】气血亏虚，瘀阻经脉，高年久病，溽暑炎热，暑邪伤气，腠理开泄，症势加剧。

【治则】益气养血，调和营卫。

【方药】拟归芍六君子汤加味。当归9 g，炒杭白芍9 g，台参9 g，生白术9 g，茯苓9 g，炙甘草3 g，半夏9 g，陈皮4.5 g，桂枝3 g，生姜3片，大枣2个。水煎服。

8月12日二诊：服药5剂，汗少，恶风轻；右半身症如前，舌脉无变化。按上方加生黄芪12 g。水煎服。

8月26日三诊：服药10剂，恶风已除，活动后仍出汗，右半身肌肉麻木减轻，步履较稳，可行走500～1000米，舌苔薄白润，脉濡缓。按二诊方去生姜、大枣，加丹参9 g，川牛膝9 g，巴戟天肉9 g。水煎服。

9月2日四诊：服药6剂，诸症渐除，嘱停药1周。再继续服三诊方。

【按语】中风一证较为多见，因病急骤暴变，见症多端，如自然界风性善行而数变之势，而且临床常以突然昏倒、不省人事，或口眼㖞斜、语言不利、半身不遂为主症，所以古人命名为“中风”，它包含了西医学上的脑血管意外疾病。在汉唐以前，中医学病因多以“内虚邪中”立论，认为系外风乘虚而入所致；至宋元时期医家乃识其内因，刘完素主张“心火暴盛”，李东垣认为“正气自虚”，朱丹溪认为中风为“湿痰生热”所引起；至明代张景岳，则提出风证大多是外感风邪，他认为中风“非风一证，即时人所谓中风证也，此证多见卒倒，卒倒多由昏愦，本皆内伤积损颓败而然，原非外感风寒所致，而古今相传，咸以中风名之，其误甚矣”。由此可见，历代医家通过观察，对本病有了相当清楚的认识。清代张伯龙据《素问·调经论》所说的“血之与气，并走于上，则为大厥，厥则暴死，气复反则生，不反则死”，参考西医学神经学说，认为“凡卒倒昏瞀，痰气上壅之中风，皆由肝火自旺，化风煽动，激其气血，并走于上，直冲犯脑，震扰神经而为昏不识人，㖞斜倾跌，肢体不遂，言语不清诸症，皆脑神经失其功用之病”。吴老认为，张伯龙立论于上实下虚，上实是指肝阳上越，下虚是指肾阴虚，如肾阴不虚，肝得其养，则肝阳就不能上越，所以上是假实，下是真虚，故张伯龙提出潜阳镇逆之治法，在临床实践中疗效较好。

综上所述，中风之发生，不外乎本为阴阳偏胜，气血逆乱；在标为风火交煽，痰气壅塞，形成本虚标实、上盛下虚的证候。但病情有轻重，病位有深浅，轻者只见口眼㖞斜、语言不利，或半身不遂；重者则常突然昏仆、不省人事。临床依据证候，除用针灸治疗外，在立方用药上，还应分为在经、在络和入腑、入脏，分别施治。在经、在络，阴虚阳亢者，可潜阳镇逆，化痰清络，若经脉空虚，风痰痹阻者，可祛风通络，养血和营；入腑、入脏，可中西医结合抢救，或能十人挽救一二；应分别阳闭、阴闭。属于闭证者，宜先开窍启闭，再潜阳镇逆，或豁痰息风；属于脱证者，应分别阳脱、阴脱，急用益气回阳或补阴敛阳挽救，对其后遗症，应依症用药，分别施治。

半身不遂，俗称“偏枯”，如《素问·逆调论》说“营虚则不仁，卫虚则不用”，为气虚血亏、瘀阻脉络所致。初宜益气养血，祛瘀通络，继宜益气通阳，调和营卫。口眼㖞斜是血不荣筋，风痰阻于络道所致，应养血祛风，除痰通络。病例1由于体胖多痰，郁怒发病，吴老认为其病机为肝风夹痰，症见右半身不遂、舌强言涩、口眼㖞斜、大便阻隔不下，知其病位在腑、在络，中腑则肢节废，便溺阻，中络则舌强言涩、口眼㖞斜，故先以平肝潜阳、化痰息风治其标，继予通腑利窍、降其痰火，再以益气养血、化痰通络治其偏枯，终以益气通阳、调和营卫治其本，渐趋康复。病例2为中风后遗症，由怒气伤肝而发病，遗有左半身不遂、左手肿胀、左腿疼痛、口眼㖞斜、语言不利、行动不便等症，吴老分析其病机，系由肝肾阴虚，气郁化火，风生阳动，而得中风，久则气血虚亏，邪留不祛，瘀阻脉络，正如《素问病机气宜保命论》说：“外无六经之形证，内无便溺之阻隔，知血弱不能养筋，故手足不能运动，舌强不能言语。”故以益气养血、祛风通络治之，方用补阳还五汤随症酌加清半夏、橘红、天麻、竹沥水、生姜汁化痰息风通络，桂枝温经通阳，威灵仙、秦艽、独活祛风润燥通络，姜黄行气化瘀，直达手足，木瓜、杭白芍平肝舒筋，诸症次第减轻，病获痊愈。病例3系老年女性，因跌仆而致左半身肌肉麻木不仁，吴老观其脉症，认为脾主四肢，湿郁生痰，老年气血偏虚，体胖多湿痰，跌仆伤及经脉，导致营气不行，风痰阻络，方用四物汤合半夏白术天麻汤加竹沥水、生姜汁养血健脾，化痰息风，佐桑枝、牛膝通行经络，狗脊强壮腰膝，久服取效。病例4为中年女性，症见肢体不收，左侧手臂麻木不能抬举摄物，腿足麻木，步履艰难，遇冷筋急作痛，月经后期，色淡量少，脉左手沉细弱，吴老辨证为气血虚衰，营卫瘀滞，久病真气衰，邪气独留，著于所虚之侧，阻隔经脉，乃致偏枯不仁，其遇冷筋急是寒则收引，血不荣筋之故，仿桑灵汤之意，方用当归、生地黄养血补血，川芎畅血中之气，桑枝、威灵仙、秦艽通行上下经络，润燥缓急，生黄芪、桂枝、杭白芍益气通阳，调和营卫，桃仁、红花活血散瘀，半夏、陈皮除经络痰火，汤丸继进，气血渐复，获得显效。例5是老年男性，素体胖多痰，中风后遗有半身不遂，右侧肢体肌肉麻木无力，当暑天炎热右半身多汗、恶风，遇风则拘紧，麻木无力加重，吴老据其脉症认为高年多病，气血亏虚，瘀阻经脉，天气炎热，暑邪伤气，腠理开泄，故多汗恶风、麻木无力加重，方用归芍六君子汤从阴引阳，养血益气，燥湿健脾，佐生黄芪益气固表，桂枝配炒杭白芍调和营卫，药后症减，再以丹参、川牛膝、巴戟天肉补肝肾强筋骨，症渐缓解。

综上可见，吴老治疗中风及中风后遗症，立法用药集历代医家之所长，对半身不遂，以左主血虚，右主气虚，分别施治，补气养血，或养血益气，同时有方有守，因证用药，配伍得宜，益其不足，损其有余，调阴阳，和营卫，益气血，通经络，疗效显著。

十二、胃痛（12例）

1. 气郁（2例）

病例1：万某，男，66岁，1961年4月8日初诊。

【病史】久病胃痛，经常发作，服香燥药不效，在外地疗养，现胃呆纳少，嗳气倒饱，胃脘胀痛，右肩背也痛，大便秘结，数日1次，小便可。

【检查】舌苔白滑，脉沉弦缓。

【辨证】肝胃不和，气郁食滞。

【治则】行气疏郁，泄肝降胃。

【方药】拟百合汤合抑气汤、交感丸加减。乌药4.5 g，百合12 g，炒杭白芍9 g，茯苓9 g，制香附9 g，炒六曲4.5 g，陈皮4.5 g，火麻仁9 g。水煎服。

4月12日二诊：服药4剂，胃痛转好，大便通畅；右肩背仍痛，舌脉同前。按上方去火麻仁，加枳壳4.5 g，姜黄4.5 g，炒麦芽6 g。水煎服。

4月16日三诊：服药5剂，胃痛止，纳食增，脘微胀；右肩背仍痛，舌苔薄白，边红，脉沉缓。拟丸药方常服。按二诊方加佛手9 g，当归9 g，用3倍量共研细末，以六曲糊为丸，如绿豆大，每晚服9 g。

病例2：杨某，男，52岁，1966年4月20日初诊。

【病史】胃痛20余年，1958年确诊为十二指肠球部溃疡病、肝脾大。近期疼痛加剧，脘部不适，嘈杂，饥不欲食，口干唇燥，大便色黑，1日1次，小便黄。

【检查】舌苔薄黄，质赤，脉沉细稍数。

【辨证】肝气犯胃，热郁伤阴。

【治则】疏郁止痛，益阴清热。

【方药】拟百合汤合王氏一贯煎加减。百合12 g，乌药4.5 g，北沙参9 g，麦冬9 g，酒川芎1.5 g，黄连1.5 g，炒延胡索3 g，竹茹9 g，陈皮4.5 g，炒谷芽9 g。水煎服。

4月23日二诊：服药3剂，胃痛大减，大便转褐黄；仍饥不欲食，口干唇燥，纳食少，尿黄，舌苔淡黄，尖赤，脉同前。按上方去酒川芎、炒延胡索、竹茹，加玉竹9 g，白扁豆9 g，炒山药9 g。水煎服。

4月26日三诊：服药3剂，胃痛止，脘中舒畅，知饥欲食，口唇不干，舌苔薄黄，脉沉细缓，前方既效，配丸药调养。按二诊方加炒白芍9 g，生甘草4.5 g，川楝子4.5 g。以5倍量共研细末，炼蜜为丸，如梧桐子大，早晚各服20丸。

【按语】肝郁气滞之胃痛，症见胃脘胀满攻痛、痛连胁背、痛处游移不定、捶按较舒、食后胀甚、嗳气频作、舌苔薄白、脉沉弦（若夹食则舌苔白厚腻；将欲化火则舌赤，脉沉弦数），多由肝气郁结、横逆犯胃所致。一般治疗以疏肝理气为主，可用柴胡疏肝散、沉香降气汤之类。由于理气药多香燥，故应当少用，以免伤及阴液，影响治疗。吴老认为，气滞作痛，应辨证新久虚实。新病气滞多实，治宜辛通；久病则气郁化火，容易伤阴劫液，治宜柔润，可用百合汤，方中百合养阴润燥，乌药理气解郁，二药刚柔相济，敛散结合，行气止痛，不伤阴液，若再随症加味，则疗效更好。

病例1系老年肝胃不和，气郁食滞作痛，久服香燥药不效，吴老投以百合汤合抑气汤，并以炒杭白芍、当归、火麻仁、炒麦芽、炒六曲、姜黄、枳壳、佛手等出入加减，行气疏郁，和肝降胃，药后良效，并配制丸药，缓治常服，调理善后。病倒2为肝气犯胃，热郁伤阴，症见饥不欲食、口干唇燥、舌苔薄黄、质赤、脉细稍数等胃阴虚之象，故用药不宜香燥，吴老以百合汤合王氏一贯煎加减，方中取百合、北沙参、麦冬、炒谷芽养阴和胃，乌药、炒延胡索、酒川芎疏郁止痛，竹茹、陈皮、黄连清热和中，胃痛渐止。又以玉竹、白扁豆、炒山药、炒白芍、生甘草、川楝子柔润之品出入加减，制成丸药，缓治常服，巩固疗效。

从上观之，两例久病肝郁气滞之胃痛，症有食滞、热郁伤阴之不同，吴老均用百合汤随症加减获效。由于肝为刚脏，性升苦急，若情志怫郁，病易反复，故最后改用丸药巩固疗效。实践证明，吴老辨证用药确有经验。

2. 气滞火郁（1例）

病例：毕某，女，24岁，1965年4月25日初诊。

【病史】久病胃痛，晨起尤甚，嘈杂、胃灼热，胃呆纳少，腰酸腿软，月经错后，甚则数月不行，今将潮过，二便调，钡剂透视为胃溃疡。

【检查】舌苔薄白，脉沉弦。

【辨证】肝气犯胃，气滞火郁，久则脾虚血少，冲任失养。

【治则】先疏肝泄热，健脾和胃。

【方药】拟荔香二陈汤加味。炒荔枝核9 g，木香4.5 g，清半夏9 g，青皮、陈皮各3 g，茯苓9 g，炒山药9 g，白芍9 g，生甘草4.5 g，炒山栀子4.5 g，吴茱萸炒黄连3 g。水煎服。

4月29日二诊；服药4剂，胃痛止，嘈杂除，纳食转好，肝胃已和，再调气养血，配丸药常服。

丸药方：炒荔枝核14 g，木香21 g，清半夏24 g，陈皮21 g，炒山药24 g，当归24 g，杭白芍24 g，丹参24 g，茯苓24 g，延胡索18 g，炒川楝子18 g，炒山栀子15 g。共为细末，炼蜜为丸，如梧桐子大，早晚各服20丸。

服药后，胃痛未犯，一切均好。

【按语】气滞火郁之胃痛，症见胃痛急迫，反酸嘈杂，心烦易怒，口干口苦，舌红苔黄，脉多弦数。多由肝郁化火、犯胃上逆所致。一般治疗均以疏肝泄热为主，要慎用香燥，可用化肝煎之类或佐以左金丸。若热已伤阴，则非滋肾养肝不可。若脾虚血少，肝郁未达，则须养血疏肝。“气有余便是火”，吴老对待本病急则治标，辛通疏郁，苦降泻火，先折其势，然后再从本缓治。故临证常以荔香散合左金丸加味取效。如本病例肝气犯胃，气滞火郁，久则脾虚血少，冲任失养，月经不潮。吴老先用荔香散、左金丸合二陈汤加炒山栀子、炒山药、白芍疏肝理气，苦泄降胃，药后痛止，继以原方加当归、丹参、延胡索、炒川楝子疏肝理脾，调气养血，制成丸药久服而安。由此可见，气滞火郁相因为病，临床很难截然分开，吴老能审证求因，随机应变，用药中和，配伍得宜，疏肝行气不伤气阴，散郁泻火不损脾胃，可谓立法用药周详全面。

3. 气滞血瘀（3例）

病例1：路某，男，38岁，1961年3月16日初诊。

【病史】胃痛拒按，食后加剧，反酸，嘈杂，不欲食，心烦少眠，大便正常，小便黄热。

【检查】舌苔白厚腻，质紫，脉沉弦不畅。

【辨证】气滞血瘀，兼夹湿热。

【治则】调气化瘀，清热利湿。

【方药】拟丹参饮合左金丸、二陈汤加减。丹参9 g，檀香4.5 g，砂仁4.5 g，清半夏9 g，陈皮4.5 g，茯苓9 g，炒山栀子6 g，吴茱萸0.6 g，炒黄连2.4 g，六曲4.5 g，通草4.5 g。水煎服。

3月21日二诊：服药5剂，胃痛已止，反酸、嘈杂已少；仍不欲食，舌苔薄白，质仍紫，脉转弦缓。改用丸剂调理。

丸药方：丹参24 g，檀香12 g，砂仁9 g，清半夏18 g，陈皮12 g，茯苓15 g，炒麦芽15 g，炒山栀子15 g，炒枳壳12 g，甘草12 g。共为细末，六曲糊为丸，如梧桐子大，早晚各服20丸。

服丸药1料，痊愈。

病例2：孙某，女，31岁，1961年9月6日初诊。

【病史】胃脘胀痛已2年，现拒按，烧心反酸，纳食不香，大便经常泄泻，身倦乏力，行经腹痛，心烦易怒。

【检查】舌苔白黏，尖边赤，舌下瘀血，脉沉弦长。

【辨证】肝气横逆，犯胃乘脾，久病入络。

【治则】调气化瘀，健脾和胃。

【方药】拟丹参饮合三白汤加减。丹参9 g，檀香4.5 g，砂仁4.5 g，香附9 g，炒山药9 g，茯苓9 g，杭白芍9 g，煨木香4.5 g，吴茱萸0.3 g，炒黄连1.8 g，陈皮4.5 g。水煎服。

9月13日二诊：服药6剂，胃痛止，脘中已舒，纳食渐香，大便正常，舌苔薄白，质红，舌下瘀血减轻，脉沉弦。按上方去煨木香、吴茱萸、炒黄连，加生瓦楞子9 g，郁金4.5 g。以5倍量共研细末，炼蜜为丸，如梧桐子大，早晚各服20丸。

服丸药1料，痊愈。

病例3：朱某，女，58岁，1963年4月15日初诊。

【病史】久病胃脘疼痛，食后加剧，饥不欲食，口干喜饮，头晕，心悸，少眠，腰酸，多汗。

【检查】舌苔薄白，质紫有裂纹，脉沉弦长。

【辨证】肝气犯胃，久病入络，耗血伤津，损及心肾。

【治则】调气化瘀，养心滋肾。

【方药】拟丹参饮合养胃汤加减。丹参9 g，檀香4.5 g，沙参9 g，玉竹9 g，麦冬9 g，石斛9 g，白扁豆9 g，炒酸枣仁9 g，生枇杷叶9 g，枸杞子9 g，炒谷芽6 g。水煎服。

4月22日二诊：服药6剂，诸症大减，知饥能食，少饮，舌苔同前，脉转沉细弦。按上方加白芍9 g。以5倍量共研细末，炼蜜为丸，如梧桐子大，每日早晚各服20丸。

服药后，诸症消失，胃痛未犯。

【按语】气滞血瘀之胃痛，症见胃痛有定处，刺痛、灼痛、拒按，食后痛剧，甚则作胀，或兼有吐血、便血，舌质色紫，脉沉或涩，或细涩，多由肝郁气滞，久病入络，血瘀作痛。一般治疗应分虚实。实者宜活血通络理气止痛，可用失笑散之类，虚者宜养血止血，柔肝敛肝，可用调营敛肝饮之类。“气为血帅，血随气行”，吴老认为首先应辨明气血虚实，实者活血须行气，络通则不痛。丹参饮虽方小药简，但有调气化瘀之功。方中丹参能化瘀生新，檀香调气，砂仁畅中，若再随症加减，配伍得宜，则可收良效。

病例1属气滞血瘀兼夹湿热，吴老认为其证属实，以丹参饮调气化瘀，加栀连二陈汤、吴茱萸、六曲、通草散郁泻火，利湿和中，胃痛渐止，后以原方去吴茱萸、黄连、通草，加炒枳壳、炒麦芽、生甘草制成丸药久服，未再复发。病例2为肝气横逆，犯胃乘脾，久病入络，吴老因其兼见胃灼热、反酸、心烦易怒、大便经常泄泻、身倦乏力，认为是肝强脾弱、湿热不解之象，治应兼调肝脾，故以丹参饮加香附、陈皮调气化瘀，加炒黄连、吴茱萸、杭白芍、煨木香散郁泻热，化湿和中，加茯苓、炒山药健脾益胃而取效，后以原方去煨木香、吴茱萸、炒黄连，加生瓦楞子、郁金制成蜜丸常服，巩固疗效。病例3系肝气犯胃，久病入络，伤及胃阴，损及心肾，故兼见头晕、心悸、少眠、腰酸、多汗之症。“气有余便是火”，吴老认为火盛则耗伤胃阴，若只知调气化瘀，则势必愈伤胃阴；若只顾养阴和胃，则又恐滋腻留瘀，因证用药，兼治为妥，故以丹参饮合养胃汤加石斛、枸杞子、炒酸枣仁、生枇杷叶、炒谷芽共奏调气化瘀、养阴和胃之效，竟药后痛止，原方加白芍制成丸药常服而愈。

从上观之，3例气滞血瘀之胃痛各有不同兼症，吴老同用丹参饮随症加减，取得良效。可见，治病必须谨守病机，辨证施治，用药审慎，配伍得宜，是为重要。

4. 脾胃虚寒（3例）

病例1：王某，女，40岁，1966年12月20日初诊。

【病史】因劳动受寒而致胃痛已5年，经常发作，遇寒则剧，脘胀，嗳气，大便不干。

【检查】舌苔白润，脉沉细缓。

【辨证】积寒胃痛，兼肝郁气滞。

【治则】温中散寒，行气和中。

【方药】拟良附丸合枳朴二陈汤加味。制香附9 g，良姜4.5 g，清半夏9 g，陈皮4.5 g，茯苓9 g，姜川厚朴4.5 g，炒枳壳4.5 g，炒谷芽4.5 g，生枇杷叶9 g，炒山栀子4.5 g，生甘草3 g。水煎服。

12月25日二诊：服药3剂，胃中舒，未痛，嗳气减少，矢气多，舌脉同前。按上方去生枇杷叶，加吴茱萸0.9 g。水煎服。

12月28日三诊：服药3剂，胃脘未痛，稍有白带，余无不适，舌脉同前。按二诊方加生白术9 g。水煎服。并配丸药常服。

丸药方：制香附2 g，良姜15 g，吴茱萸9 g，台参18 g，炒山药18 g，茯苓15 g，生白术15 g，陈皮15 g，川芎12 g，当归15 g，生甘草12 g。共为细末，炼蜜为丸，如梧桐子大，每日早晚各服20丸。

服丸药1料，痊愈。

病例2：张某，男，36岁，1965年4月3日初诊。

【病史】胃痛反酸已10余年，脘痛连胁背，畏寒喜暖，恶冷食，腹胀，大便稀薄，手足不温。

【检查】舌苔灰白润，质赤，脉沉弦缓。

【辨证】脾胃虚寒，肝气横逆。

【治则】温脾健胃，行气缓肝。

【方药】拟良附丸合栀附丸、异功散加减。香附9 g，良姜4.5 g，炒山栀子4.5 g，生白术9 g，茯苓9 g，陈皮6 g，木香6 g，炒白芍9 g，生甘草3 g。水煎服。

4月9日二诊：服药3剂，胃脘疼痛未发，舌脉同前。按上方加炒六曲6 g。水煎服。

病例3：甘某，男，49岁，1964年4月22日初诊。

【病史】从1943年患胃痛，1958年医院检查有胃溃疡、十二指肠球部溃疡、胃黏膜脱垂、胃下垂。现在脘腹胀痛，喜按，怕冷，易饥，少食，反酸，嘈杂，口干少饮，大便秘结。

【检查】舌苔白，尖边赤，脉濡缓。

【辨证】胃寒久积，中阳不运，肝失条达，气郁犯胃，寒热夹杂，虚实并见。

【治则】寒热并投，温中散寒，疏郁泄热。

【方药】拟良附丸合栀连二陈汤加减。香附9 g，良姜4.5 g，台参9 g，陈皮4.5 g，清半夏9 g，茯苓9 g，炒黄连3 g，炒山栀子4.5 g，焦山楂炭4.5 g，姜川厚朴4.5 g，火麻仁9 g。水煎服。

4月25日二诊：服药3剂，大便畅行，夜眠好，脘痛、腹胀、反酸、嘈杂均减；仍易饥少食，口干少饮，舌脉同前。按上方加吴茱萸0.9 g。水煎服。

5月3日三诊：服药6剂，胃痛、腹胀、反酸、嘈杂均消失；尚有少食闷满，身倦乏力，舌苔薄白润，脉濡弱，再健脾养胃，温运中阳。改香砂六君汤加味。台参9 g，生白术9 g，茯苓9 g，生甘草3 g，清半夏9 g，陈皮4.5 g，木香3 g，砂仁、豆蔻仁各1.5 g，炒白芍9 g，炒六曲6 g，焦山楂4.5 g。经常水煎服。

【按语】脾胃虚寒之胃痛，症见胃脘隐痛不休、泛吐清水、喜暖喜按、身倦乏力、肢冷喜温，或者遇寒骤发、胃脘剧痛、畏冷喜暖、呕吐喜热饮、舌淡、苔薄白润、脉虚软或濡缓。前者多由脾胃虚，中阳不运，寒从内生；后者系感寒气，贪食生冷，寒从外入得病。一般治疗，寒从内生者宜温脾健胃，可用黄芪建中汤之类；受寒于外者，宜温中散寒，可用良附丸之类；善后调理宜用香砂六君汤类，金元时期朱丹溪言："大凡心膈之痛，须分新久。若明知身受寒气，口吃寒物而得病者，于初得之时，当与温散或温利之药。若曰病得之稍久则成郁，久郁则蒸热，热久必生火……若欲行温散温利，宁无助火添病耶？古方中多以山栀子为热药之向导，则邪易伏，病易退，正易复而病安。"吴老临证常据此指导实践，每多取效。

病例1因受寒而致胃脘痛，经常发作，遇冷则剧，脘胀嗳气。吴老认为，本倒虽属积寒胃痛，但兼有肝郁气滞、郁久化热之象，故以良附丸温中散寒，加枳朴二陈汤、生枇杷叶、炒谷芽行气和中，以炒山栀子为热药之向导，药后痛止。继以良附丸合归芎异功散温中散寒、调肝理脾，制成丸药，从本缓治，得以痊愈。病例2为脾胃虚寒，肝气横逆，吴老辨证本虚标实，寒热并见，故以良附丸合异功散温脾健胃，加木香、炒白芍行气缓肝，炒山栀子为热药之向导，温清并用，药后诸症消失。病例3为胃寒久积，中阳不运，肝失条达，气郁犯胃，症见寒热夹杂，以良附丸合栀连二陈汤去甘草，加台参、吴茱萸、姜川厚朴、火麻仁、焦山楂炭温中散寒，疏郁泄热，通腑降浊，痛止证除。因仍少食闷满，身倦无力，故改用香砂六君汤健脾养胃，温运中阳，善后调养。

由上观之，3例虽属胃寒久积或脾胃虚寒之胃痛，但都有郁久化热之症，吴老因证用药，不拘成方，其中以山栀为子热药之向导，实践证明，确有良效。

5. 胃阴虚（1例）

病例：王某，男，42岁，1965年9月1日初诊。

【病史】患十二指肠球部溃疡及胃溃疡已10余年，经常胃脘作痛，喜按，胃呆纳少，口干唇燥，右胁及腰部隐痛，大便干黑（有隐血），小便黄，面色萎黄，无华，消瘦。

【检查】舌苔薄白，露质红，脉沉细数。

【辨证】肝胃气痛，郁热伤阴。

【治则】柔肝泄降，养阴和胃。

【方药】拟叶氏养胃汤合金铃子散加减。北沙参9 g，炒扁豆9 g，肥玉竹9 g，麦冬9 g，火麻仁9 g，白芍9 g，延胡索4.5 g，炒川楝子4.5 g，生甘草4.5 g，炒山栀子4.5 g。水煎服。

9月6日二诊：服药4剂，胃脘痛止，大便畅行；右胁仍痛，纳呆少眠，舌苔少，质红，脉同前。按上方去火麻仁、延胡索，加炒山药9 g，炒酸枣仁9 g，焦山楂6 g。水煎服。

9月29日三诊：服药20余剂，诸症基本消失。近因过劳脘胁微有不适，眠食均可，二便调，舌苔薄白露质，边尖红，脉沉细。按上方去炒川楝子，加青皮、陈皮各3 g，炒谷芽9 g。水煎服。

丸药方：玉竹30 g，麦冬15 g，浙贝母18 g，海螵蛸18 g，连翘18 g，炒山药

18 g，陈皮18 g，白芍18 g，炒谷芽18 g，生甘草12 g。共为细末，炼蜜为丸，如梧桐子大，早晚各服20丸。

服药1料，痊愈。

【按语】胃阴虚之胃痛，多见口干唇燥、胃不知饥、不思饮食、口淡无味，甚则干呕、大便干燥、舌干少津、质红、脉沉细数，多由久病脾胃虚弱，饮食减少，不能化生精微，阴液亏乏，或肝郁化火，伤及脾胃之阴所致。一般治疗以养阴和胃为主，可用叶氏养胃汤、魏氏一贯煎之类。吴老认为，胃阴虚之说始于清代叶天士。叶氏认为，凡胃阴虚所致胃脘痛、虚痞、不食、口干唇燥、烦渴不寐、大便不爽，皆胃中津液不足之故，治宜用降胃之法，即不是辛开苦降，也非苦寒下夺，以损胃气，而是以甘平或甘凉濡润，以养胃阴，使津液恢复通降，用药应忌香燥，以免重伤胃阴。如本病例属肝胃气痛，郁热伤阴，吴老用叶氏养胃汤加金铃子散、白芍、火麻仁、炒山栀子、生甘草柔肝泄降，养阴和胃，药后显效，继以炒山药、炒酸枣仁、焦山楂酸甘化阴，柔肝和胃，汤丸并进而收功。由此可见，吴老治疗胃阴虚胃脘痛非常重视养胃阴，立法用药，肝胃同治，以甘平濡润稍佐苦酸泄降，取得良好疗效。

6. 胆胃不和（1例）

病例：岳某，男，41岁，1962年1月26日初诊。

【病史】3日前饮食不慎，胃脘胀痛，嘈杂不适，恶心欲呕，夜眠不安，头晕胀痛，左胁作痛，心烦不宁，口苦、大便不畅。

【检查】舌苔薄白，根厚腻，中裂纹，脉沉滑。

【辨证】胆胃不和。

【治则】调和胆胃。

【方药】拟龙牡温胆汤加减。生牡蛎9 g，生龙骨9 g，清半夏9 g，陈皮4.5 g，茯苓9 g，炒枳实4.5 g，竹茹9 g，远志4.5 g，炒酸枣仁9 g，炒六曲9 g。水煎服。

2月4日二诊：服药5剂，诸症均减，睡眠亦佳；唯胃中隐痛未除，舌脉同前。按上方去龙骨、牡蛎、远志，加木香4.5 g，炒荔枝核9 g。水煎服。

服药3剂，一切正常。

【按语】饮食所伤，胃失和降，胆失宁谧，化热扰心，湿阻中焦，气机不利。吴老取法温胆汤化裁，调和胆胃，疗效显著。

吴老认为胆主决断，五脏六腑皆取决于胆，胆胃两脏同气相求，所以和胃必须达胆之气，温胆汤有通达之功，方中陈皮、清半夏、竹茹、炒枳实均能和胃降逆，清热止呕，胆胃同治，以利中焦，其药味和平，符合治中焦如衡，非平不安之意。

7. 肝胃不和中焦湿热（1例）

病例：陈某，男，56岁，1964年6月16日初诊。

【病史】胃脘胀痛，嘈杂吞酸，嗳气恶心，纳食少，睡眠可，大便偏干，小便调。

【检查】舌苔淡黄厚腻，脉沉细滑数。

【辨证】肝胃不和，中焦失调，湿热作酸，气郁作痛。

【治则】调中疏郁，清热利湿。

【方药】拟香砂枳术汤加味。生白术9 g，炒枳实4.5 g，木香4.5 g，炒砂仁4.5 g，姜川厚朴4.5 g，制香附9 g，炒山栀子4.5 g，炒六曲4.5 g，焦山楂炭4.5 g。水煎服。白水送服左金片，每日2次，每次5片。

6月27日二诊：服药10剂，脘腹胀痛及嗳气大减，胃纳好转；仍有吞酸嘈杂恶心，二便调，睡眠好，舌苔淡黄。再拟二陈汤调理脾胃，清痰降火。清半夏9 g，陈皮4.5 g，茯苓9 g，生甘草3 g，炒山栀子4.5 g，姜川厚朴3 g，制香附9 g，焦山楂炭4.5 g，炒山药9 g。水煎服。仍继服左金片。

【按语】肝胃不和，升降失调，饮食停滞，蕴生湿热，可生嘈杂吞酸，胃脘胀痛。《张氏医通》说："嘈杂与吞酸一类，皆由肝气不舒，木挟相火以乘其脾土。胃之精微不行，浊液攒聚，为痰为饮……六君子汤为专药，若火盛作酸，加黄连、吴茱萸。若不开郁补土，务攻其痰，久久致虚，必变反胃痞满、眩晕等病矣。"吴老认为，湿热积聚于胃，停滞饮食，使胃不能传化，以致清气不能上升，浊气不能下降，清浊相干，气逆于内，蕴蓄而成酸，欲吐复入是为吞酸。食积有热，痰因火动，若胃中有火，膈间有郁，郁火不散，则浊气冲逆于上而为嗳；痰积其下，则火不行而为嘈杂，症见似饥不饥，似痛不痛，有若热辣不宁之状，或兼痞满恶心，渐至胃脘痛。治吞酸宜调胃气清脾湿，治嘈杂宜开郁行气，清痰降火。此病例患者嘈杂吞酸、嗳气恶心、纳食少、胃脘胀痛，是肝胃不和、升降失调之见症；舌苔淡黄厚腻、脉沉滑数，是湿热内蕴之外候。

吴老先以香砂枳术汤调中理脾，姜川厚朴、制香附、炒山栀子、吴茱萸、黄连清热开郁，炒六曲、焦山楂炭消食导滞，药后症减，继以前方去香、砂、枳、术，加二陈汤、炒山药调理脾胃，清痰降火而愈。由此可见，治疗杂病，必须明辨脏腑、虚实寒热之理论，以指导临床，才能收到预期疗效。

十三、痞满（3例）

病例1：陈某，男，32岁，1964年6月17日初诊。

【**病史**】病已数年，胃脘痞满，腹胀痛，胃不思纳，嗳腐倒饱，肠鸣矢气，二便调。

【**检查**】舌苔淡黄黏厚，脉沉弦滑。

【**辨证**】脾胃不和，运化失调，食滞停痰，气机不利。

【**治则**】健脾和肝，行气除痞，消食化痰。

【**方药**】拟香砂、橘半、曲麦枳术丸合法加减。生白术9 g，炒枳实4.5 g，木香4.5 g，砂仁3 g，陈皮4.5 g，清半夏6 g，姜川厚朴4.5 g，川楝子4.5 g，炒麦芽6 g。水煎服。

7月6日二诊：服药6剂，诸症均除。因中断治疗，近日脘部痞满、腹胀，其他尚好，舌苔灰白厚，脉滑缓。按上方去姜川厚朴、川楝子，加茯苓9 g，六曲6 g，炒山栀子4.5 g。水煎服。

7月13日三诊：服药6剂，诸症消失，舌苔薄白，脉同前。按二诊方去木香，加香附9 g。嘱常服巩同。

病例2：郭某，男，40岁，1962年5月28日初诊。

【**病史**】病已3年，胸闷，脘满，腹胀，右胁胀痛，胃不知饥，纳食恶心，大便频热不爽，小便黄，头晕少眠。

【**检查**】舌苔白黄而黏，脉滑大。

【**辨证**】脾胃不和，气逆热郁。

【治则】疏肝行气，和胃消痞。

【方药】拟香砂枳术丸合枳实消痞丸加减。生白术9 g，炒枳实4.5 g，木香4.5 g，砂仁4.5 g，茯苓9 g，川厚朴4.5 g，姜炒黄连3 g，陈皮4.5 g，大腹皮6 g，炒麦芽6 g，泽泻6 g。水煎服。

6月1日二诊：服药3剂，脘腹舒适，胁痛也轻，大便转好，夜眠较宁，舌苔淡黄润，脉滑缓。按上方去陈皮、泽泻，加醋青皮4.5 g，通草4.5 g。水煎服。又服4剂。趋于康复。

病例3：李某，男，56岁，1964年7月13日初诊。

【病史】胸闷，脘满，右胁痛，目干涩，头晕少眠，口干喜饮，饥不欲食，下肢浮肿，左腿尤甚，二便调。

【检查】舌苔淡黄，质有裂纹，脉沉细弦。

【辨证】肝失条达，气盛血虚，脾胃不调，湿热化燥。

【治则】健脾和肝，抑气润燥。

【方药】拟香砂枳术丸合抑气汤加减。生白术9 g，炒枳实4.5 g，香附9 g，炒砂仁4.5 g，陈皮4.5 g，茯苓9 g，白芍9 g，天花粉9 g，麦冬6 g，炒麦芽6 g。水煎服。

7月17日二诊：服药4剂，诸症减轻。仍夜眠欠佳，舌苔白润，脉同前。按上方去天花粉、炒砂仁，加竹茹9 g，清半夏6 g，炒酸枣仁9 g。水煎服。

服药9剂，痊愈。

【按语】痞满一证，多见于中焦脾胃病。痞者塞也，满者闷也，《伤寒论》载“心下痞按之濡”，病属气分，外不胀急，内不知饥，也不知食，临床有外感痞满与杂病痞满之不同。《素问病机气宜保命集》曰：“脾不能行气于肺胃，结而不散则为痞。”《类证治裁》说：“伤寒之痞，从外之内，故宜苦泄，杂病之痞，从内之外，故宜辛散。”然杂病之痞满也有寒热虚实之不同，如胃虚气滞、伤食停滞、寒滞停痰、寒凉伤胃、心脾郁结、暴怒伤肝、肺失肃降、脾虚失运，中气久虚等，都可致发痞满。故临证应详辨，从外、从内，寒热虚实，审证用药。吴老认为，杂病痞满多由情志不畅、饮食停滞、损及脾胃所致，证多虚实互见，故调理脾胃，用药须中和，补不碍滞，消不伤正，以枳术丸法随症加减，每多取效。

病例1为久病脾胃不和，运化失调，食滞停痰，气机不利，取香砂、橘（红）半（夏）、曲麦枳术丸合法加减，行气除痞，消食化痰收效。病例2为肝胃不和，气逆热郁，以香砂枳术丸合枳实消痞丸出入加减，疏肝行气，和胃消痞，渐趋康复。病例3因兼见右胁痛、目干涩、头晕少眠、口干喜饮、下肢浮肿、舌质裂纹等症，知此为肝失条达，气盛血虚，脾胃不调，湿热化燥所致，因气盛血虚，燥湿并见，故先以香砂枳术丸合抑气汤去甘草，加白芍、麦冬、天花粉、炒麦芽健脾和肝，抑气润燥，后以枳术温胆汤加减，清胆安胃兼调肝脾痊愈。

由上可知，吴老治病必求其本，分清标本主次，辨明虚实补泻，药因证用，通常达变，因而疗效显著。

十四、嗳气（3例）

病例1：牛某，女，30岁，1966年2月25日初诊。

【病史】头涨麻，心烦意乱，胃脘痞满，频频嗳气，恶心欲呕吐，大便秘，2~3日1次，月经按期，色紫黑。

【检查】舌苔淡黄，脉沉细涩。

【辨证】胃虚肝乘，虚阳上逆。

【治则】补虚清热，重镇降逆。

【方药】拟旋覆代赭汤合竹茹汤加减。旋覆花9 g，赭石6 g，清半夏9 g，党参9 g，竹茹9 g，陈皮4.5 g，生枇杷叶9 g，炒枳实4.5 g，制香附9 g，菊花9 g，生姜0.9 g。水煎服。

2月28口二诊：头涨已除，恶心已止，大便已畅；嗳气未止，舌苔白黏，脉同前。按上方去竹茹、菊花、制香附，加茯苓9 g，姜川厚朴4.5 g，紫苏梗4.5 g。水煎服。

3月3日三诊：服药3剂，嗳气大减，胃纳不甘，二便均调，痞满已轻；将届经期，有时胃脘痛，舌苔薄白，脉仍沉涩。按二诊方佐以调经，去党参、炒枳实、赭石，加当归6 g，白芍9 g，砂仁4.5 g。水煎服。

3月8日四诊：服药3剂，月经已过，嗳气已止。唯食后脘胀，舌苔薄白，脉细缓。按二诊方去紫苏梗，加黄连1.5 g，生甘草3 g。水煎服。

服药5剂，病痊愈。

病例2：林某，男，37岁，1964年11月2日初诊。

【病史】嗳气频作，胸闷脘满已3个月，现呕吐少食，吞咽不爽，消瘦，乏力，大便不利，面色晦暗。

【检查】舌苔薄白尖赤，脉沉细滑。

【辨证】肝胃失调，气逆不降。

【治则】辛开苦降，和胃镇逆。

【方药】旋覆代赭汤合橘枳生姜汤加减。旋覆花9 g，赭石6 g，北沙参9 g，半夏9 g，麦冬9 g，陈皮4.5 g，炒枳壳4.5 g，姜黄连1.5 g，生姜0.9 g，生甘草3 g。水煎服。

11月5日二诊：服药3剂，胃脘舒适，嗳气已止，食欲少增，舌苔薄黄，脉沉滑缓。改用理气和中清热化痰法，拟枳桔二陈汤加减。清半夏9 g，陈皮4.5 g，茯苓9 g，桔梗4.5 g，炒枳壳4.5 g，制香附9 g，沙参9 g，黄连1.5 g，生姜0.9 g，生甘草3 g。水煎服。

连服药8剂，收功。

病例3：高某，男，79岁，1967年2月10日初诊。

【病史】脘中痞闷，嗳气频作不畅，纳食噎塞难下，呕吐痰涎，大便偏干。

【检查】舌苔白厚，脉弦滑大。

【辨证】肝气乘胃，痰与气搏，不得宣通。

【治则】辛润开降，泄肝安胃，咸以软痞，重以镇逆。

【方药】拟旋覆代赭汤合二陈汤加减。旋覆花9 g，赭石6 g，清半夏9 g，陈皮4.5 g，茯苓9 g，火麻仁9 g，炒枳壳4.5 g，瓦楞子9 g，炒麦芽6 g，生甘草3 g。水煎服。

2月15日二诊：服药5剂，嗳气噎塞减轻；痰涎仍多，大便仍干，舌苔薄白，脉滑缓。按上方再服。

2月20日三诊：服药4剂，近日未见噎塞，脘中已适，大便已畅，仍有黏痰，舌脉同前。按二诊方去炒枳壳，加当归9 g，生枇杷叶9 g。水煎服。

服药6剂，诸症消失，停药观察。

【按语】嗳气一证，临床多见于脾胃病，嗳气即《黄帝内经》所谓“噫”即“脾病善噫”。因脾主运化，以升健为能，胃主受纳，以通降为顺，人之饮食营养，是赖脾胃生化之功能，胃旺则腐熟水谷，多食不滞，脾健则散精五脏，荣润四肢。若胃病不能纳，脾病不能化，升降失调，浊气冲逆于上则作嗳。如金元时期朱丹溪说：“嗳气，胃中有火、有痰。”明代方隅说：“嗳气者，清气下陷，浊气泛上，不得顺行之谓也。”可见，嗳气一证起自中焦脾胃，出于上焦咽、口，凡胃虚气逆，胃虚气滞，胃虚痰阻，胃寒气滞，胃有痰火，肝气乘胃，脾肾虚寒，浊阴不降，皆可作嗳。故治疗应审证求因，辨明虚实寒热，分别施治。吴老认为，嗳气大声者，是脾胃虚弱不能健运，积滞蕴蓄冲逆于上；嗳不顺畅，若气逆而难发者，是胃有停痰、膈有郁火所致。遵照治中焦如衡，非平不安之原意，立法必用中和，药不可过用燥热。寒凉、嗳气大声者宜补虚清热，重镇降逆，嗳不顺畅者，宜开郁行气，清痰降火，参照兼症酌加药味。

病例1系胃虚肝乘，虚阳上逆，吴老治以旋覆代赭汤合竹茹汤加减，补虚清热，重镇降逆取效，继用旋覆代赭汤合二陈汤、黄鹤丹加减调肝理脾，和胃降逆而愈。病例2为肝胃失调，气逆不降，吴老以旋覆代赭汤合橘枳生姜汤加减辛开苦降，和胃镇逆，药后嗳止，改用枳桔二陈汤理气和中，清热化痰，巩固疗效。病例3属肝气乘胃，痰与气搏，不得宣通。吴老据其脉症认为，虽然胃气来虚，但年老也非实邪，不宜攻下，用旋覆代赭汤合二陈汤去人参、生姜、大枣，以瓦楞子、炒枳壳、火麻仁、炒麦芽、当归、生枇杷叶等出入加减，取其辛润开降，泄肝安胃，咸以软痞，重以镇逆，药证相符，病遂痊愈。从上可见，吴老治疗嗳气一症，除审证求因，辨明虚实寒热外，还以夹杂兼症，全面分析，同病异治，从而提高疗效。

十五、吐酸（1例）

病例：隋某，男，41岁，1966年4月5日初诊。

【病史】素有胃病，时轻时重，近因郁怒伤肝，肝气横逆胃病又作，频频吐酸，嘈杂痞胀，恶心，大便干秘。

【检查】舌苔淡黄，脉沉弦。

【辨证】肝气犯胃吐酸。

【治则】抑肝和胃，清热苦降。

【方药】拟栀朴二陈汤加减。炒山栀子6 g，姜川厚朴4.5 g，清半夏9 g，陈皮4.5 g，制香附9 g，炒荔枝核9 g，木香4.5 g，焦山楂炭4.5 g，乌梅3 g，竹叶3 g。水煎服。

4月11日二诊：服药5剂，胃痛已瘥，吐酸大减，二便调；仍纳食不佳，舌苔薄白，脉沉缓。再拟和中进食法加减。炒山药9 g，姜川厚朴4.5 g，炒山栀子6 g，炒枳实4.5 g，炒六曲4.5 g，清半夏9 g，焦山楂炭4.5 g，制香附9 g，生姜0.9 g，陈皮4.5 g，生甘草3 g。水煎服。

4月18日三诊：服药6剂，胃痛吐酸均愈，胃纳增，二便均调，舌脉同前。按二诊方去姜川厚朴、炒山栀子、焦山楂炭、制香附、生姜，加木香4.5 g，茯苓9 g，黄连1.5 g、砂仁3 g。水煎服。

服药3剂，痊愈。

【按语】吐酸一证临床常见，《素问·至真要大论》曰："诸呕吐酸，皆属于热。"金代李东垣认为吐酸亦有寒证。因此，治疗吐酸不外寒热二端，左金丸之制酸因其有热，红豆蔻之制酸因其偏寒，盖酸为木，味与肝有关，所以吴老治酸，常常考虑肝郁。

此病例患者即是肝气横逆胃痛吐酸，吴老用荔香二陈和胃止痛，加栀、朴清热苦降制肝，配乌梅、焦山楂炭以酸制酸，而取显效。因为肝苦急，可急食甘以缓之，但甘能令人中满，过甘也可助酸。肝为刚脏，体阴而用阳，以辛补之，以酸泻之，酸收以制其逆，且肝以泻为补，不损肝体。吴老治病有时用常法，有时用变法。此病例患者即超出一般治酸之常法，需用变法。《本草纲目》云："酸咸无升，辛甘无降。”乌梅、焦楂和降胃气，而酸自平。这正是前人所云：“或正佐以成辅助之功，仅反佐以作向导之用。”以酸制酸，即有反治之意。吴老遣方用药可谓通权达变。同时说明理论来源于实践，指导临床，确实可靠，不拘于海螵蛸、瓦楞子等中和其酸。偶然有中，也属一般。

十六、呕吐（5例）

1. 顽固性呕吐（2例）

病例1：王某，女，33岁，1965年10月27日初诊。

【病史】胃痛已久，屡治不效，经某医院钡剂透视无器质性病变。近20日来，恶心、呕吐，胃不思纳，口干舌燥，中西药物多方治疗未能控制。大便秘结，昨服轻泻药物，今又腹泻不止，小便少，全身乏力，急剧消瘦，面色暗，精神萎靡不振。

【检查】舌苔白厚腻，脉沉细弱。

【辨证】湿热内扰，胃失和降。

【治则】辛苦并用，和中止呕，慎用攻伐，以护胃气。

【方药】拟二陈汤加味。姜半夏9 g，陈皮4.5 g，茯苓9 g，姜川厚朴4.5 g，炒枳壳3 g，姜枇杷叶9 g，藿香梗2 g，生甘草3 g，生姜1 g。水煎服。

10月30日二诊：服药3剂，呕吐已止，脘腹隐痛，易自汗出，舌脉同前。拟芍药甘草汤加减。炒杭白芍9 g，生甘草3 g，清半夏9 g，陈皮4.5 g，茯苓9 g，木香3 g，浮小麦9 g，制香附9 g，炒山药9 g，炒谷芽4.5 g，生姜1 g，大枣2枚。水煎服。

11月2日三诊：服药3剂，呕吐未发，脘腹痛除，胃纳亦增，月经来潮，量不多色正，舌苔薄白，脉沉细弱。拟八珍汤合二陈汤加减。台参6 g，生白术9 g，茯苓9 g，生甘草3 g，当归9 g，炒杭白芍9 g，制香附9 g，清半夏9 g，陈皮4.5 g，焦山楂炭3 g，炒六曲4.5 g。水煎服。

服药3剂，一切正常。

病例2：孙某，男，37岁，1962年12月26日初诊。

【病史】昨晚8时恶心头晕，动则呕吐，脘腹胀满，大便溏泄，尿少，不得安寐，中西两法多方治疗，呕吐不止，水浆难下，身倦乏力。

【检查】舌苔白厚腻，脉沉细关弦。

【辨证】湿热停滞，气逆于上。

【治则】清热化湿，和中止呕。

【方药】拟二陈汤加减。姜半夏9 g，陈皮4.5 g，吴茱萸0.3 g，拌炒黄连1.8 g，炒白术6 g，姜厚朴4.5 g，大腹皮6 g，泽泻4.5 g，姜枇杷叶9 g，生姜1 g。水煎服。

12月27日二诊：服药1剂，呕吐已止，腹胀大减。但不欲饮，大便未行，小便畅通，夜眠欠佳，舌苔灰白，质赤，脉沉细弱。此乃湿热未清，余邪未尽。按上方去姜厚朴、姜枇杷叶，加炒杭白芍9 g，炒酸枣仁9 g，炒枳实4.5 g，茯苓9 g。水煎服。

12月28日三诊：服药1剂，昨夜安睡个6小时，大便已通，呕吐已愈；但食后脘腹不适，舌脉同前。按二诊方加砂仁4.5 g，炒六曲4.5 g。水煎服。

12月30日四诊：服药1剂，诸症均愈。

【按语】呕吐是临床常见病之一，主因胃失和降，上逆作呕吐。和胃降逆是治疗呕吐之常法。上述两例顽固性呕吐，采用中西两法，多方措施未能控制。吴老选用二陈汤加味化裁，竟获卓效。其实所用之方药与一般并无何特殊，盖胃禀冲和之气，药物调理，必须遵守治中焦如衡，非平不安之意，以免伤胃损脾。吴老临证遣药持用轻平，正适合中焦胃气之需要。

2. 呕吐（3例）

病例1：刘某，女，50岁，1967年1月24日初诊。

【病史】呕吐痰水，胃脘胀已5～6日，纳食少，不消化，口渴喜饮，大便4～5日1次，四肢乏力，腰酸，白带多。

【检查】舌苔白黄中剥，脉沉，右关独细。

【辨证】痰郁化热，呕伤胃津。

【治则】清热化痰，和胃降逆。

【方药】拟竹茹汤加减。天花粉9 g，石斛9 g，炒山栀子4.5 g，竹茹9 g，陈皮

4.5 g，香附9 g，炒枳壳4.5 g，生枇杷叶9 g，焦山楂炭4.5 g，炒谷芽4.5 g。水煎服。

1月27日二诊：服药3剂，呕吐止，脘胀消，胃纳可，口渴除，大便1日1次，白带也减少，舌苔薄白，脉沉细，病情好转，热去津复。仍按前方去生枇杷叶、炒谷芽、天花粉，加清半夏9 g，炒山药9 g。水煎服。后随访已愈。

病例2：张某，女，17岁，1964年11月9日初诊。

【病史】食即呕吐已半年之久，脘满少食，大便干燥，头晕，少眠，多梦，闭经10个月余，两腿虚胀。

【检查】舌苔薄白，脉沉缓。

【辨证】脾虚湿郁，痰热内生，阻于中焦，胃气失降。

【治则】除饮降逆，和胃泄热。

【方药】仿《金匮要略》小半夏汤合大黄甘草汤。姜半夏9 g，生姜3 g，大黄3 g，生甘草3 g，陈皮4.5 g，枳壳4.5 g，竹茹9 g，生枇杷叶9 g。水煎服。

11月12日二诊：1剂症减，3剂吐止，眠食均好。仍口干不欲饮，月经仍未潮，舌脉同前。仍按上方去枳壳、生枇杷叶，加生地黄9 g，当归4.5 g。水煎服。

11月15日三诊：服药3剂，呕吐未发，月经来潮，量少色红，乏力嗜睡，舌脉同前。脾胃已调，血海渐充，宜活血化瘀，同时乘机调经，理气和胃。当归9 g，生地黄6 g，川芎4.5 g，赤芍9 g，桃仁3 g，红花6 g，泽兰9 g，牛膝9 g，香附9 g，半夏9 g，陈皮4.5 g，通草4.5 g。水煎服。

病例3：王某，男，43岁，1964年7月24日初诊。

【病史】盛夏湿重之际，脘满胀痛，恶心呕吐，嗳气厌食，口干不欲饮，身倦乏力，大便不爽，小便短黄。

【检查】舌苔黄厚腻，脉弦滑数。

【辨证】肝气犯胃，暑湿伤中，胃失和降。

【治则】清暑化湿，理气降浊。

【方药】拟连朴饮合不换金正气散加减。藿香9 g，半夏9 g，茯苓9 g，厚朴4.5 g，陈皮9 g，砂仁4.5 g，枳壳4.5 g，竹茹9 g，炒山栀子4.5 g，吴茱萸0.3 g，炒黄连3 g，生姜0.9 g。水煎服。

服药3剂，病愈。

【按语】呕吐一证是由于胃失和降、气逆于上所引起，所以任何有损于胃的病变，都可发生呕吐。临床上通常以有声有物为呕，有物无声为吐。可分虚实两类。实证多由肝逆冲胃，或痰饮内阻所致。《灵枢·经脉》曾说“足厥阴所生病者，胸满，呕逆”，《素问·至真要大论》曾说“诸逆冲上，皆属于火”。虚证多由脾胃虚弱，胃阴不足，胃虚夹热，失其和降而成。吴老认为，临证必须审证求因，辨明虚实寒热，分别施治。如肝逆冲胃者，应疏肝理气降逆或泄肝和胃，可选用四七汤、左金丸、柴胡疏肝散等；如痰饮内阻者，应温化痰饮，和胃降逆，可选用小半夏加茯苓汤、平胃二陈汤；如见痰郁化热，呕伤胃津，应清热化痰，可用温胆汤去半夏、茯苓，加石斛、天花粉、山栀子清热和胃；如脾胃虚弱者应温中健脾，和胃降逆，可选用半夏干姜汤、理中汤等；如胃阴不足者，应滋养胃阴补虚清热，可选用麦门冬汤加石斛、天花粉、竹茹等；如胃虚夹热者，应补虚清热，理气降逆，可选用《金匮要略》橘皮竹茹汤，若有痰者可加茯苓、半夏，胃阴虚者加麦冬、石斛。

病例1系痰郁化热，呕伤胃津，其脉虽显沉细，但症见呕吐、脘胀、大便干燥，舌苔白黄中剥。吴老知其属实非虚，故舍脉从症，用温胆汤去半夏、茯苓，防其伤津，加天花粉、石斛、炒山栀子，清热生津，护其胃阴；生枇杷叶、香附疏郁行气，和胃止吐，炒谷芽护其胃气；配焦山楂炭酸甘化阴，消食开胃，竟而取效。病例2患者食即呕吐、脘满少食不渴、两腿虚胀、大便干燥、闭经10个月余。吴老查其脉沉缓，舌苔薄白，虽属脾阳不振，但亦有痰热阻于中焦，浊阴不降，清阳不升，属实不虚，正如《金匮要略》说“呕家本渴，渴者为欲解，今反不渴，心下有支饮故也。”食即呕吐，是胃肠实热，大便秘结，下既不通，上逆而呕，所以吴老仿《金匮要略》治法，以小半夏汤合大黄甘草汤主之，除饮降逆，和胃泄热通便，呕吐则止。病例3是盛夏发病，症见脘满胀痛、恶心呕吐、嗳气厌食、身倦乏力、舌苔厚腻、脉弦滑数。吴老认为，此为肝气犯胃在前，暑湿伤中在后，内外相因而发病，故应表里同治，以藿香、半夏、茯苓、厚朴、陈皮、砂仁、竹茹清暑化湿，和中降逆，加吴茱萸、炒黄连、炒山栀子泄肝安胃，以和左金之意，诸症消失。

由上观之，方药虽然不同，但降逆和胃以止呕吐是一致的。吴老治病必求其本，痰郁、热郁、肝郁、暑湿，辨其阴阳虚实，查其表里寒热，因证遣方，古法今用，获取良效。

十七、痢疾（3例）

病例1：刘某，女，56岁，1955年1月2日初诊。

【**病史**】下利白多赤少，腹中窘痛，里急后重，1日十几次。病已2周，服药无效。

【**检查**】舌苔白黏，脉沉弦滑。

【**辨证**】湿热痢，湿热伤气，故白多赤少。

【**治则**】清热化湿，调气和血。

【**方药**】拟芍药汤加味。炒杭白芍9 g，黄芩4.5 g，炒黄连4.5 g，焦槟榔1.5 g，木香4.5 g，生甘草4.5 g，金银花9 g，菊花4.5 g，姜川厚朴4.5 g，桔梗4.5 g，浙贝母9 g，杏仁6 g。水煎服。

1月5日二诊：服药3剂，下利大减，坠痛消失，舌脉同前。按上方去菊花、浙贝母，加当归4.5 g，炒地榆6 g。水煎服。

服药3剂，痊愈。

病例2：张某，女，45岁，1966年5月14日初诊。

【**病史**】下利已年余，便下白脓液，1日3～4次，里急后重，睡眠欠佳，曾在某医院诊断为慢性痢疾。

【**检查**】舌苔中灰边红，脉沉缓滑。

【**辨证**】久病痢疾，脾气下陷，清阳不升，湿热内停。

【**治则**】升清降浊，清热化湿，佐以调气和血。

【**方药**】拟芍药汤加味。炒杭白芍9 g，当归9 g，葛根1.5 g，炒山药9 g，生甘草3 g，白头翁9 g，炒黄连1.5 g，白扁豆9 g，桔梗4.5 g，浙贝母9 g，杏仁9 g。水煎服。

服药5剂，病除。

病例3：刘某，男，32岁，1964年8月20日初诊。

【病史】去年秋天痢疾愈后一直脘胀，胃纳不佳，时时肠鸣，脐左上隐隐作痛，大便不畅，夹有白黏液便时腹痛，两胁不适，口干喜饮，头昏少眠。某医院曾诊为胃肠功能紊乱，肝脾均大，近又查出胆囊炎。

【检查】舌苔薄白，脉左沉细弦，右滑缓。

【辨证】肝脾不和，胃肠失调。

【治则】缓肝健脾，调和胃肠。

【方药】拟平胃二陈汤与芍药甘草汤合法加味。生白术9 g，姜川厚朴4.5 g，陈皮4.5 g，清半夏9 g，茯神9 g，炒杭白芍9 g，炒荔枝核4.5 g，煨木香4.5 g，煨肉豆蔻4.5 g，通草4.5 g，生甘草3 g。水煎服。

8月23日二诊：服药3剂，大便好转，腹痛减轻；仍有肠鸣，两胁痛，舌脉同前。按前方去荔枝核，加香附6 g。水煎服。

8月26日三诊：服药3剂，腹中隐痛大减，大便1日1次，成形，夜眠可；胃纳欠佳，偶有肠鸣，舌淡，苔白，脉沉缓弱。按原方去炒荔枝核、姜川厚朴、通草，加北沙参9 g，砂仁3 g。水煎服。

8月30日四诊：服药4剂，大便转干，脘胀腹痛均除；仍有肠鸣，舌苔灰白，脉沉细滑。病已向愈，效不更方，按三诊方加六曲4.5 g。水煎服。

服药4剂，诸症均除。

【按语】痢疾是以腹痛、里急后重、下利赤白脓血为特征的常见肠道传染病，多由外受湿热疫毒之气，内伤饮食生冷，损及脏腑之脾、胃、肠而形成。临床一般可分湿热痢、疫毒痢、虚寒痢、休息痢。治法不外清热化湿，凉血解毒。休息痢则宜补气温中。吴老认为无积不成痢。痢疾是湿热积于肠，滞而不去，大便脓血频数、里急后重，是气滞的表现。病之初期治宜通痢为先。因于积滞者，应去其积滞；因于湿热者，应清其湿热；因于气者，应调其气；因于血者，应和其血。所以古人有“行血则便脓自愈，调气则后重自除”之说。若有表邪，卫阳闭阻，则应先开肌表，以解里急。总之，清湿热、开郁结、和气血、消积滞是治疗痢疾的基本方法。用药方面，后重宜导滞，可用大黄、槟榔之属；腹痛宜行气，可采用木香、厚朴之类；脓血者宜和营血，可用当归、白芍、甘草；清热宜用黄芩、黄连；除湿宜用苍术、厚朴。初期切忌补气固涩，以免湿热蕴积，胶滞肠胃，发生变证。痢久不愈，必伤胃损脾，正不胜邪，此时用药不能通下，以防再伤中气，只能通和调气，取肺与大肠表里关系，用杏仁、桔梗、贝母开提肺气，使清升浊降，气行滞去，则后重可自除。这是吴老积多年经验所得，前人未曾论述，可供临证参考。若为休息痢，屡止屡发，经久不愈，吴老认为应分清是止涩太早，积滞不清，或饮食失节，或中气下陷，或脏寒虚滑所致，审症求因，分别施治。若兼见肾虚证候，可于补脾化滞药中加入补肾药，如《赤水玄珠》说"休息痢者，愈后数日又发，痢下时作时止，积年累月，不肯断根者是也。此因始得之时，不曾推下，就以调理之剂，因循而致也。又或用兜涩药太早，以致邪不尽去，绵延于肠胃之间而作者；或痢愈之后肠胃虚弱，复为饮食所伤而作者，当看其轻重调理，或热或寒，或消导，或再推下，然后以异功散等补剂加收涩之药"。至于俗称"痢赤为热，痢白为寒"不应拘泥。吴老论证，湿胜于热，伤气分者白痢多，其病在脾；热胜于湿，伤及血分者赤痢多，其病在肝；若赤白混杂，是气血两伤，宜分别治之。伤于气者，酌用木香调气，槟榔下气，厚朴行气，枳壳散气；伤于血者，酌用当归养血，白芍和营，生地黄凉血，地榆敛血，应随症加减。吴老治久下白痢多、里急后重，常以芍药汤去当归、肉桂、黄芩，加金银花、菊花、桔梗、杏仁、贝母清气化湿，上开下通，取得满意疗效。

病例1原为急性细菌性痢疾，由于开始时未能根治，湿热流连，滞而不去，故痢下白多赤少、腹中窘痛、里急后重、日久不愈。吴老按湿热伤气白痢多，久病伤脾论治，药后大便趋于正常。病例2患慢性痢疾年余，是由急性细菌性痢疾发展而成。吴老据其脉症，认为病邪伏内，湿热不清，耗伤脾脏中气，导致中虚邪陷，湿热胶滞肠胃，故久痢白脓、里急后重。吴老用芍药汤去黄芩、大黄以防苦寒攻下伤脾，去木香、槟榔免伤中气，加葛根、炒山药、白扁豆升阳举陷，健脾除湿，白头翁清大肠湿热，桔梗、杏仁、浙贝母开提肺气，正胜邪除，病获痊愈。病例3细菌性痢疾愈后一直有脘胀、纳食差、时有肠鸣、脐左上隐隐作痛、大便不畅夹有白黏液、便时腹痛脾胃失调的现象，加之头昏少眠、两胁不适、脉沉细弦滑等肝脾不和之症，所以吴老在治疗过程中，以调和肝脾为主，用平胃二陈汤合芍药甘草汤，酌加炒荔枝核、煨木香温中行气止痛，香附疏肝解郁和中，通草淡渗利湿，煨肉豆蔻固肠止利，大便成形，腹痛减轻，夜眠转好，唯仍肠鸣、纳食差，后用香砂六君汤合芍药甘草汤补脾益气养肝，病趋痊愈。

总之，吴老认为，痢疾多属里证，但须详审病之新久、虚实，伤气、伤血，或气血两伤，辨证施治，随症用药，不拘成法。其临床经验，开肺气有导滞之功（如桔梗、杏仁），清气化湿除白黏液有效（如金银花、菊花），与一般用药确有不同。

十八、泄泻（11例）

病例1：梅某，女，29岁，1961年8月31日初诊。

【病史】久泻不止，大便如鸭溏，腹中冷痛，四肢无力，尿清，饮食尚可，喜热饮。

【检查】舌苔薄白，脉沉细缓。

【辨证】脾虚寒湿作泻。

【治则】温中健脾，化湿止泻。

【方药】拟三白汤合理中汤加减。台参9 g，生白术9 g，淡干姜1.5 g，炙甘草3 g，炒杭白芍9 g，炒山药9 g，炒谷芽9 g，炒菟丝子9 g，木瓜9 g，通草3 g。水煎服。

9月3日二诊：服药3剂，腹泻已止，冷痛消失；仍觉无力，舌苔正常，脉沉细缓。久泻之后，正气未复，拟丸药调理。

丸药方：台参36 g，生白术36 g，炙甘草12 g，炒杭白芍36 g，炒山药36 g，炒车前子36 g，炒六曲16.5 g，煨肉豆蔻16.5 g，陈皮16.5 g，茯苓36 g。共研细末，炼蜜为丸，每丸重9 g，每日服2次，每次1丸。

观察数月，病未再复发。

病例2：张某，男，45岁，1965年5月31日初诊。

【病史】大便溏泄，带黏滞物，1日数次，胃脘痛，心烦少眠，口鼻干燥，不喜饮，晨间口苦，下肢浮虚。

【检查】舌苔淡黄腻，脉沉细滑。

【辨证】脾胃不和，中虚兼热。

【治则】健脾益气，清热化湿。

【**方药**】三白汤合异功散、香连丸加减。生白术6 g，白芍6 g，茯苓9 g，西洋参3 g，生甘草（先煎）3 g，陈皮4.5 g，煨木香4.5 g，炒黄连3 g，通草4.5 g，炒谷芽4.5 g。水煎服。

6月3日二诊：服药5剂，大便调，胃纳增；口鼻仍干，下肢微肿，舌苔白黏，脉沉缓，服药有效，仍健脾清中。炒山药15 g，茯苓9 g，清半夏9 g，陈皮4.5 g，焦山楂炭4.5 g，制香附9 g，白扁豆9 g，炒黄连1.2 g，石斛9 g，炒六曲6 g。水煎服。

服药5剂，诸症均除。

病例3：刘某，男，40岁，1964年4月24日初诊。

【**病史**】泄泻已6年之久，屡治屡发，现又肠鸣腹泻，完谷不化，月余未止，纳呆化迟，畏冷喜暖，心悸少眠，四肢酸懒，小便可。

【**检查**】舌苔薄白，脉沉细缓弱。

【**辨证**】脾虚湿困，清阳下陷。

【**治则**】补脾升清。

【**方药**】拟三白汤加味。炒白术9 g，炒杭白芍9 g，茯苓9 g，煨葛根4.5 g，生甘草3 g，煨木香4.5 g，泽泻6 g，煨肉豆蔻3 g，陈皮4.5 g，砂仁4.5 g。水煎服。

4月27日二诊：服药3剂症减，眠食均好，全身轻松，舌淡苔白，脉沉细缓弱。原方加胡桃6 g，补骨脂9 g。水煎服。

5月3日三诊：服药6剂，泄泻已停，眠食均可。唯腰痛无力，舌苔薄白，脉同前。按二诊方去煨葛根、煨木香、砂仁，加生牡蛎9 g，山茱萸9 g，五味子3 g。水煎服。

7月3日四诊：服药6剂，后停药，2个月来泄泻未发；仍四肢酸软，腰痛无力。再拟丸药调理脾肾。

丸药方：巴戟天30 g，炒山药30 g，山茱萸30 g，牡丹皮12 g，枸杞子24 g，炒杜仲15 g，茯苓18 g，白术14 g，炒杭白芍15 g，陈皮15 g，泽泻12 g。共为细末，神曲糊丸，如梧桐子大，早晚各服20丸。

病例4：张某，男，45岁，1966年10月20日初诊。

【**病史**】腹痛泄泻，久治不愈，现小腹胀痛，大便稀薄，量多，有不禁感，

1日7～8次，少食乏力，下肢浮肿，小便清。

【检查】舌苔薄白，脉沉细。

【辨证】脾湿不运，气虚下陷。

【治则】健脾燥湿，升阳益气。

【方药】三白汤合六君汤加味。生白术9 g，炒杭白芍9 g，茯苓9 g，生甘草3 g，煨木香4.5 g，台参9 g，清半夏9 g，陈皮4.5 g，煨肉豆蔻1.5 g，炒六曲4.5 g，升麻3 g。水煎服。

10月23日二诊：服药6剂，腹痛胀已减，饮食欠佳，便泻减少，1日4～5次，舌脉同前。按上方去清半夏、煨肉豆蔻、炒六曲，加炒山药9 g，炒谷芽6 g。水煎服。

10月27日三诊：服药5剂，腹胀未发，泄泻已减，下肢浮肿渐消；饮食仍欠佳，舌苔薄白，脉沉细，尺弱。升阳益气已效，改补脾肾。按二诊方去煨木香、升麻、炒谷芽，加山茱萸6 g，莲子肉6 g，骨碎补9 g，炒车前子9 g。水煎服。

11月6日四诊：服药10剂，大便渐调，1日2次，痛胀未作；胃纳仍不多，舌苔薄白，脉沉细，尺弱。脾肾未复。按三诊方去炒车前子，加诃子9 g，枸杞子9 g。水煎服。

11月15日五诊：又服药10剂，泄泻已愈，胃纳也增；仍腰酸无力，舌苔薄白，脉沉细缓。脾已健运，肾气未充，再益脾肾。按四诊方去骨碎补，加菟丝子9 g。水煎服。

再服10剂，巩固疗效。

病例5：李某，男，32岁，1962年6月22日初诊。

【病史】腹泻已年余，现时泻时止，便前腹痛，微有下坠，胃纳尚可，有时恶心，吐痰白黏，小便调，面色淡黄，唇淡无泽。

【检查】舌苔薄白，质淡红，脉沉滑缓。

【辨证】脾虚胃弱，停痰食滞。

【治则】健脾化痰，和中去滞。

【方药】拟三白汤合平胃二陈汤加减。生白术9 g，炒杭白芍9 g，茯苓9 g，姜半夏9 g，橘红4.5 g，生甘草3 g，姜川厚朴4.5 g，炒六曲4.5 g，煨肉豆蔻3 g，焦山楂炭3 g。水煎服。

6月26日二诊：服药4剂，恶心已除，大便转稠，腹痛大减，纳食正常，舌苔薄白，质红润，脉沉缓。按前方加木香4.5 g。水煎服。

7月16日三诊：服药4剂，20日后久泻已愈，近日外感，鼻流清涕，舌苔薄白，脉濡缓。拟二陈汤加紫苏梗3 g，藿香9 g。水煎服。

服药3剂，痊愈。

病例6：王某，女，47岁，1964年9月17日初诊。

【病史】每晨五更作泻，便时腹中微痛已3个月余，并有头晕、目眩，动则心悸，肩背两腿关节经常疼痛，经绝已2年，下肢稍肿，手胀、震颤。

【检查】舌苔灰白，脉沉无力。

【辨证】脾肾两虚，肝肺失养。

【治则】补肾益脾，以养肝肺。

【方药】二神汤合三白汤加减。补骨脂4.5 g，煨肉豆蔻3 g，炒山药9 g，茯苓9 g，白芍9 g，泽泻4.5 g，生甘草3 g，生牡蛎9 g，炒酸枣仁9 g，山茱萸4.5 g，木瓜6 g。水煎服。

9月20日二诊：服药4剂，甚效，诸症均减，饮食也增。仍按上方去茯苓、白芍、木瓜，加煨木香3 g，生白术9 g，莲子肉6 g。水煎服。

9月23日三诊：服药4剂，晨泻已止，眠食均好；腰酸痛，脱发，舌脉同前。仍按原方加胡桃肉6 g，杜仲9 g。水煎服。服药4剂，以巩固疗效。

病例7：张某，男，46岁，1961年8月30日初诊。

【病史】旧有咳喘，时常发作。1960年3月因右胁痛进行检查，医院诊为肝炎。经常右胁隐痛，胃纳欠佳，腰骶酸痛，气短乏力，近5～6日晨起腹胀痛，连续泻稀便，1日3～4次，气短乏力，心烦易怒，胃呆纳少，腰酸痛重。

【检查】舌苔白厚不匀，脉左关沉而有力，余沉细缓。

【辨证】脾肾两虚，肝肺失养。

【治则】健脾益肺，补肾缓肝。

【方药】拟二神丸合三白汤加减。生白术9 g，炒杭白芍9 g，茯苓9 g，炒六曲

4.5 g，生甘草3 g，制香附9 g，醋青皮4.5 g，炒菟丝子9 g，山茱萸9 g，炒补骨脂9 g，煨肉豆蔻4.5 g。水煎服。

9月3日二诊：服药3剂，腹泻减，大便1日1次；腹痛差，仍胀，舌苔薄白露质，脉缓，左关已和。仍按前方去炒六曲、制香附、醋青皮、煨肉豆蔻、炒补骨脂，加陈皮4.5 g，枇杷叶9 g，石斛9 g，炒车前子9 g，木香3 g。水煎服。

9月6日三诊：服药3剂，腹泻止，腹胀减，胁痛已除，胃纳好转，腰痛大轻，舌脉同前。按二诊方去茯苓、木香，加沙参9 g，麦冬6 g，山药9 g。水煎服。

服药5剂，以巩固疗效。

病例8：贾某，男，49岁，1965年8月21日初诊。

【病史】便溏已久，黎明登厕，连续2～3次，粪便色白稀薄，无里急腹痛，小便黄，纳食尚可，咽干少饮，腰酸不适，面色暗滞，形体消瘦。

【检查】舌苔薄黄润，脉左尺右关沉弱，余脉沉缓。

【辨证】脾湿肾寒，五更作泻。

【治则】温肾暖脾，固肠止泻。

【方药】四神汤合三白汤加减。补骨脂9 g，煨肉豆蔻4.5 g，五味子3 g，炒山药12 g，莲子肉3 g，炒杭白芍9 g，煨木香3 g，炒车前子9 g，生牡蛎9 g，山茱萸9 g，陈皮3 g。水煎服。

8月30日二诊：服药9剂，大便成形，1日1次，眠食均佳；尚觉咽干，脐部发热，小便仍赤，腰部不适。肾阳虽复，脾阴尚虚，更方益阴养阳。按原方去补骨脂、煨肉豆蔻、莲子肉、炒车前子、煨木香、山茱萸、生牡蛎，加北沙参9 g，茯苓9 g，生甘草3 g，炒菟丝子9 g，沙苑子9 g，麦冬9 g，霍山石斛9 g。水煎服。

9月6日三诊：服药6剂，诸症均愈，再配丸药，以调理善后。炒山药30 g，台参18 g，茯苓18 g，生甘草15 g，补骨脂21 g，炒杭白芍18 g，沙蒺藜15 g，炒车前子9 g，熟附片9 g，肉桂9 g，木香12 g。共为细末，六曲糊为丸，如梧桐子大，早晚各服20丸。

服药良好，近期随访，未见复发。

病例9：王某，男，49岁，1964年7月18日初诊。

【病史】腹泻已10余年，现在徐州疗养，溏泄1日3～4次，色黄稀薄，腹部发凉，畏寒喜暖，大便前后肠鸣矢气，腹痛甚重，小便频数，腰痛，头昏身倦，肩背酸痛，下肢沉重，饮食一般，夜眠尚好。

【检查】舌苔薄灰浮黄，脉左沉细迟，右沉细滑长。

【辨证】脾虚肾弱，湿重伤阳。

【治则】先健脾燥湿，佐以温肾。

【方药】三白汤合青娥丸加减。生白术9 g，茯苓9 g，炒杭白芍9 g，甘草4.5 g，炒山药9 g，莲子肉9 g，补骨脂9 g，杜仲9 g，胡桃肉9 g，吴茱萸1.5 g，煨木香3 g，泽泻4.5 g。水煎服。

8月4日来函：服药20剂，溏泄已止，矢气减少，腹痛消失，大便成形，1日2次，小便如常，眠食均佳；天寒之时，腹痛较重，行动不便。宜温肾健脾。炒山药12 g，巴戟天肉9 g，山茱萸9 g，茯苓9 g，泽泻6 g，熟附片3 g，肉桂3 g，枸杞子9 g，炒杜仲9 g，煨木香4.5 g。水煎服。

8月17日来函：服药6剂，痛已轻，二便基本正常。按前方以5倍量研末，炼蜜为丸，如梧桐子大，早晚各服20丸。

病例10：朱某，男，9岁，1963年1月10日初诊。

【病史】腹泻腹痛，右胁疼痛，检查肝大三指，面色苍黄，精神萎靡，胃纳少。

【辨证】肝郁脾虚，运化失调。

【治则】疏郁理脾止泻。

【方药】三白汤合四逆散加减。炒杭白芍4.5 g，生白术3 g，茯苓3 g，醋青皮3 g，炒枳壳3 g，生牡蛎9 g，醋柴胡1.5 g，炒川楝子1.5 g，炒麦芽3 g，水炙甘草3 g。水煎服。

1月13日二诊：服药3剂，腹泻止，疼痛消失，胃纳甚好，精神转佳，舌苔正常，脉沉细弦数。仍按原方去炒枳壳、生牡蛎、炒川楝子，加牡丹皮1.5 g，炒山栀子3 g。水煎服。

服药5剂，痊愈。

病例11：王某，男，36岁，1962年5月20日初诊。

【病史】久病腹痛作泻，每因过劳或饮食不节则病势加剧恶心，少食，身倦乏力，睡眠欠佳，经医院检查确诊为“过敏性结肠炎”，曾服参苓白术散、七味白术散、二神丸、三白汤等均疗效不佳。

【检查】舌苔淡白质淡红，脉沉缓尺弱。

【辨证】脾肾阳虚，命火不足泄泻。

【治则】温补肾阳。

【方药】拟右归丸加减。熟地黄30 g，炒山药30 g，山茱萸20 g，枸杞子18 g，炒杜仲15 g，制附子15 g，肉桂15 g，茯苓74 g，炙甘草12 g。共为细末，神曲糊为丸，每次9 g，每日2次。

1963年3月30日二诊：服药丸一料，腹痛作泻已除，9个月来，一直未发。近因饮食不慎，腹痛泄泻又发，1日2～3次，便溏，舌脉同前。按上方去枸杞子，加木香12 g。配丸药丸一料，服法同前。

6月19日三诊：药已服完，疗效很好，大便正常。仍按原方再配丸药一料常服，以期巩固。

【按语】泄泻是临床常见病之一，以排便次数增多、粪便稀薄，甚至泻出如水样便为主症。如《丹台玉案》说：“泄者，如水之泄也，势犹舒缓；泻者，势似直下，微有不同，而其病则一，故总名之曰泄污。”本病主要病变在于脾胃与大小肠。其致病原因有感受外邪，饮食所伤、脏腑虚衰、升降失调等，但关键在于湿盛与脾胃功能障碍。因胃为水谷之海，脾主运化精微，如果脾胃受病，则对饮食之消化和吸收都有障碍，故可致使清浊不分，混杂而下，并走大肠而形成泄泻。治疗法则应以调理脾胃、祛湿为主，但也应随其病因及其他兼夹病证，辨证施治。吴老以小肠、大肠皆属于脾，自拟三白汤经验方，随症加减，治疗慢性泄泻，效果良好。三白汤方有白术、白茯苓、白芍、甘草、陈皮（或砂仁）、木香、泽泻。寒加干姜；热加黄芩、黄连；湿重加苍术、半夏、厚朴；暑加香薷、白扁豆；消食加六曲（或炒谷芽）、焦山楂炭；久泻应升提酌加台参、升麻、葛根；滑泻不禁应固涩，酌加肉豆蔻、补骨脂、诃子、生牡蛎。

病例1系脾虚寒湿作泻，吴老以三白汤合理中汤温中散寒、化湿止泻而愈。

病例2久病脾胃不和，中虚兼热作泄，吴老以三白汤合异功散去泽泻，加炒黄连、煨木香、通草、石斛健脾益气，清热化湿，继以和中消滞而痊愈。病例3系脾虚湿困，清阳下陷作泄，吴老以三白汤加煨葛根升阳益胃，煨肉豆蔻固肠止泻而泻减，继以健脾温肾收功。病例4为脾虚不运，气虚下陷作泄，因其脾湿中虚较为明显，故吴老以三白汤加台参、升麻补中益气，清半夏、陈皮燥湿和中，诸症减轻，后以补脾肾而愈。病例5脾虚胃弱，停痰食滞作泻，吴老认为，时泻时止、腹痛下坠、恶心吐痰、脉沉滑缓，是其主症，治以三白汤加姜半夏、橘红、姜川厚朴和胃行气，燥湿化痰，炒六曲、焦山楂炭消食去滞，煨肉豆蔻温涩固肠，诸症渐次消失。病倒6、病例7均系脾肾两虚，肝肺失养。吴老认为，两例病机虽同，但证候各异，病例6得病于经绝以后五更作泻、便时腹中微痛，是肾阳虚衰，不能温脾；头晕目眩、动则心悸、两手震颤是肾阴虚不能养肝，两腿关节疼痛浮肿是脾虚湿郁，故以二神汤合三白汤温肾健脾，加山药、山茱萸、炒酸枣仁、生牡蛎滋肾敛肝，木瓜通络化湿，晨泻渐止。病例7患者旧有咳喘，脾肺两虚在前，复患肝炎，肝肾受损于后，吴老认为，此病虽新得，然正已久虚，依其证候，不外脾肾两虚，肝肺失养，故以三白汤加炒补骨脂、煨肉豆蔻温肾健脾益肺，加制香附、醋青皮解郁行气，山茱萸、炒菟丝子滋肾敛肝，症状大减，继以柔肝和脾、益阴固肾之剂而愈。病例8为脾湿肾寒，五更泄泻，吴老以四神汤合三白汤加减，先温肾暖脾，后补中益气，取得疗效。病例9为脾虚肾弱，湿重伤阳，吴老据证辨其标本，权衡缓急，先以三白汤合青娥丸加减，健脾燥湿佐以温肾，后以右归饮加减，温肾暖脾而收功。病例10症见肝脾不和，运化失调，吴老以三白汤去陈皮，加醋柴胡、炒枳壳、醋青皮、炒川楝子疏肝理脾，生牡蛎敛阴涩肠，炒麦芽消食和胃，腹泻止，腹痛除，改以三白汤合丹栀逍遥散，调理善后而愈。病例11症见命门火衰，不暖脾土之症，健脾、固涩之剂皆非所宜，吴老法取右归丸，补命门火，以暖脾土，久病缓治，终获痊愈。

综上所述，吴老治疗泄泻，识别病之新久和人体的差异，分析病因、病机，辨别脏腑虚实寒热，同病异治，异病同治，立方用药，通权达变，不执一方，随症加减，疗效显著。

十九、便秘（4例）

病例1：王某，男，28岁，1966年8月10日初诊。

【病史】上腹痛已2年余，鱼肉蛋类及辛辣食物均不能食，茶也不能饮，食后2小时脐左必痛，腹胀气滞，但食羊肉舒适无碍。大便干燥如羊屎，小便调，头偏左部涨痛。钡剂透视无异常发现，直肠镜检查为结肠紧张。

【检查】舌苔薄白，脉沉滑。

【辨证】肝胃并病，胃肠湿滞便秘。

【治则】缓肝和胃，行气化湿以通秘。

【方药】拟枳朴二陈汤加味。清半夏9 g，茯苓9 g，陈皮4.5 g，炒枳实4.5 g，姜川厚朴3 g，竹茹9 g，杏仁泥9 g，木香3 g，炒杭白芍9 g，生甘草3 g，炒六曲4.5 g。水煎服。

8月13日二诊：服药3剂，疗效显著，肠胃气机通畅，疼痛消失，头痛已止，舌淡苔少，脉沉滑稍数。按上方加减佐以温通，拟丸方常服。

丸药方：清半夏18 g，陈皮15 g，生白术18 g，炒杭白芍24 g，姜川厚朴24 g，炒枳壳15 g，木香15 g，制香附15 g，焦槟榔15 g，干姜6 g，酒大黄12 g，生甘草9 g。共为细末，炼蜜为丸，如梧桐子大，早晚各服10丸，白水送下。

1个月后，患者来述，便秘已愈，未再复发。

病例2：李某，女，38岁，1966年5月18日初诊。

【病史】月经正潮，先期量少，腰酸腿软，经常头痛，大便干燥，胁胀纳呆。

【检查】舌苔黄厚燥，脉沉缓滑。

【辨证】二阳病久，便秘头痛。

【治则】养血润燥，清热通秘。

【方药】拟枳朴二陈汤加味。炒枳壳4.5 g，姜川厚朴4.5 g，清半夏9 g，陈皮4.5 g，茯苓9 g，当归9 g，川芎3 g，白芷4.5 g，郁李仁9 g，火麻仁9 g，生甘草3 g。水煎服。

5月21日二诊：服药3剂，腰酸、胁胀已止；月经潮过，头痛眼涨，大便已

7～8日未动，以前经常服泻剂通便，药止复秘，舌苔灰黄，脉沉而无力。拟丸剂缓图。

丸药方：党参24 g，酒大黄24 g，当归30 g，木香18 g，焦槟榔18 g，炒枳壳18 g，羌活9 g，火麻仁18 g。共为细末，炼蜜为丸，如梧桐子大，早晚各服20丸。

6月6日三诊：服药良效，大便畅通，头痛眼涨已除，仍按原方配丸药继服。

以后随访，便秘未发。

病例3：孟某，女，17岁，1964年5月27日初诊。

【病史】近1个月来，脘腹隐痛且胀，大便干燥，7～11日1次，胃不思纳，身体较胖，经常鼻衄，月经后期，色黑质稠，口干心烦，夜寐不佳，头痛。

【检查】舌苔黄干，脉沉弦有力。

【辨证】阳明热实，传导失常。

【治则】清泻阳明，调气除胀。

【方药】拟小承气汤加味。姜川厚朴4.5 g，炒枳实4.5 g，酒大黄3 g，炒杭白芍9 g，焦槟榔2 g，木香3 g，火麻仁9 g，炒紫苏子1.5 g，陈皮3 g。水煎服。

5月30日二诊：服药3剂，脘腹痛减，大便已下，干硬如球，头痛已止，胃纳好转，舌苔白黏，脉沉缓，阳明热减，中焦未和。再拟枳朴二陈汤加减。清半夏9 g，陈皮4.5 g，茯苓9 g，炒枳壳4.5 g，姜川厚朴4.5 g，杭白芍9 g，炒川楝子4.5 g，炒六曲4.5 g，焦山楂炭4.5 g，生姜1 g，大枣4个。水煎服。隔日1剂。

服药4剂，恢复正常。

病例4：姜某，女，42岁，1966年7月14日初诊。

【病史】能食善饥，消瘦乏力，心中烦悸，少眠，头晕目眩，口苦咽干，大便干秘，难下如羊粪，4～5日1次，腹满，大便黄热，月经提前，色黑有块，肌肤不润。

【检查】舌苔黄干，质红，脉沉弦数。

【辨证】热蕴于中，耗伤津液，传导不利。

【治则】清热养阴，增液通秘。

【方药】拟甘露饮加减。生地黄、熟地黄各9 g，天冬、麦冬各9 g，石斛9 g，枳实4.5 g，炒山栀子6 g，炒杏仁9 g，火麻仁9 g，郁李仁9 g，柏子仁9 g，陈皮4.5 g，玄参9 g。水煎服。

7月21日二诊：服药6剂，大便干秘已减，2日1次，心烦腹满均瘥，舌已转润，脉仍同前。按上方加当归9 g。水煎服。

服药5剂，诸症均除。

【按语】大便秘结有阴阳之分，虽属大肠传导失职，但与脾胃及肾关系密切。临床常见有热秘、气秘、虚秘、冷秘，一般治疗常用清热润肠、顺气行滞、益气养血、温通开秘等法。《素问·灵兰秘典论》说："大肠者，传导之官，变化出焉。"如果肠胃无滞，则大便畅通，若燥热内结，或气滞不行，或气虚传送无力，或血虚肠道干涩，或阴寒凝结，均可导致不同性质的便秘。六腑以通为用，倘若腑气不通，浊邪上犯，往往头痛，正如《素问·通评虚实论》所云"头痛耳鸣，九窍不利，肠胃之所主也"。吴老治疗便秘，既不脱离常规治法，又能通权达变，因证施治，常从中焦入手，调其升降，行气化滞，佐以养血柔肝、宣肺清热、理脾滋肾等法，疗效很好。因为肺与大肠相表里，上开则下泄。肝与大肠通气化，大肠之传导有赖肝之疏泄，肾主二便，鼓动肾气则开合正常。

由此可见，病例1、病例2两例患者同属便秘，同用枳朴二陈汤为主，但其加减配伍不同。病例1为肝胃并病，湿滞气秘，除用缓肝和胃、行气化湿以通秘外，加杏仁泥上开肺气，取茯苓杏仁甘草汤之方义，以行水湿，加木香、炒杭白芍行气和肝，不但大便调，而且头痛止。因其食用羊肉舒适，知其气偏寒，继用大黄配干姜法取温通开秘而收功。病例2为二阳病久，当属热秘，但适届经期，药不宜凉，所以加当归、川芎调血且能润肠，配白芷以引阳明且入冲脉，以利血行。二诊经期潮过，大便未通，头痛眼涨，改用丸剂，调气和血，以通阳明，药用羌活入太阳、少阴两经，升举下焦，活跃肾气，配酒大黄、炒枳壳，取三化汤方义，疗效显著，不但通便，而且头痛眼涨均除。这是吴老用药之精，大黄配干姜寒热并用，大黄配羌活升降同用，相反相成。病例3为阳明实热，用小承气汤通腑泄热，焦槟榔、木香、陈皮行气导滞；炒紫苏子、火麻仁滋脾润燥；炒杭白芍和肝止痛，以调疏泄，药后有效。继以枳朴二陈汤加味辛开苦降，行气导滞而收功。病例4为阳明湿热、耗伤津液，取增水行舟法，方用生地黄、熟地黄、天冬、麦冬、玄参、石斛滋阴润燥；火麻仁、郁李仁、柏子仁辛香润燥；炒山栀子清利三焦；炒杏仁、枳实以调升降，诸症迭减，终以原方加当归养血和肝，获得痊愈。吴老古为今用，因人制宜，药证相符，恰到好处。

二十、噎膈（2例）

1. 噎食（1例）

病例：王某，男，42岁，1966年3月10日初诊。

【病史】自1958年发病，到1961年加重，每食必噎，吐出则舒，胸骨后痛，大便常干，脘腹胀，夜重，嗳气，头晕目眩，西医诊断为“食管痉挛”。

【检查】舌苔薄白微腻，脉沉缓弱。

【辨证】肝胃不和，积热久结，气逆于上。

【治则】降逆疏郁。

【方药】拟枳桔二陈汤加味。炒枳壳4.5 g，桔梗6 g，清半夏9 g，陈皮4.5 g，茯苓9 g，生甘草3 g，姜川厚朴4.5 g，炒黄连1.5 g，制香附9 g，炒山栀子4.5 g，焦山楂炭3 g，紫苏3 g。水煎服。

3月21日二诊：服药6剂，未再呕吐；仍噎塞不畅，舌脉同前。按上方去生甘草，加旋覆花9 g。水煎服。

4月1日三诊：连服11剂，纳食正常，未再觉噎，大便稍干，睡眠也佳，舌苔薄白，脉沉缓。改用丸剂常服，以养血生津。当归30 g，生地黄18 g，石斛30 g，麦冬15 g，枇杷叶15 g，清半夏18 g，陈皮12 g，茯苓15 g，生甘草12 g。共为细末，炼蜜为丸，如梧桐子大，早晚各服20丸。

药未尽剂，饮食、吞咽恢复正常。

【按语】噎塞乃脾虚病也，《素问·阴阳别论》曰：“三阳结，谓之膈”。三阳者大肠、小肠、膀胱也，小肠热结则血脉燥，大肠热结则便不通，膀胱热结则津液涸，三阳俱结，前后秘涩，下既不通，必反而上行，所以噎食难下，食不得入，火热上行之故。此乃前人论噎塞病机之概括。吴老认为，胃主受纳，其气下行为顺，噎食不能纳谷与胃失和降有关，胃为阳府，其气下降，体阳而用阴，肝气乘之，其气必逆，积热久结，可发噎塞。

该例噎食（西医诊断“食管痉挛”即属此类）法取降逆疏郁，选用枳桔二陈汤加味，配炒枳壳、姜川厚朴开畅上焦之气，炒黄连、制香附清热疏郁，合炒山栀子、焦山楂炭清降胃气，药后症减。二诊去生甘草是嫌其缓，加旋覆花下气和肝而噎塞除。《素问·至真要大论》曰“微者逆之，逆者正治”，缓肝之侮，益肺之降，顺其阳明燥金之性，理法明确，方药精纯，伏其所主，兼症自除。本例方药既未用重镇之品，也未用下泻之剂，稳中取效。吴老常说“脾胃为后天之本，勿伤其气”，实践证明确有道理。

2. 酒膈（1例）

病例：王某，男，62岁，1966年2月8日初诊。

【病史】平素嗜酒无度，近2年来发现胸膈闷热，呕吐，吞咽不便，心下痞满，大便干秘，屡经医院检查并未发现器质性病变，曾服中药治疗，效果不佳，饮水无碍，小便畅通，睡眠亦佳，湿痰壅盛。

【检查】舌苔薄白，脉沉缓细弱。

【辨证】酒湿蕴结，阻于中焦，升降失调。

【治则】辛开苦降，解酒化湿。

【方药】拟半夏泻心汤加减。清半夏9 g，黄连3 g，黄芩6 g，干姜2.4 g，党参9 g，炙甘草6 g，枳椇子9 g，生牡蛎9 g，大枣3个。水煎服。

2月21日二诊：服药5剂。10余日来，呕吐2次，心下痞塞大减，胸膈闷热亦轻；大便仍干，数日一行，舌苔淡黄，脉沉缓细。按上方去枳椇子、生牡蛎，加菊花9 g，旋覆花6 g。水煎服。隔日服1剂。

5月9日三诊：上方连服20余剂，一切良好，胸膈舒适，心下痞除，呕吐较前大减；偶有气逆，大便仍干。再拟二陈汤加味，以善其后。清半夏9 g，陈皮4.5 g，茯苓9 g，沙参9 g，麦冬9 g，姜川厚朴4.5 g，赭石3 g，炒黄连3 g，旋覆花9 g，生姜1 g。水煎服。仍隔日1剂。

7月29日四诊：按三诊方继服10余剂，一切正常，停药观察近2个月，虽然天气转热而病情并未反复，饮食起居均佳。

【按语】《素问·阴阳别论》曰：“三阳结，谓之膈。”清代沈金鳌说：

"……噎塞、反胃，二者皆在膈间受病，故通名为膈也。"致病之因或由忧思悲恚，或因嗜酒无度，痰湿内蕴，血耗津枯所致。清代何梦瑶《医碥·反胃噎膈》说："酒客多噎膈，饮热酒者尤多，以热伤津液，咽管干涩，食不得入也。"

此例患者嗜酒致噎，但有心下痞满，知其气结，湿痰壅盛，升降失调。吴老首选半夏泻心汤辛开苦降，开其结滞，降其湿浊，取得初效。继而随症加用旋覆花疏郁行气，二陈汤健脾和胃，调其升降，润燥得宜，从而病愈。

二十一、梅核气（2例）

病例1：顾某，女，15岁，1966年2月17日初诊。

【病史】久苦胸闷，气短，太息，前额涨痛，咽中如有物贴之，咽之不下，咯之不出，呛咳少痰，饮食可，二便调。

【检查】舌苔薄白，脉沉弦滑。

【辨证】痰气凝结，肺胃失于宣降。

【治则】行气开郁，降气化痰。

【方药】拟半夏厚朴汤加减。紫苏叶3 g，半夏6 g，厚朴4.5 g，茯苓6 g，炒杏仁3 g，炒枳壳3 g，生枇杷叶6 g，旋覆花（布包）4.5 g，生甘草3 g。水煎服。

服药3剂，诸症消失。

病例2：李某，男，45岁，1962年9月1日初诊。

【病史】咽中不利，似痛非痛，紧急不舒，如有梅核阻塞，咳之不出，吞之不下，病已20余日。经医院检查无器质性病变，眠食尚可，痰涎不多，口苦干不欲饮，二便调。

【检查】舌苔灰白厚腻，脉沉细缓滑。

【辨证】胆胃热蒸，上结咽喉，状如梅核气。

【治则】清气化热。

【方药】拟半夏厚朴汤加减。紫苏梗3 g，清半夏6 g，姜川厚朴4.5 g，生甘草3 g，桔梗6 g，橘红4.5 g，炒黄芩4.5 g，赤芍9 g，竹茹9 g，通草4.5 g，霍山石斛9 g。

水煎服。

9月24日二诊：服药5剂，咽中痞塞已解，近日来因为感冒，虽未发热，但头痛、鼻塞、声重，咽中不利，口干欲饮，舌苔薄白，脉缓滑。再清胆胃兼疏表邪。

【方药】荆芥3 g，防风3 g，桔梗4.5 g，陈皮4.5 g，赤芍9 g，炒牛子4.5 g，射干3 g，浙贝母9 g，麦冬9 g，天花粉9 g，石斛9 g，生甘草3 g。水煎服。

服药3剂，诸症均愈。

【按语】梅核气是一种情志不疏、气郁不伸引起的郁病。郁者是滞而不通之意。金元医家朱丹溪曾以“血气冲和，万病不生，一有拂郁，诸病生焉”立论，创六郁之说，主张先由气郁，而后湿、痰、热、直、食等随之而郁，从而为病。梅核气的主证是咽中梗阻，如有物贴之，咯之不出，咽之不下，是由七情郁结、肺胃宣降失常、气滞痰阻所致。但西医学耳鼻喉科往往诊为慢性咽炎，疗效不著。治疗本病历代医家主张行气开郁，降逆化痰，郁开气行痰消，诸症自除，多以半夏厚朴汤治之。

病例1虽属梅核气，但吴老认为同时兼有久苦胸闷、短气、太息、呛咳、前额胀痛，是痰气凝结、肺气不宣、胃失和降之症，必须药因证用，故在半夏厚朴汤的基础上合以茯苓杏仁甘草汤、宣肺化痰饮，加炒枳壳、生枇杷叶行气和胃，旋覆花降逆和肝，选药不过9味，配伍精炼，剂量也轻，3剂取效，久病获愈。病例2患者的病机与胆胃有关，咽为胆使，又为胃之门户，胆胃热蒸上结于咽。吴老法取清降胆胃理气和中，选用半夏厚朴汤，与常法不悖，但加减不同，剂量从轻。方中并无特殊的药味，只有炒黄芩、竹茹以清上中之热，生甘草、桔梗、赤芍化瘀利咽，病在上焦，非轻不举，如果用重剂，药过病所，反伤中气。可见治病须辨证明确，方与法合，用药在精不在多，切不可以药多为胜。

二十二、血证（4例）

1. 吐衄（2例）

病例1：赵某，男，44岁，1961年9月11日初诊。

【病史】自1944年发现脾大，西医疑诊为黑热病及脾功能亢进，多次注射锑剂无效。1949年曾因食管下端静脉曲张、大量吐血住院。1951年在南京切除脾脏，发现有结节性肝硬化。肝功能正常，仍可进行少量工作。1958年因劳累过度，胃中发热，冲气上逆，呕血甚多，色紫成块，喜冷恶热，再度住院。1961年3月9日晚9时骑车外出归来，自觉胃中灼热，脘胁作胀，头晕无力，突然晕厥，吐血很多，住院急救。相继2日夜大量吐血，先后给予8种中西止血药物，输血8000 mL，吐血仍未止，病情危急，家属发电报问方。吴老思考病情，吐血由劳而得，乃阳亢阴虚，气逆火动，有升无降，迫血上溢所致，应补阴抑阳，降气止血。

【方药】茜草炭15 g，血余炭30 g，紫苏子9 g，降香9 g。水煎服。

得方后，患者家属急煎100 mL，徐徐灌服，药进至1/3时，自觉气渐下行，脘胀大减，服完1剂后吐血减少，大便下血少许，继服2剂，血止转安。

1961年12月11日，患者来济探望，自述病后视物昏花，气短无力，右胁灼痛，夜眠不安，肝功正常，饮食甚佳，二便通畅，可轻度劳动。吴老予以调养肝肾，以资巩固。

病例2：孟某，女，18岁，1960年5月26日初诊。

【病史】吐血10余日，今又鼻衄，头目眩晕，气逆恶心，食欲不振，不欲饮水，大便2～3日1次，小便黄，月经后期。

【检查】苔灰白厚，脉沉细弦。

【辨证】肝肺气逆，血随气升。

【治则】凉肝降冲。

【方药】仿参龙汤加减。炒紫苏子4.5 g，降香4.5 g，夏枯草9 g，白茅根9 g，石斛9 g，茜草炭4.5 g，荆芥穗炭3 g，生牡蛎9 g，麦冬9 g，陈皮4.5 g，藕节6 g，水炙甘草3 g。水煎服。

5月29日二诊：服药3剂，吐衄均止，诸症皆减，苔色灰白，脉同前。血虽已止，但冲气未平，仍宜清降巩固疗效。炒紫苏子4.5 g，降香3 g，菊花9 g，夏枯草9 g，白茅根12 g，当归9 g，赤芍9 g，茜草炭3 g，石斛9 g，竹茹9 g，陈皮4.5 g，生牡蛎9 g。水煎服。

服药3剂，痊愈。

【按语】血失常道，上溢于口鼻，渗出于体外，称为"吐衄"。古人指出，吐血出于胃络，衄血本乎肺经。吐血多为热伤、劳伤、努伤；衄血多为肺热、胃热、肝火。正如金元时期张从正说："口鼻出血，是皆阳盛阴虚，有升无降，血随气上，越出上窍。"清代唐容川说："凡人吐痰吐食，皆胃之咎。血虽非胃所主，然同是吐证，安得不责之于胃，况血之归宿，在于血海，冲为血海，其脉隶于阳明，未有冲气不逆上而血逆上者也。"故治疗本症，一般多主张降逆清火，止血。如朱丹溪说："血随气上，越出上窍，法当补阴抑阳，气降则血归于经矣。"明代方隅说："血由气所依，气由血所附，治血之症，必先治气。"唐容川说："……阳明之气下行为顺。今乃逆吐，失其下行之令，急调其胃，使气顺吐止，则血不致奔脱矣。"立方用药多以泻心汤、犀角地黄汤等化裁。但是明代缪希雍指出，治血有三诀："宜行血不宜止血，宜补肝不宜伐肝，宜降气不宜降火。"同时指出，降火弊端在于"降火必用寒凉，反伤胃气，胃气伤则脾不能统血，血愈不能归经矣"。

吴老治疗吐衄是取各家之长，主张"止血先降气，降气即降火，气降血自止"。如病例1患者患有肝硬化门静脉高压，吐血因劳而得，气逆火动，迫血上溢，其血久不能止者，是冲气不降的缘故。吴老方中选用紫苏子、降香，性温能降冲、安胃，茜草炭、血余炭而入血分（茜草炭凉血、止血、化瘀，不伤脾胃；血余炭补阴、和血、化瘀，有利于肝），从而达到降冲安胃、补阴抑阳、降气止血的目的。药虽4味，但配伍精炼，相得益彰，发挥了降气止血化瘀之长，而无伤脾胃、瘀血变症之弊。病例2患者吐血而又衄血、头目眩晕、气逆恶心、大便偏干、舌苔灰白厚，此是肝火上冲肺胃、血随气升所致。吴老选用仿豢龙汤加减，凉肝清肺降气安冲，补阴抑阳，疗效显著。豢龙汤原方有羚羊角，药价昂贵，不宜广泛采用。吴老去羚羊角加炒紫苏子降气止血，同样取得了良好效果。

2. 肌衄（1例）

病例：晓某，女，45岁，1964年7月7日初诊。

【病史】1959年检查诊断为特发性血小板减少性紫癜。1年后牙龈经常出血，全身乏力，曾服激素缓解。1963年6月，突然全身满布紫癍，下肢尤甚。血常规，血红蛋白120 g/L，红细胞计数4.0×10^{12}/L，白细胞计数6.0×10^{9}/L，血小板计数6.0×10^{9}/L，骨髓象检查未发现巨核细胞，毛细血管扩张，每次月经量特别多，经后血红蛋白立即下降。

现症：心悸少眠，纳呆不饮，口干舌涩，牙龈出血，每次经潮10余日不止，身倦乏力，面色少泽，四肢有新旧紫斑较多，二便可。

【检查】舌淡苔微黄，脉沉缓无力。

【辨证】初病热毒伤营，血虚而热，久则心脾两虚，血失统摄。

【治则】急先凉血止血。

【方药】拟四物汤加减。当归9 g，生地黄9 g，炒白芍9 g，丹参9 g，牡丹皮6 g，阿胶珠9 g，台参9 g，香附9 g，茯苓9 g，龙眼肉9 g。水煎服。

7月10日二诊：服药3剂，月经已止，头部清爽，心悸少眠减轻；纳少便溏，口干不欲饮，紫斑未退，舌苔薄黄，脉同前。按上方去牡丹皮、阿胶珠、沙参、香附，加炒山药9 g，霍山石斛9 g，竹茹9 g，陈皮6 g，炒六曲4.5 g，焦山楂炭3 g。水煎服。

7月13日三诊：又服3剂，眠食好转，齿衄已止，二便调，体力渐增；下肢紫斑仍多，时值经期，紫红，量多，舌苔灰薄不润，脉沉细缓。前法已效，再补气益血，巩固疗效。按初诊方去炒白芍、茯苓，加生黄芪6 g，白术9 g，赤芍9 g，牛膝9 g。水煎服。

7月19日四诊：服药6剂，紫斑全部消失；经期缩短为6日，胃纳欠佳，大便溏薄，脘部微痛，夜眠较差，舌苔白厚，脉沉细弱。按三诊方去赤芍、生地黄、牛膝，加茯苓9 g，生甘草3 g，炒酸枣仁9 g，麦冬9 g，炒谷芽6 g。水煎服。

7月24日五诊：服药5剂，月经已净，紫斑未见，面色红润，舌苔薄白，脉缓平。按四诊方去丹参、香附、麦冬，加木香4.5 g，远志4.5 g，竹茹9 g，陈皮4.5 g。水煎服。

服药15剂，停药观察，2年内血液检查结果显示一直正常。

【按语】西医学之特发性血小板减少性紫癜相当于中医学的温毒发斑、阴毒、阳毒，是以热毒损伤营血，透于肌表，出血发斑，也称肌衄。清代叶天士说："斑者，有触目之色，而无碍手之质，即稠如锦纹，稀如蚊迹之象，或布于胸腹，或见于四肢，总以鲜红起发者为吉，色紫成片者为重，色黑者为凶，色青者为不治，盖有诸内而形诸外，可决其脏腑之安危，邪正之胜负也。"病因多由热邪蕴于肺胃，充斥三焦，波及营血，透于肌表，早期多见血热之症，久者呈现血虚之候。隋代巢元方说："斑毒之病乃热气入胃，而胃主肌肉，其热挟毒蕴积于胃，毒气熏发于肌肉而赤斑起，周匝遍体。"一般治疗，早期应火重清之，毒重化之，治宜凉血清热止血为主。久则营气不足，应扶正祛邪，治宜补养心脾，益气摄血。

吴老认为，本例患者病后经常齿衄、全身发斑、月经量多，是热毒蕴积于内、血热妄行、溢于肌表、下泄胞宫之象；久病不愈，心悸、少眠、齿衄不已、纳呆不饮、身倦乏力、月经淋漓、面色少泽、舌淡脉沉缓无力，是心脾两虚、胃有虚热之证候，故急先治标，凉血清热止血，佐以补虚清胃，药后症减，后从本治，补养心脾，益气摄血，兼清虚热，而获痊愈。由此可见，吴老辨证察经，分别标本，权衡轻重，方与法合，药因证用，层次分明，循序渐进，稳中取效。

3. 便血（1例）

病例：叶某，男，45岁，1960年3月10日初诊。

【病史】原有十二指肠溃疡、神经衰弱病史已多年，经常胃痛、反酸、失眠、心悸，屡治未愈，时轻时重。近期病情转剧，脘腹隐痛喜按，食后痛甚，大便漆黑，时干时溏，全身无力，胃纳呆少，口干舌燥，头晕目眩。近日来大便潜血（++++）。

【检查】舌苔薄黄，脉沉细弦。

【辨证】久病胃痛，热迫血溢，中气失摄。

【治则】补气和中，凉血止血。拟当归补血汤加味。

【方药】①生黄芪15 g，当归身6 g，炒酸枣仁12 g，茯苓9 g，侧柏炭9 g，地榆炭9 g。水煎服。②蜂蜜500 g。每次服一汤匙，每日2次。

3月21日二诊：服药6剂，大便黄软，胃痛大减，近日来进行大便潜血一直阴性，胃纳增，舌脉同前。原方再进。

4月11日三诊：服药20剂，便血未发，胃痛消失，眠食均可，舌苔薄白，脉沉缓。汤药停服，改用蜂蜜、核桃、龙眼常服，饮食调理。

3个月后再查，溃疡病基本痊愈。

【按语】十二指肠溃疡便血为临床所常见。此例吴老首用当归补血汤加味，补气凉血治其便血，佐用蜂蜜甘润和中治其溃疡，竟获显效，这与一般治疗溃疡不同。以蜂蜜代饴糖，为一般所忽视。蜂蜜性味甘平，补中益气润燥滑肠，主治心腹邪气，安五脏诸不足，养脾气除心烦，止痛解毒。唐代孟诜说蜂蜜“治心腹血刺痛”。《本草经疏》论蜂蜜说：“其气清和，其味纯甘，施之精神气血，虚实寒热，阴阳内外诸病。”清代黄宫绣《本草求真》说：“本花木精英，春生露气嘘得而成，生则性凉清热，熟则性温补中，为至纯至粹之味，凡人五脏不足，燥结不解，营卫不调，三焦失职，心腹急痛，肌肉疮疡，咳嗽热痢，眼目眩花，形色枯槁，无不借其润色以投。”吴老用其润中兼补，缓急止痛。因为胃喜润恶燥，和其胃气，则水谷之精充，配当归补血汤佐以柔敛止血剂，而血便自愈。继用胡桃甘温益其少火，如清代王士雄说胡桃“甘温润肺，益肾利肠，化虚痰，止虚痛……泽肌肤，暖水脏”。佐龙眼甘平补虚。如明代李时珍《本草纲目》载龙眼肉“开胃益脾补虚长智”，《本草求真》说“龙眼甘而兼润，既能补脾固气，复能保血不耗”。吴老治溃疡独取甘润之蜂蜜与胡桃、龙眼等品和中补虚，益气养血，加以饮食调理，终使溃疡痊愈，并变黄芪建中汤为法外之法，以教后学。

二十三、食亦（1例）

病例：邱某，男，41岁，1960年10月4日初诊。

【病史】能食易饥，日见消瘦，面色黄，唇紫，病已年余，夜寐多梦，肢麻乏力，头面及下肢轻度浮肿，大便干燥。

【检查】舌苔薄白，脉沉细数。

【辨证】阳明湿热内蕴，耗伤津液，善食而瘦，称为食亦。

【治则】滋液润燥，兼清湿热。

【方药】拟桂苓甘露饮加减。生地黄、熟地黄各9 g，天冬、麦冬各6 g，炒黄芩4.5 g，生枇杷叶9 g，石斛9 g，炒枳壳4.5 g，茵陈9 g，炒杭白芍9 g，桂枝1.5 g。水煎服。

10月9日二诊：服药5剂，食后知饱，二便调，左胁不舒，肢麻已减，浮肿同前，脉转有力，舌苔薄白腻。胃热已减，脾湿未清。仍按上方去天冬、麦冬、炒杭白芍，加茯苓9 g，桂枝改为2 g。水煎服。长期服用。

1961年4月6日三诊：5个月后，诸症均减，多食易饥基本消失，消瘦乏力显著好转，脉转沉缓，舌苔薄白。湿热已除，胃阴渐复。更方健脾和中，以巩固疗效，仿六君汤加味。台参9 g，生白术9 g，茯苓9 g，炙甘草3 g，清半夏9 g，陈皮4.5 g，炒酸枣仁9 g，生牡蛎9 g，木香4.5 g，砂仁4.5 g。水煎服。

【按语】食亦最早见于《素问·气厥论》曰："……大肠移热于胃，善食而瘦，又谓之食亦。胃移热于胆，亦曰食亦。"食亦的一般解释亦是怠惰之意。古人认为，手阳明大肠主津，足阳明胃主液，食亦是由于此二经津液亏耗，燥润失调而发病，多按消渴病的中消施治。如《素问·阴阳别论》说："二阳结谓之消。"因中消主胃，胃热善饥，能食而瘦是为消谷，故前人多治以清热滋液润燥。

吴老认为，食亦是饮食移易而过，不生肌肉。此患者初病阳明湿热内蕴，久伤津液，故善食易饥。胃病损脾，脾不能为胃行其津液，水谷精微失于输布，故消谷而瘦、怠惰无力、面肢浮肿。治法应滋养津液，清热利湿并用。因胃热伤津液，宜滋润，脾损湿留，宜通阳化湿，故选用桂苓甘露饮中之生地黄、熟地黄、天冬、麦冬、石斛滋液润燥，炒黄芩、茵陈清热祛湿，炒枳壳、生枇杷叶抑气降火。桂枝、茯苓通阳化气导湿从小便出，配炒杭白芍以制桂枝辛温，吴老以此治胃不损脾，治脾不伤胃，相辅相成，互相兼顾，疗效显著，后以健脾和中滋其化源而痊愈。由此可见，因证遣方，全在病药相符，配伍精当，才能提高疗效，这是吴老临床独特的经验。

二十四、中消（1例）

病例：张某，女，36岁，1961年8月31日初诊。

【病史】近3个月来，能食易饥，身体逐渐消瘦，口苦咽干欲饮，头昏无力，腰痛，尿频，大便干燥如栗，数日1次，月经后延，量少。

【检查】舌苔薄黄干，脉关滑，寸尺弱。

【辨证】中焦湿热，伤阴耗液，状若中消。

【治则】滋阴润燥，清热生津。

【方药】拟甘露饮加减。生地黄、熟地黄各9 g，天冬、麦冬各9 g，石斛9 g，沙参9 g，女贞子9 g，茵陈9 g，炒黄芩4.5 g，生枇杷叶9 g，炒枳壳4.5 g。水煎服。

服药15剂，诸症消失，仍以此方间歇服用2个月恢复健康。

【按语】消渴被古人列为燥病，按其表现分为上、中、下三消。中消是其中之一，因病在阳明，位居中焦，故称中消。其症表现多食善饥、肌肉消瘦而燥、口干饮水、大便秘结、小便频如泔，多由阳明实火或胃腑燥热所致。如《沈氏尊生书·三消源流》说："经曰：胃中热则消谷，令人善饥。又曰：二阳结谓之消，皆中消也。此盖结于本气，阳明气盛热壮，然以血多津守，未尝有所结，今言其结，则邪盛而伤阴，枯其津液，故结在中焦，阳明亢甚，故消谷善饥，又热亢能消，精液不荣肌肉，故名曰消也。"治疗中消应清胃养阴，润燥生津。吴老认为，治消渴应滋阴补肾，以泻心火，除肠胃燥热，以滋津液，使津液生而不枯，气血利而不涩，传导通而不结，使之趋于康复。

吴老认为，本例患者虽有中消之症，但兼见口苦、小便频等肝胆郁热之象。肝主疏泄，取决于胆，且胆之脉上会于咽，故胆气虚。其气上溢，而口苦，肝疏泄失调，则小便频。治疗应兼清肝胆。方用生地黄、熟地黄、天冬、麦冬、沙参、石斛、女贞子滋养胃肾之阴，清热润燥，佐茵陈、炒黄芩清利肝胆湿热，配生枇杷叶、炒枳壳降气升清，如此清滋并用，坚持治疗，渐趋康复。

二十五、腹痛腹泻（1例）

中焦虚寒脘痛便溏（1例）

病例：刘某，男，38岁，1962年1月10日初诊。

【病史】脘腹作痛已7～8年，经常反复发作，现脘腹疼痛，纳食不甘，食后嗳气吐酸，饮水不多，身倦乏力，动则气短，大便频溏，1日3～4次，畏冷喜暖，夜眠多梦，腰膝酸痛。

【检查】舌苔薄白质淡，脉沉细缓弱。

【辨证】中焦虚寒，肾阳式微。

【治则】温中散寒，健脾固肾。

【方药】拟理中汤合二神丸加味。台参9 g，炒白术9 g，干姜1 g，生甘草3 g，补骨脂9 g，煨肉豆蔻4.5 g，半夏6 g，陈皮4.5 g，香附9 g，炒杭白芍9 g。水煎服。

1月17日二诊：服药4剂，脘痛已轻；嗳气吐酸亦少，大便仍频溏，1日2～3次，身倦乏力，动则气短，腰膝酸痛，舌脉同前。按上方去炒杭白芍，加茯苓9 g，炒山药9 g。水煎服。

1月26日三诊：服药4剂，脘痛已止，腹痛亦轻，纳食转好，大便渐稠，1日2次，体力增加，舌苔薄白质淡，脉转沉缓。按二诊方去半夏、香附，加五味子1 g，山茱萸9 g，木香6 g，炒杜仲9 g。水煎服。

服药6剂，一切恢复正常。

【按语】脾胃虚弱之脘腹疼痛、大便溏泄是临床常见之症，其病机多与脾胃肾有密切关系。因脾为阴脏，体阴用阳主运化，宜升宜健；胃为阳腑，体阳用阴，主腐熟水谷，宜降宜通；肾阳为命门之火，能温煦脾土，助运化输布水谷精微。假若脾阳不振，失去健运之功，清气在下，则生飧泄；胃失和降，中焦失调，浊气在上，则生䐜胀；肾阳式微，失去温煦之能，则畏冷腰酸、大便频溏。治疗应从扶正固本入手，因人因证而异，补脾健胃，温中散寒，温补脾肾，分别施治。

本例患者症见中焦虚寒、肾阳不足之候，吴老方用台参、炒白术补气健脾，干姜温中散寒，补骨脂温补肾阳，煨肉豆蔻暖胃固肠，炒杭白芍、生甘草培土缓肝，香附行气止痛，半夏、陈皮降逆和中，继以茯苓淡渗利湿，炒山药、山茱萸敛阴固精，五味子温固下元，炒杜仲强壮腰膝，出入加减，久服病解。由此可见，吴老辨证明确，用药精当，阴中求阳，阳中求阴，脾肾兼顾，以复其元。

二十六、痹证（7例）

1. 痛痹（1例）

病例：谷某，女，39岁，1966年2月21日初诊。

【病史】右半身作痛不仁已8日，针灸未好。现右肩臂痛木，腰腿沉痛，活动不便，胃纳少，口干不欲饮，大便干燥，3日未解，小便调，月经不调，颈项强。

【检查】舌苔中淡黄旁薄白，脉沉细弦。

【辨证】营卫虚弱，奇经受损，脾失健运，湿痰阻络。

【治则】益气养血，和营止痛，化痰通络。

【方药】拟归芍四君汤加减。当归9 g，赤芍9 g，台参6 g，生白术9 g，茯苓9 g，陈皮4.5 g，乌药4.5 g，秦艽6 g，桑枝9 g，火麻仁9 g，枳壳4.5 g。水煎服。

2月24日二诊：服药3剂，肩臂痛木已减；腰腿仍痛，大便仍燥，胃纳少，舌苔白厚，脉沉细滑缓。前方小效，原方加行气利湿化痰药味，去台参、生白术、当归、赤芍、秦艽、枳壳，加清半夏9 g，厚朴4.5 g，生薏苡仁12 g，制香附9 g，炒杭白芍9 g，紫苏3 g。水煎服。

2月27日三诊：服药3剂，诸症均减，仍时腰痛，饮食转好，大便已调，舌苔薄白，脉同前。按二诊方加炒杜仲9 g，菟丝子9 g。水煎服。

3月1日四诊：服药3剂，右肩臂痛愈，腰痛微，眠食、二便均调。舌脉同前。健脾补肾疏郁通络有效，应再巩固。按三诊方去厚朴、制香附、紫苏，加威灵仙9 g，秦艽9 g。水煎服。

【按语】肩臂腰腿痛的病因不一，其证也异，古人认为，肩臂痛内因多痰湿流注、气滞、血虚，营虚卫弱；外因多风、寒、湿等不同。腰腿痛多肾虚、湿热、寒湿、湿痰、气虚、血虚、瘀血、闪挫，故应详辨，因人因证分别施治。本例先见右半身作痛不仁，后见右肩臂痛木，腰腿沉痛，活动不便。

吴老认为，本例患者素有湿痰，营虚卫弱，由外湿引发，流注经络，不通则痛。腰为肾府，为奇经带任冲督之会，营虚卫弱，伤及气血，影响奇经，故腰腿沉痛，其脉沉细弦，知其久病入络，痛则不通，故吴老先以归芍四君汤加味，益气养血，和营通络，以治其上，后以朴附二陈汤加紫苏、火麻仁燥湿化痰，行气润便，肩臂痛减；最后加炒杜仲、菟丝子、威灵仙补肾益精，以养奇经，腰腿痛也愈。综上观之，吴老对于此类上下表里俱病，顾此失彼之时，谨守病机，分清主次缓急，用药随症化裁，先调营卫和其气血，继化湿痰，清升浊降，后用固肾培本，以养奇经而收功。

2. 风寒湿痹（5例）

病例1：杜某，男，31岁，1962年6月26日初诊。

【病史】自1951年在朝鲜受寒湿后，颈项沉紧不适，如落枕状，至1956年逐渐加重，项强脊背腰骶沉紧痛，经检查为类风湿脊椎炎。现感冒多日，诸症加重，头重如裹，项背强痛掣引肩胛，肢体乏力，口干不欲饮，胃纳尚可，大小便调。

【检查】舌苔薄白，质红，脉两寸濡，余沉细滑。

【辨证】营虚卫弱，腠理不密，寒湿袭虚，伤及督脉，正气为邪所阻，久而成痹，今复感暑湿，邪犯太阳，内外合邪，经气不行。

【治则】开上导下，温通淡渗。

【方药】拟除湿汤合藿香正气散加减。藿香4.5 g，紫苏梗4.5 g，苍术6 g，厚朴6 g，陈皮4.5 g，半夏9 g，茯苓9 g，桔梗4.5 g，炒杏仁6 g，菊花6 g，白芷4.5 g，六一散9 g。水煎服。

6月29日二诊：服药3剂，外感已解，项背转适；仍两肩胛痛，舌脉同前。按上方去藿香、菊花，加威灵仙9 g，羌活3 g。水煎服。

7月5日三诊：服药6剂，项背强痛消失，两肩胛微有沉紧，易感冒复发，舌苔薄白，脉沉细滑。时值溽暑湿重，前方加减配丸药常服。

丸药方：藿香28 g，白芷15 g，葛根18 g，白术30 g，半夏18 g，陈皮18 g，茯苓30 g，厚朴18 g，薏苡仁30 g，台参18 g，生甘草15 g。共研细末，水丸，如绿豆大，早晚各服30丸。

病例2：李某，男，58岁，1966年5月6日初诊。

【病史】因海洋作业，感受寒湿，久病两腿僵直疼痛，行动困难，未能确诊，曾用电疗、针灸、中西药物，未获显效。现在只能高坐，两腿僵直不能屈伸，皮肤冰冷，膝关节疼痛，寒冷加剧，皮色不变，肌肉未痿，胃纳尚好，二便调。

【**检查**】舌苔白厚，质红润，脉沉细缓。

【**辨证**】寒湿伤下，经络受阻，久成著痹。

【**治则**】温肾健脾，除湿通络。

【**方药**】拟活络饮合巴戟天汤加减。生白术9 g，茯苓9 g，当归12 g，川芎4.5 g，秦艽9 g，独活4.5 g，桑寄生9 g，巴戟天9 g，海桐皮9 g，牛膝9 g，木瓜9 g，络石藤9 g。水煎服。

5月12日二诊：服药4剂，两腿能轻微屈伸，关节痛减，可以下床扶杖缓行；唯觉两胯间发热，其他同前，舌苔白黏，脉转细滑缓。按上方去木瓜、络石藤、川芎，加狗脊9 g，炒杜仲9 g。水煎服。

5月17日三诊：服药4剂，两腿关节疼痛大减，活动有力，可以扶梯上下楼；尚感步履不能自如，舌苔白厚，脉同前。因患者急于回原籍，要求配丸药常服。

丸药方：独活24 g，桑寄生30 g，当归30 g，川芎24 g，生白术18 g，秦艽18 g，五加皮18 g，牛膝24 g，炒杜仲30 g，海桐皮18 g，茯苓18 g，巴戟天18 g，上肉桂12 g。共研细末，水丸，如绿豆大，早晚各服30丸。

病例3：刘某，男，34岁，1962年9月5日初诊。

【**病史**】今年7月因涉水淋雨得病，全身沉紧疼痛不移，自汗恶风，胸闷脘满，口淡而黏，食不知味，不思饮水，小便数热，大便正常。

【**检查**】舌苔白黏，脉滑缓。

【**辨证**】先伤暑热，后感寒湿，暑为寒湿所遏，阳气不得伸越。

【**治则**】清暑化湿，通络除痹。

【**方药**】拟渗湿达表汤加减。羌活3 g，紫苏梗4.5 g，忍冬藤9 g，桂枝3 g，炒杭白芍9 g，厚朴4.5 g，陈皮4.5 g，香附9 g，佩兰4.5 g，竹叶4.5 g，滑石9 g，生甘草3 g。水煎服。

9月10日二诊：服药3剂，身半以上轻松，自汗已止；唯两腿仍沉紧痛，以膝胫为重，余症均除，舌苔白黏，脉沉缓。证显湿伤于下，故变法更方。独活4.5 g，桑寄生9 g，生白术9 g，黄柏4.5 g，川牛膝9 g，炒薏苡仁15 g，丝瓜络9 g，木瓜9 g，白芍9 g，炒川续断9 g，生甘草3 g。水煎服。

服药5剂而愈。

病例4：杨某，女，28岁，职员，1965年11月28日初诊。

【病史】自1961年感受寒湿，右腕关节肿痛，畏冷喜暖，至同年11月分娩后加剧，经固定治疗右腕关节强直，翌年冬季左腕亦肿痛，时好时坏，现两腕关节肿痛，入夜灼痛，活动受限，恶风畏冷，见热则舒，饮食、二便均调，月经正常。

【检查】舌苔底白浮黄，质红，脉左沉细弦，右沉细滑。

【辨证】寒湿之邪侵袭经络，流注关节，产后正虚，为邪所阻，留滞不去，湿从火化，伤营耗血。

【治则】养血和营，通络开痹，兼清湿热。

【方药】拟川芎茯苓汤加减。当归9 g，川芎3 g，赤芍9 g，赤茯苓9 g，炒薏苡仁18 g，秦艽9 g，桂枝3 g，威灵仙9 g，地龙6 g，生甘草3 g，陈皮6 g。水煎服。药渣煎水熏洗患处。

12月6日二诊：服药6剂，腕部肿痛减轻，舌脉无变化。按上方去陈皮，加松节9 g，海桐皮9 g。水煎服。药渣煎水熏洗患处。

服药10剂，诸症迭减，效不更方。

病例5：华某，男，56岁，1962年10月19日初诊。

【病史】原有右侧坐骨神经痛，近日腹痛泄泻后，右胯牵引尾骨痛，行动不便，畏冷喜暖，大小便可，饮食一般。

【检查】舌苔中白尖边红，脉弦滑缓。

【辨证】肝脾不和，湿热作泻，湿热走注经络则作痹痛。

【治则】泻肝补脾，祛湿通络。

【方药】拟续断丹加减。独活4.5 g，秦艽9 g，炒薏苡仁12 g，生白术6 g，防风4.5 g，陈皮4.5 g，炒杭白芍9 g，续断9 g，川牛膝9 g，炒杜仲9 g，木瓜6 g，生甘草3 g。水煎服。

10月14日二诊：服药3剂，右胯痛消失；尾骨旁起疱疹，作痒流水，其他无变化，舌苔薄白，质红，脉沉缓。湿热下流而成湿疮。按上方去生白术、陈皮，加苍术4.5 g，黄柏4.5 g。水煎服。

服药3剂而愈。

【按语】痹者闭而不通。《素问·痹论》说："风寒湿三气杂至，合而为痹也。"本病历代医家均认为，痹症主要由于风寒湿邪气侵入人体流注经络，致气血不和而成。虽三气感受合并而来，但各有偏胜。故临床证候也有不同。风胜为行痹，寒胜为痛痹，湿胜为着痹。如《类证治裁·痹症》说："诸痹风寒湿三气杂合，而犯其经络之阴也。风多则引注，寒多则掣痛，湿多则重著，良由营卫先虚，腠理不密，风寒湿乘虚内袭，正气为邪所阻，不能宣行，因而留滞气血凝涩久而成痹。"除寒痹还有热痹，是风寒湿邪外束、邪郁化热而成。一般治疗多以祛邪通络为主，并根据证候辨其风寒湿之偏胜。治行痹疏风为主，兼祛寒利湿，佐以补血，使血行风自灭；治痛痹散寒为主，兼疏风渗湿，佐以益火，使辛温散寒解凝；治着痹利湿为主，兼祛风逐寒，佐以补脾益气，使土强能胜湿。总之，补助真气，宣通脉络，使气血流畅，则痹可愈。吴老认为痹虽为风寒湿杂至所成，然三气中应以湿为主，是因风邪能疏解，寒邪能温散，唯独湿邪重着黏腻且多兼邪，易滞而不去。故湿蒸于上则头涨如蒙；湿伤于下则跗肿攻注；湿在经络则痹痿重着；湿在脏腑呕恶、肿胀、便溏、溺赤涩；湿在皮表则恶寒、自汗；湿在肌肉则身重、麻木、浮肿、肌肉痛、腰膝沉痛；湿流注关节则体酸骨痛、屈伸不利。若湿兼风者，多伤于上，肩背麻木，手腕硬痛，恶风，微汗，身痛无定处；湿兼寒者，多伤于下，腿足木重，足膝酸痛，状如石坠，畏冷无汗，身痛有定处；湿兼热者，多伤气津，自汗，口渴喜饮，溺赤涩。湿属阴邪，最易伤阳气。清代叶天士曾说"湿胜则阳微"，因而治湿要顾护阳气。用药方面，若风湿在表、在上，宜用防风、羌活之类，以取微汗，是因风能胜湿；若寒湿在下，宜用附子、乌头温散，是因温能通阳燥湿；湿在中焦，宜用苍术、白术实脾，是因土干燥湿；湿热在里、在下，宜用泽泻、木通、猪苓，渗湿是因开沟渠以导湿。同时治著痹应注意引经用药，如湿在周身，宜用防风、羌活、乌药等，湿在两臂，宜用桑枝、威灵仙等，湿在两腿宜用防己、牛膝、萆薢等。另外，外感湿热，项背强痛，肩背沉痛，肢节烦痛，或遍体身痛，足膝肿痛，宜藿香正气散加减。

吴老认为病例1系寒湿袭表，邪居太阳经，滞而不去，久则成痹，后因暑湿引发，内外合邪着于太阳，经气不行所致。如《金匮要略》曾说：“太阳病，关节痛而烦，脉沉而细，此名湿痹。”方用藿香、紫苏梗、白芷、菊花清暑解表，桔梗、炒杏仁宣肺行湿，茯苓、半夏、厚朴、陈皮健脾燥湿，六一散导湿渗下，继以威灵仙、羌活引经通络，诸症消失。病例2系寒湿伤下，正气为邪所阻，吴老因其皮色不变，肌肉未痿，知邪居经络，痹阻不通，故以生白术、茯苓健脾燥湿，当归、川芎养血行血，秦艽、独活、桑寄生、木瓜、海桐皮、络石藤除湿通络；巴戟天、牛膝温行通痹，狗脊、炒杜仲强壮腰膝，上肉桂温阳化湿，寒湿除，经络通，终以丸药收功。病例3为炎暑涉水淋雨得病，吴老据证候认为其先伤暑热，后感寒湿，暑为寒湿所遏，阳气不得伸越，湿着经络则身痛、恶风自汗、胸闷脘满；热郁于内则口淡而黏、小便数热。因暑多挟湿，清暑必兼利湿，故方用羌活、紫苏梗、香附、陈皮、厚朴疏散表邪，若温燥湿，桂枝通阳化湿，炒杭白芍和营止痛，佩兰、竹叶、滑石芳化淡渗，生甘草培土缓急，表证得解，继以四妙之法随症化裁，使湿邪尽除，病趋痊愈。病例4属著痹，吴老认为寒湿之邪侵袭经络，流注关节，复因产后正虚，湿着不去，反从火化，伤营耗血，其腕关节肿大、痛着不移、入夜灼痛，是血虚而热之象。此时治疗只宜养血和营，通络开痹，兼清湿热，切忌风药，因风燥易伤血之故。方用当归、川芎、赤芍养血和营，桂枝、威灵仙横行开痹，秦艽、地龙、炒薏苡仁、海桐皮清湿热，通经络；赤茯苓淡渗利湿，陈皮苦温行气，生甘草培土缓急，松节疏利关节，内外兼治，久则症除。病例5属湿热走注痹痛，吴老认为原有右腿湿着痹痛，复因腹痛泄泻引发，据症分析腹痛泄泻是肝脾不和，湿热作泻，泻后右胯牵引尾骨作痛，是湿热走注经络，害其皮肉筋脉，故法取“着而行之”，方用白术、白芍、防风、陈皮泻肝补脾，独活、秦艽、炒薏苡仁、木瓜祛湿通络；续断、川牛膝、炒杜仲强壮腰膝，生甘草和中缓急，痹痛消失，唯湿热下流，伤及皮表，而起湿疹，故原方去生白术、陈皮，加苍术、黄柏清热燥湿痊愈。

由此可见，湿为阴邪，着而不移。《素问·阴阳应象大论》说：“地之湿气，感则害皮肉筋脉。”又说：“诸痉项强，皆属于湿。”《圣济总录》说：“风湿痹者，以风湿之气，伤人经络而为痹也。”湿邪着于太阳则头项腰脊痛，着于太阴则肩背痛，着于阴阳之经则一身尽痛且重。治疗方面，李东垣说：“头痛脊强，乃太阳之经气不行也，此汤（羌活胜湿汤）主之。”喻嘉言说：“湿上甚为热，表之则易，下之则难，故当变常法而为表散。”吴老治痹证着眼于湿，确有道理，因为风寒易治，唯湿难愈。临证辨别内湿外湿及分析病因病机之所在，审其兼症，药因证用，疗效显著。

3. 心痹（1例）

病例：高某，女，27岁，1966年4月8日初诊。

【病史】确诊风湿性心脏病已2年。现胸闷气短，心悸，心前区痛，头晕耳鸣，睡眠欠佳，胃纳不甘，嗳气时作，腹胀便溏，月经尚可，下肢稍肿。

【检查】舌苔淡黄，脉沉涩。

【辨证】肝脾不和，上犯胸阳，胸际失旷，导致心痹加重。

【治法】调和肝脾，理气宁心。

【方药】拟龙牡温胆汤加减。生龙骨、生牡蛎各9 g，清半夏9 g，青皮、陈皮各3 g，竹茹9 g，炒枳实4.5 g，远志4.5 g，丹参9 g，制香附9 g，茯苓9 g，通草4.5 g。水煎服。

4月12日二诊：服药3剂，胸闷气短心悸均减，心区未痛，眠食转好，舌苔淡黄，脉沉细。按上方继服。

4月18日三诊：服药5剂，心悸气短减，头晕耳鸣均止；胃脘痛，大便偏干，嗳气又作，舌苔淡黄，脉沉细弦。心肺转安，中焦未和，再调肝胃为治。生牡蛎12 g，菊花9 g，清半夏9 g，陈皮4.5 g，炒山栀子4.5 g，百合9 g，乌药4.5 g，杏仁9 g，制香附9 g，赤芍9 g，姜枇杷叶9 g，炒车前子9 g。水煎服。

服药15剂，恢复良好，心电图检查结果显示虽无改善，但临床症状消失，起居如常。

【按语】痹为风寒湿三气杂至，壅蔽经络，血气不行，久而为痹，入于血则凝而不流为脉痹，脉痹久，复感于邪，内舍于心则脉不通，烦则心下鼓暴上气，咽干善噫，即是心痹。此例患者久病心痹，心悸气短，今因肝脾不和，上犯胸阳而使心痹加重。吴老以龙牡温胆汤加减，调和肝脾，理气宁心，不但标证全除，而本证也趋稳定，起居如常，说明了急则治标、缓则治本的原则是正确的。

二十七、腰痛（2例）

1. 寒湿腰痛（1例）

病例：张某，女，42岁，1964年11月5日初诊。

【病史】身重，腰以下冷痛已2年之久，近来侧卧不能转身，行则沉重无力，两腿酸软，每日起床疼痛更为明显，胃纳尚可，恶冷食，大便溏，小便自利。

【检查】舌苔灰白，脉沉弦迟。腰肌拒按，硬而压痛，脊椎正常。

【辨证】腰受寒湿，久着不去，发病为肾着。

【治则】温脾利湿祛寒。

【方药】仿肾着汤加味。生白术9 g，茯苓9 g，干姜1.5 g，生甘草3 g，炒杜仲9 g，炒川续断9 g，清半夏9 g，陈皮4.5 g，制香附9 g，川牛膝9 g，通草4.5 g。水煎服。

11月8日二诊：服药3剂，腰痛减轻，腿仍酸，眠食均好，大便已调，舌苔淡白，脉仍沉迟有力。按上方去通草，加制茅术4.5 g。水煎服。

11月11日三诊：服药3剂，除晚间腰部稍有沉重感外，诸症均愈，舌脉同前。按上方加木瓜9 g。水煎服。

服药5剂，痊愈。

【按语】寒湿腰痛，为外科所谓的肌纤维炎，多以局部封闭或理疗治之。中医学认为，腰为肾之府，肾与膀胱相表里，因足太阳膀胱经主表，行人身之后，故腰在经属太阳，若寒湿侵袭太阳致发腰痛，则为太阳经腰痛。其症身体重着，腰部及腰以下冷痛，口不渴，小便自利，治宜温脾补中，利湿祛寒。如清代尤在泾说："肾受寒湿，着而不去则为肾着……然其病不在肾之中脏，而在肾之外腑，故其治法，不在温肾以散寒，而在燠土以胜水。"

吴老脉症合参，将本病例诊为肾着，据其恶冷食、大便溏，知其脾阳不运，故以肾着汤原方加制茅术燥湿健脾，加清半夏、陈皮、制香附和中行气，加川牛膝、木瓜通络下行，加通草淡渗利湿，患者虽患病2年之久，但竟然服药11剂痊愈。由此可见，本例寒湿腰痛病变虽在腰部，但在肌肉而未至肾脏。脾主肌肉，运化水湿，故以温脾胜湿之法使寒祛湿化，诸症自解。

2. 寒湿腰腿痛（1例）

病例：邢某，男，41岁，1963年1月17日初诊。

【病史】得病数年，右腿酸痛，经常牵扯腰胯疼痛，时感筋急无力，畏寒喜暖，阴雨沉重，不耐久坐，大便偏干，小便正常。

【检查】舌苔薄白，质淡润，脉左沉细弦长，右沉细缓。

【辨证】脾肾两虚，寒湿伤下，久客经络，痹阻而痛。

【治则】散寒健脾燥湿，佐以通络。

【方药】仿真武汤加减。炒杭白芍12 g，茯苓9 g，生白术9 g，附子1.5 g，当归6 g，川牛膝9 g，菟丝子9 g，丝瓜络9 g，生甘草3 g，台参6 g。水煎服。

1月21日二诊：服药3剂，右腿发热疼痛减轻，大便转软，眠食均佳，舌苔薄白，脉左沉细缓，右沉细弦长。温通有效，前法进治。按上方加炒杜仲9 g，肉苁蓉9 g。水煎服。

2月7日三诊：服药3剂，右腿痛渐减，腰胯痛止，右足左侧作痛无力，大便如常，眠食均佳，舌苔薄白，脉同前。按上方加狗脊9 g，枸杞子9 g，陈皮4.5 g。水煎服。

3月4日四诊：服药5剂，近中劳累，右腿又牵扯胯痛筋急，较前轻，舌脉同前。按上方去菟丝子，加巴戟天9 g，秦艽9 g，木瓜9 g。水煎服。

以后随访，服药5剂痊愈。

【按语】腰者肾之府，肾与膀胱相表里，为足太阳膀胱经循行部位，又为冲任带督之要会，故腰在经则属太阳，在脏则属肾。古人说，太阳经腰痛是外感六淫所致，肾病腰痛是由于内伤、房劳而得。寒湿腰腿痛，是肾气本虚，寒湿之邪，乘虚而入。

本例患者症见腰脊胯腿牵扯作痛，知其肾虚；筋急无力、畏冷喜暖、阴雨沉重、不耐久坐，是寒湿之邪内侵，舌淡白、脉沉细弦长是其外候。吴老据其证候，采取温肾散寒、健脾燥湿之法，治以真武汤加减，是其独到之处。考真武汤温阳利水，主治肾阳衰微，水气内停，小便不利、四肢沉重疼痛或肢体浮肿、苔白、不渴、脉沉者。吴老借其温肾散寒除湿之意，治疗寒湿腰腿痛与众不同，药用炒杭白芍破阴凝，柔肝和营止痛为主，配伍以附子温肾益阳祛寒；生白术健脾燥湿；茯苓淡渗利湿；生甘草和中缓急为主方，虽不用其治水，但取其温化除湿益阳消阴之法。推陈出新，临床随症加减，欲养血加当归；欲引药下行强腰膝加牛膝；欲通络祛湿加丝瓜络、木瓜、秦艽；欲补肾虚益奇脉加炒杜仲、菟丝子、枸杞子、狗脊、肉苁蓉、巴戟天等。本例由于药证相符，故获痊愈。吴老以白芍、附子、白术、茯苓、甘草加全蝎治疗寒湿型坐骨神经痛，也常有良效。

二十八、水肿（3例）

1. 湿滞热郁、四肢浮虚（1例）

病例：于某，男，46岁，1964年12月30日初诊。

【病史】素体肥胖，面色丰满，近2年来两腿浮虚，按指凹陷，甚则手胀，午后肿重，翌晨则消。胸满有痰，心悸不安，眠食尚好，二便如常，血压偏高，多在160/100 mmHg。

【检查】舌苔黄厚，质红，脉尺沉细关滑。

【辨证】脾失健运，湿滞热郁，经络受阻，肢体浮虚。

【治则】久病之体，应先清热化湿通络以治其标，后健脾益肾，以治其本。

【方药】拟四君汤合三妙散加减。北沙参9 g，炒山药9 g，茯苓9 g，生甘草3 g，炒杏仁6 g，炒薏苡仁12 g，川牛膝9 g，通草4.5 g，石斛9 g，陈皮4.5 g，丝瓜络9 g，炒黄柏4.5 g。水煎服。

上方随症加减，佐黄芩清热利湿，香附、砂仁调气和中，黄精、沙苑子益肾补虚，连服11剂，手足消肿，体力增加，唯动则心悸气短，小便色黄，是脾肾仍虚，湿热未清。按原方去北沙参、通草、炒杏仁、石斛、丝瓜络，加砂仁6 g，巴戟天9 g，泽泻6 g。水煎服。

服药4剂，诸症缓解，停药观察，后经追访，病情未复发。

【按语】脾为阴脏，居于中焦，主运化、肌肉、四肢，其性喜燥恶湿，与胃相表里。胃主受纳腐熟水谷，脾主运化，布输精微，为后天之化源。若脾阳不振，运化无权，水湿停聚，则为痰、为肿。吴老认为，本例素体肥胖，内有湿痰，久病两腿浮肿，按指凹陷，是脾失健运，湿阻经络；胸满有痰，心悸不安，是痰湿上犯胸阳；血压偏高，是湿热蕴于中焦，升多降少。舌苔黄厚，脉关部滑是湿热之外候，应按《素问·至真要大论》“诸湿肿满，皆属于脾”辨证施治。方用北沙参、炒山药、茯苓、生甘草仿四君子汤原意，以健脾益气。佐炒黄柏、川牛膝，取三妙之法，清热除湿，配炒薏苡仁、通草、泽泻淡渗利湿，导湿下行，随症加减。加陈皮、杏仁行气化痰，以利升降；加石斛益胃养津，以护阴分；加丝瓜络化痰通络，以畅气机，取得初效。仍感心悸、动则气短，是脾病损肾，后加巴戟天、沙苑子益肾补虚，砂仁配炒黄柏、生甘草脾肾并治，加强疗效，获得痊愈。可见吴老治病，分清主次，标本缓急，遣方用药，配伍精炼，清热而不伤气，化湿而不伤津，竟使湿热两清，津气得复。

2. 水气上凌（1例）

病例：黄某，女，39岁，1961年11月8日初诊。

【病史】肝脾肿大已2年余，肝大肋下一指，脾可触及，腹胀便干，头晕目眩耳鸣，烦急易怒，胃下垂脐下三指，小便不利，身半以下明显水肿，胃呆纳少，屡治未应。西医诊断为"脾-肝综合征"。近月余以来，腰膝酸软，水肿加重，心悸气短，依息难卧，气逆咳嗽，胸脘痞闷，夜眠欠佳，口干不欲饮，下肢畏冷。

【检查】舌苔薄白，质淡滑，脉沉细弱。

【辨证】脾肾两虚，水气上凌。

【治法】温阳利水，理脾和中。

【方药】拟真武汤加减。淡附片1.5 g，生白术9 g，茯苓9 g，炒杭白芍9 g，炒杜仲9 g，制香附9 g，姜川厚朴4.5 g，炒砂仁4.5 g，大腹皮9 g，忍冬藤9 g，炒六曲4.5 g，生甘草3 g。水煎服。

11月24日二诊：服药9剂，身半以下水肿消失大半，心悸气短，咳逆大为减轻，小便增多，大便亦调，头晕腰酸也减，夜能安眠，胃纳转佳，舌脉同前。前方有效，仍按上方去忍冬藤，加泽泻4.5 g。水煎服。

12月1日三诊：服药6剂，水肿全消，肝大同前，脾未触及，右胁下胀，眠食均佳，大便干，舌苔薄白，边红润，脉沉细缓弱，改拟枳术汤加味调理。炒枳壳4.5 g，生白术9 g，茯苓9 g，炒杭白芍9 g，制香附9 g，大腹皮9 g，木瓜9 g，乌梅3 g，醋青皮4.5 g，肉苁蓉9 g，炒麦芽4.5 g。水煎服。

连服10剂，症状缓解。

【按语】水气之病，责之肺脾肾与三焦，一般常谓其标在肺，其本在肾，其制在脾，其行在三焦。水为阴邪，非阳不化。正常之人，水精四布，五经并行，关键在脾。脾主健运，能使心肺之阳降，肝肾之阴升。脾不散精，则清浊相混、隧道壅塞而病水。今人治水常用四法：开鬼门，洁净府，通大便，实脾土。此例水病，凌心犯肺，吴老知其脾肾两虚，水气上凌，法取温阳利水，理脾和中，真武汤加减取得显效。水肿消退后，再以枳术汤加减，调和肝脾。方剂均属一般常用，然而药物配伍确与一般不同。独取木瓜、乌梅、醋青皮、炒杭白芍等酸柔之品以治肝，以补为泄，以柔制刚，深得肝病之旨。清人黄宫绣《本草求真》说："乌梅入肺则收，入肠则涩，入筋与骨则软，入虫则伏。"又说："木瓜气味酸涩，既于湿热可疏，复于损耗可敛，故能于脾有补，于筋可舒，于肺可敛。"清代王士雄《随息居饮食谱论》说："梅性酸温，生时宜蘸盐食，温胆生津。"又说："木瓜酸平调气，和胃养肝，消胀舒筋，息风去湿。"由此可见，吴老治肝选用乌梅、木瓜等药是有其理论根据的，临证应用颇有良效。

3. 肤胀（1例）

病例：侯某，男，49岁，1962年9月13日会诊。

【病史】自1956年以来，全身浮肿逐渐加重，体重日增，头晕昏沉，善饥短气，活动尤甚，小便短少，大便溏泄，身半以上自汗，夜卧少寐，阳痿早泄。1961年3月以来，曾眩晕大作，子夜尤剧，几欲昏仆，视物旋转，后脑脊背沉重，口苦咽干，以后症无进退，兼见畏冷喜暖，恶风，易感冒，肢倦乏力，记忆力减退，情绪烦躁，易饥善食，常喜热饮，腹部胀气，偶有右胁不适，西医确诊为隐性糖尿病、内分泌紊乱、基础代谢偏低、转氨酶增高。中医辨证认为肝肾下亏，虚阳上扰；或肾阳虚于下，脾虚湿困于中，胃不能得脾阳转输，肝不能得肾涵养，导致肝旺阴亏，湿滞胃燥；或脾肾两虚，风阳易动，病情乖杂，易顾此失彼，用药应权从其变。后因久延不愈，至1962年9月13日邀会诊。

现症：自汗恶风，四肢倦乏无力，脘腹闷胀，食少便溏，尿少色黄，全身作胀，按之指陷，面色灰暗滞，气短微咳，阵发眩晕，视物旋转，易饥善食，饥时头昏冷汗，得食少缓，烦躁健忘，夜寐不沉，五心烦热，盗汗，阳痿、滑精。

【检查】舌苔薄白而干，脉沉细弱。

【辨证】脾肾两虚，肝肺失养，运化不及，营卫失调，证属肤胀。

【治则】上下俱病，先从中取。

【方药】拟龙牡温胆汤加减。生龙骨9 g，生牡蛎12 g，半夏9 g，陈皮4.5 g，茯苓9 g，竹茹9 g，炒枳实4.5 g，炒酸枣仁9 g，炒山药9 g，霍山石斛9 g，炒杭白芍9 g，炒谷芽6 g，通草4.5 g。水煎服。

9月18日二诊：服药6剂，自汗已少，盗汗仍多，全身胀减，腹部稍舒，胃已思纳，易饥已少，夜寐转安，小便增多，舌脉同前，证属阴阳俱虚，湿热内蒸，卫气不固。改用玉屏风散合生脉散加味。生黄芪9 g，生白术9 g，防风3 g，台参9 g，麦冬9 g，五味子1 g，茯苓9 g，半夏9 g，陈皮4.5 g，炒杭白芍9 g，砂仁3 g。水煎服。

因暑热余威未消，后以西洋参、天花粉益气生津，生牡蛎、浮小麦、炒酸枣仁敛阴和阳，枸杞子滋养肝肾，随症加减，服药12剂，诸症均减。

9月29日三诊：自汗盗汗基本停止，眩晕未作，脘腹闷胀已减，肤胀亦轻，纳食已香，夜眠转好；偶见易饥，嗳气，大便成形，仍不耐劳，舌苔薄白，脉沉细缓。药后有效，定方常服，拟六神散加减。台参9 g，茯苓、茯神各9 g，生黄芪9 g，白扁豆9 g，麦冬9 g，霍山石斛9 g，炒酸枣仁9 g，炒杭白芍9 g，枸杞子9 g，香附9 g，陈皮4.5 g。水煎服。

1963年3月7日四诊：因工作忙碌，肤胀又剧，肢体沉紧，自汗、盗汗极少，睡眠欠佳，目窠虚肿，气短乏力，喉中有痰，舌苔薄灰白，脉沉细弱。证属劳则气耗，心脾两虚，改异功散合生脉散加减。台参9 g，生白术9 g，茯苓9 g，麦冬9 g，炒酸枣仁12 g，天花粉9 g，五味子1.5 g，霍山石斛9 g，枸杞子9 g，海蛤粉9 g，香附9 g。水煎服。

3月11日五诊：服药4剂，肤胀已轻，全身沉紧亦减，喉中痰少，夜眠转好，目窠微肿；仍气短乏力，舌脉同前。按四诊方去五味子，加菟丝子9 g。水煎服。

3月18日六诊：服药5剂，肤胀基本消退，体力较充，易饥未见，胃纳正常，喉中痰少，二便调；偶有夜眠不宁，舌苔薄白润，脉沉细缓。按五诊方去天花粉、香附，加合欢花9 g，竹茹9 g。水煎服。以期巩固。

【按语】肤胀临床常见，多见于老年女性或男性，全身肤胀，按之凹陷，西医学常常诊断为功能性水肿、甲状腺功能减退、更年期水肿、皮质醇增多症、神经性水肿等，治疗效果不甚理想。中医古代医籍《素问·阴阳别论》说："二阴一阳发病善胀。"《素问·藏气法时论》说："肾病者腹大胫肿，喘咳、身重、寝汗、憎风。"类似肤胀的记载，多认为与脾肾两脏功能失调有关。临床呈肾虚脾湿、气滞血瘀的改变，立法用药攻之伤正，补之碍邪，颇为棘手。《医宗金鉴·杂病心法》说："肤胀脉胀通身胀，单腹鼓胀四肢平，肤胀木香流气饮，脉胀加姜黄抚芎。"这是指一般治疗法则。

吴老认为本例虽属久病正虚，难以骤补，故先用龙牡温胆汤以和中气，转枢上下，再用玉屏风散合生脉散加减益气固表，补脾燥湿，清热生津，敛阴和阳，以期补中兼疏，散中寓补，使之元气振奋，腠理致密，继用六神散加减益气补脾，和中健胃，少佐滋养肝肾，循序渐进，病情大为好转。后因过劳伤气，心脾两虚，其证复发，改用异功散健脾益气，燥湿祛痰，佐以麦冬、石斛、天花粉清润生津，炒酸枣仁养心安神，海蛤粉止咳化痰，枸杞子、菟丝子滋肾益精，药后症除。

由此可见，脾胃为后天之本，是气血营卫之泉源，若脾胃虚，健运失职，则化源日绌，百病丛生。故凡久病不愈，诸药不效者，应从脾胃入手。吴老对本病以内伤之病多不足，虚中挟实当兼清润，故法取补其虚，除其湿，行其滞，调其气，清其热，滋其肾，方中用香附、陈皮调气，石斛、天花粉清润，使药补而不滞，滋而不腻，虽未用木香流气饮等大方峻剂，同有良效。

二十九、积聚（2例）

1. 肝郁积聚（1例）

病例：陈某，男，40岁，1964年6月13日初诊。

【病史】久患肝病，肝大，剑突下3 cm，质韧。现脘满腹胀，口苦，少食，不欲饮，夜眠多梦，身倦乏力，大便干，小便浑浊，面有黑斑。肝功能检查，脑磷脂胆固醇絮状试验（++），麝香草酚絮状试验（+），谷丙转氨酶正常。

【检查】舌苔薄黄不润，脉沉细弦滑。

【辨证】肝郁乘脾，气机不和，升降失调，湿郁热生，日久渐积而成。

【治则】疏肝理脾，行气解郁，化湿清热。

【方药】拟逍遥散加减。当归9 g，白芍9 g，生白术9 g，茯苓9 g，柴胡1.5 g，水炙甘草3 g，香附9 g，鸡内金9 g，忍冬藤9 g，大腹皮9 g，陈皮4.5 g，枳壳4.5 g。水煎服。

6月20日二诊：服药7剂，脘满腹胀均减，纳食增加，大便已畅；仍口苦，小便浑浊，舌苔淡黄润，脉同前。按上方去大腹皮、忍冬藤、鸡内金，加川厚朴4.5 g，郁金4.5 g，炒山栀子4.5 g。水煎服。

6月29日三诊：服药8剂，脘满腹胀基本消失，饮食如常；仍口苦，小便浑浊，舌脉同前。肝脾渐和，湿热未清，更方调治。生牡蛎9 g，柴胡1.5 g，当归9 g，白芍9 g，醋青皮3 g，炒枳壳4.5 g，茯苓9 g，香附9 g，川萆薢9 g，炒山栀子4.5 g，生甘草3 g，通草3 g。水煎服。

7月3日四诊：服药4剂，口苦消失，小便清畅，其他无变化。复查肝功能较前好转，舌苔薄白润，脉沉弦缓，改调气养血，补肾从本治之。当归9 g，白芍9 g，生地黄9 g，生牡蛎9 g，茯苓9 g，炒山药9 g，枸杞子9 g，沙苑子9 g，香附9 g，青皮、陈皮各4.5 g，炒枳壳4.5 g，柴胡1.5 g。水煎服。

9月6日五诊：连服上方2个月余，近日复查肝已缩小剑突下可触及，肝功检查结果显示正常范围，面色润泽，舌苔薄白润，脉沉缓，拟配膏剂，气血双补，滋养肝肾，调理善后。当归60 g，白芍30 g，熟地黄30 g，台参45 g，生白术30 g，茯苓30 g，生甘草18 g，麦冬30 g，炒山药30 g，枸杞子45 g，沙苑子45 g，石斛30 g，香附30 g，青皮、陈皮各15 g，焦山楂炭30 g，炒六曲60 g。水煎3次，取汁，浓缩，加冰糖125 g收膏，瓶装密贮，每日早晚各1匙，白水冲服。

【按语】中医学的积聚含盖了西医学的肝脾大和腹内肿瘤。积聚是以腹内结块、胀或痛为主症。积和聚有所不同，积为脏病，有形而固定不移，痛有定处，病属血分，病势较重，为时较久，积而成块，故难治；聚为腑病，无形而聚散无常，痛无定处，病属气分，病势较轻，为时较短，故易治。如《难经》说："积者五脏所生，聚者六腑所成也。积者，阴气也，其始发有常处，其痛不离其部，上下有所终始，左右有所穷处。聚者，阳气也，其始发无根本，上下无所留止，其痛无常处。"病因多由七情郁结、饮食内伤等致使肝脾受损，脏腑失和，气机阻滞，瘀血内停，日久渐积而成。

临证应先辨有形无形，在气在血。初起气结在经，久则伤血入络。一般分为初、中、末三期辨证施治。初期其积块软而不坚，胀多于痛，舌苔白黏，脉实有力，属气滞血阻，正气未伤；中期积块增大，按之觉硬，痛而不移，或时有寒热，形体消瘦，身倦无力，饮食减少，大便溏薄，舌质青紫，脉弦滑，属气结血瘀，正气已伤；末期积块坚硬，疼痛加剧，肌肉瘦削，饮食大减，面色萎黄或黧黑，舌质淡紫，苔光或剥，脉弦细数，属正虚瘀结，元气大伤。治疗方面，积者初宜行气和血，消积通络；中宜通瘀行气，兼调脾胃，攻补兼施；末宜健脾扶正，气血双补，活血化瘀。聚者属于气机不和，应以行气消聚为主。

吴老认为，积是由于气郁而湿滞，湿郁而生热，热郁而痰结，痰郁而血凝，血郁而食不化，食郁而积成，此六者相因而致病。故古人说“六郁为积之本”。积未成时，应调气解郁，以利升降，使传化正常，气血冲和，其病可愈。若积已成，应先察其所痛，视其病之有余或不足，使用攻补，在扶脾健胃调气养血之同时，兼用攻坚化积之品，并要慎起居，节饮食，和其中外，以使积除邪退。否则尽攻其邪，必伤正气。《素问·六元正纪大论》所说“大积大聚，其可犯也，衰其大半而止”应当牢记。

本病例久病肝郁积聚，吴老依据脉症认为此为肝郁乘脾、气机不和、升降失调、湿郁生热、日久渐积而成，故先以逍遥散疏肝理脾，加香附、陈皮、枳壳行气解郁，忍冬藤、鸡内金、大腹皮通络消胀，化瘀除积，药后气机渐畅，传化正常，继以川厚朴宽中行气，醋青皮、郁金疏郁止痛，炒山栀子、川萆薢、通草清泄湿热，生牡蛎软坚化瘀出入加减，邪退大半，改以健脾和胃，补肾养肝，守方不更，服药2个月余，肝脏缩小，肝功能恢复正常，邪退正复，最后以膏剂健脾益气，补肾养肝，巩固疗效。由此可见，吴老治疗本病，理、法、方、药层次分明，扶正祛邪实有经验。

2. 湿热积聚（1例）

病例：安某，男，19岁，1961年12月1日初诊。

【病史】今年春季腹胀，右胁下胀痛，经西医检查脾大、脾功能亢进，现全身无力，胃纳尚好，口干饮水较多，小便黄少，大便调，右胁下胀痛拒按，腿足微浮肿，脾大3 cm。

【检查】舌苔白，质红，脉左大于右，沉细弦缓。

【辨证】肝郁脾虚，中焦湿热，阻滞气机，久结为病。

【治则】调肝理脾，清热利湿，佐以软坚散结。

【方药】仿二甲丸加减。炒杭白芍15 g，丹参9 g，香附9 g，砂仁5 g，陈皮6 g，生白术9 g，枳壳6 g，黄芩5 g，通草5 g，炮山甲6 g，生牡蛎9 g。水煎服。

12月15日二诊：服药6剂，小便增多，足腿肿减，右胁胀痛亦轻，饮食增进，舌脉同前。按上方加炙鳖甲9 g。水煎服。

1962年1月7日三诊：服药15剂，右胁下胀痛已很轻，腿足肿消，体重恢复正常，二便调，周身舒适，舌苔薄白，脉沉缓，脾大回缩1.5 cm。药后诸症均减，养正则邪渐除。

更拟丸方缓治调养。生牡蛎30 g，炙鳖甲24 g，炒杭白芍45 g，丹参45 g，生白术30 g，黄芩15 g，厚朴15 g，青皮、陈皮各9 g，赤茯苓18 g，砂仁18 g，香附30 g，水炙甘草12 g。共研细末，炼蜜为丸，如梧桐子大，每服30丸。

【按语】西医学的脾功能亢进相当于中医学的积聚。《诸病源候论》认为："有形不动为癥积攻破难；无形而动为瘕聚解散易。"在积聚中，肝之积位在左胁下，一般治疗初病气结在经，应先理其气，气行则脉络通，或先调理中焦，脾能健运则积滞可化，药宜辛散温通，入阴出阳，解凝散聚；久病则伤血入络，必理血分，兼通络瘀，于搜逐之中酌补元气，须知养正则邪可除。即使邪深积锢，也要务使脾胃气旺，才能消磨坚结，否则专取攻消，正气益衰。

吴老认为本例初病在经，故以丹参、炒杭白芍、生白术调肝理脾，砂仁、香附、陈皮、枳壳行气调中，黄芩、通草清泄湿热、炙鳖甲、生牡蛎软坚散结，获得疗效，终以丸药调中理气，温胃健脾，攻消缓治，养正除邪，渐趋康复。由此可见，临证辨别病机，分清标本主次，虚实补泻，药因证用，有方有守，攻不伤正，补不留邪，是为至要。

三十、疟母（1例）

病例：李某，女，45岁，1960年8月16日初诊。

【病史】3年前患疟疾，经用中西药物治疗基本控制，自此身倦乏力，消瘦少食，面色不华，2个月前发现左胁下有硬块，如拳大，皮色不变，按之不适，胸满痞塞，呕吐吞酸，时时发热，微恶寒，面色青褐。

【检查】舌苔薄白，脉沉弦长。

【辨证】正虚邪实，血凝痰滞，久病疟母。

【治则】攻之伤正，补之碍邪，宜攻补兼施，肝胃并调。

【方药】仿鳖甲煎丸之意加减。炙鳖甲9 g，台参9 g，柴胡4.5 g，赤芍9 g，清半夏9 g，黄芩4.5 g，干姜1.8 g，青皮9 g，姜川厚朴4.5 g，川黄连3 g，莪术9 g，生甘草3 g。水煎服。

连服30余剂，诸症均减，继用上方制丸常服，3个月后，癥块消失。

【按语】疟疾是常见的传染病，因其耗伤气血特甚，故名曰疟。病久入络，胁下癥块，名曰疟母。清代程林说："疟母者，邪气内搏于脏腑，血气羁留而不行，息而成积，故内结癥瘕。"吴老认为，疟疾结为癥瘕，应遵《素问·至真要大论》"坚者削之，结者散之"之意，当通营卫，以和阴阳，行气血以缓消癥结。

本例疟母（脾大）正虚邪实，血凝痰滞，仿鳖甲煎丸之法，汤丸并用，3个月后癥块消失。方药非常简练，用炙鳖甲主治癥瘕寒热，佐以赤芍、莪术攻逐血结，姜川厚朴、青皮理气畅中，川黄连、干姜苦辛并用，和其脾胃，兼取小柴胡汤以行少阳之经，药仅12味，共奏调寒热，和阴阳，通营卫，和气血，消癥瘕之效。这是吴老把鳖甲煎丸原方的23味药物取其精华，删繁就简，取得卓效，既代替了手术治疗，也克服了药源的困难。

三十一、臌胀（3例）

病例1：邹某，男，43岁，1962年2月8日初诊。

【病史】患病2个月余，腹大如鼓，脐突出，两腿浮肿，按之没指，活动困难，小便不利，口渴不欲饮，胃纳呆少，神倦乏力，面色苍褐，身目俱黄，无汗。西医确诊为肝硬化腹水，住院治疗。

【检查】舌苔黄厚腻，脉沉弦长。

【辨证】肝郁积聚，臌胀黄疸，水湿泛滥。

【治则】通阳化湿，行气利水。

【方药】拟茵陈五苓汤加味。茵陈30 g，白术9 g，茯苓9 g，猪苓9 g，泽泻4.5 g，木香9 g，桂枝4.5 g，陈皮6 g，枳壳6 g，砂仁4.5 g。水煎服。

连进6剂，小便通利，黄疸渐退，水肿也消大半。按上方随症以川厚朴、六曲、鸡内金、大腹皮等宽中消胀，导滞化积，加减出入，连进60余剂，臌胀基本平复，起居如常，眠食均可。

最后以乙癸丸（经验方）健脾滋肾养肝，常服收功，好转出院。随访数年，未复发。

病例2：孙某，男，48岁，1960年12月29日初诊。

【病史】肝硬化已数年，经西医检查右胁下肝大2指，质硬，现脘腹胀满，腹水明显，右胁痛，胃不思纳，大便溏，小便短少。

【检查】舌苔薄白，脉沉弦缓。

【辨证】肝郁积聚，臌胀。

【治则】疏肝理脾，消胀利水。

【方药】拟五苓散加减。生白术9 g，茯苓9 g，猪苓9 g，泽泻4.5 g，桂枝3 g，炒杭白芍9 g，鸡内金9 g，炒枳实4.5 g，木瓜6 g。水煎服。

1961年1月10日二诊：服药10剂，腹胀轻，气能下行；仍右胁痛，小便不多。按上方去桂枝，加大腹皮9 g，生牡蛎9 g，木香4.5 g。水煎服。

1月15日三诊：服药5剂，小便增多，腹水大减，臌胀好转，右胁痛瘥；仍大便溏，舌脉同前，肝脾未和，前方变更再进。生白术12 g，炒杭白芍9 g，黄连3 g，干姜4.5 g，炒山药9 g，泽泻6 g，煨肉豆蔻4.5 g，陈皮4.5 g，木香4.5 g。水煎服。

1月21日四诊：服药6剂，小便畅通，腹水已很少，腹中转矢气，大便正常，检查肝缩小一指，质硬。按三诊方去干姜，加炒川楝子4.5 g，熟附子3 g，桂枝3 g。水煎服。

2月10日五诊：服药20剂，腹水全消，诸症缓解，二便正常，眠食均好，肝脏右肋下可触及，停药观察。1年后随访，未再复发，已恢复工作。

病例3：张某，男，33岁，1964年8月24日初诊。

【病史】1963年11月患肝硬化腹水，曾住院治疗，腹水渐少，但肝大右肋下

4 cm，脾大左肋下8 cm，中等硬度，脘腹胀，两胁隐痛，胃纳不香，口干少饮，大便溏，1日2～3次，小便尚可，夜眠较好，面色苍褐，形体消瘦。

【检查】舌苔白，脉沉细弱。

【辨证】脾肾两虚，肝失所养，气结血瘀，升降失调，乃致痞积，正气已伤。

【治则】健脾补肾，调气和肝，佐以软坚。

【方药】拟乙癸丸加减。巴戟天9 g，山茱萸9 g，山药9 g，茯苓9 g，泽泻6 g，枸杞子9 g，炒杭白芍9 g，柴胡1.5 g，生牡蛎9 g，青皮、陈皮各4.5 g，香附9 g。水煎服。

8月28日二诊：服药3剂，脘腹舒适，胃纳增加，大便成形，1日2次；仍腰脊酸痛，舌脉同前。脾肾两弱，难以速复，拟加丸剂缓图。①按上方去柴胡、香附，加狗脊9 g，牛膝9 g，砂仁4.5 g。水煎服。②巴戟天30 g，炒山药30 g，山茱萸15 g，泽泻15 g，茯苓18 g，沙蒺藜18 g，川牛膝15 g，炒杭白芍15 g，生牡蛎30 g，木瓜15 g，炒麦芽15 g，炙鳖甲30 g。共为细末，炼蜜为丸，如梧桐子大，早晚各服40丸。

药后有效，肝脾变软缩小，胁痛已除，眠食均佳，二便也调，再按二诊丸药方加当归30 g，青皮15 g，仍配丸剂常服。

共服丸药3料，面色转红润，诸症消失，复查肝脾肋下可触及，恢复轻工作。

【按语】臌胀是以腹胀如鼓、青筋显露、小便不利为主要特征，西医学的肝硬化腹水即属“臌胀”范畴。臌胀主要病在肝脾，为肝失疏泄，脾失健运，水湿停聚，气滞血凝，脉络瘀阻所致。其标在肺，其本在肾，其制在脾，其行在三焦。吴老认为，治疗臌胀必须因势利导，法宜缓图，急则治标，缓则治本，可以取效。

上述3例臌胀病例，因人因病不同，治法也异，但都获得了良好的疗效。病例1臌胀，黄疸明显，小便不利，方用茵陈五苓汤，随症加减，服药60余剂，取得显效，后用乙癸丸而收功。病例2臌胀积聚，但无黄疸，小便不利，方用五苓散加减，以后法随症转，疏肝理脾温肾，服药40余剂，渐趋康复。病例3臌胀积聚，肝脾均大，腹水不多，仿乙癸丸法加鳖甲、牡蛎软坚化积，3个月共服丸剂3料，积聚消失，恢复工作。

总之，吴老治水未用峻攻猛逐之品，治疗积聚也未用过多的化瘀攻伐之品，而以扶正为主，有方有守，用药得宜，缓治收功。从表面观之，虽然药味不多，疗程较长，但从本质分析，取效可谓迅速。

三十二、虚劳（5例）

1. 虚劳（2例）

病例1：于某，女，36岁，1966年1月31日初诊。

【病史】1963年8月发热，化验白细胞计数2.0×10^9/L。1965年放节育环后，出血过多。现全身肿胀，四肢无力，面黄体瘦，少眠多梦，胃呆纳少，厌食油腻。月经40余日1次，量多淋漓，色紫红。

【检查】舌苔薄白，边尖红，脉沉弱无力。

【辨证】气血两虚，化源不足。

【治则】补脾和中，益气养血。

【方药】拟归芍六君加味。当归9 g，炒杭白芍9 g，台参9 g，生白术9 g，茯苓9 g，生甘草3 g，清半夏9 g，陈皮4.5 g，生地黄9 g，菟丝子9 g。水煎服。

2月5日二诊：服药6剂，病情好转，白细胞计数4.0×10^9/L，眠食、肿胀均好转，舌脉同前。按上方加六曲4.5 g。水煎服。

2月11日三诊：服药6剂，月经来潮，数日血未止，量不多，色紫红，胃纳一般，二便均好，夜眠好转，舌尖红，中白，脉沉涩。证属血虚血热。按二诊方去台参、陈皮、清半夏，加制香附9 g，炒黄芩4.5 g，败棕榈炭9 g，炒樗白皮4.5 g，牡丹皮6 g，生甘草4.5 g。水煎服。

2月14日四诊：服药3剂，月经即止，全身无力，肌肉颤动，胃纳、二便均调，手指发胀，舌苔薄白，脉沉弱。气血未复，再拟八珍汤加减。台参9 g，生白术9 g，当归9 g，茯苓9 g，生甘草3 g，炒杭白芍9 g，生地黄9 g，丹参9 g，龙眼肉9 g，续断9 g，狗脊9 g。水煎服。

2月24日五诊：又服10剂，病情有好转；仍纳少化迟，多睡多梦，四肢无力，头微痛。血红蛋白88 g/L，红细胞计数3.05×10^{12}/L，白细胞计数4.4×10^9/L。舌苔薄白，脉沉而无力。按四诊方去狗脊、龙眼肉，加六曲4.5 g，菊花6 g，菟丝子9 g。

水煎服。

3月8日六诊：服药12剂，自觉体力增加，胃纳可；睡眠仍不好，舌脉同前。按五诊方加酸枣仁9 g。水煎服。

服药10剂，白细胞计数增加到5.2×10^{9}/L。

病例2：宋某，男，52岁，1963年1月4日初诊。

【病史】去年夏季患胃痛，查白细胞计数为6.8×10^{9}/L，现降低到2.8×10^{9}/L，脾大，耳鸣，气短，自汗，目眩，全身无力，腰痛、腿沉，饮食可，二便调，少眠多梦。

【检查】舌苔微黄，脉沉细缓，左尺弱。

【辨证】肺虚肾弱，久损气阴。

【治则】益气养阴。

【方药】拟当归补血汤加味。当归3 g，炒杭白芍6 g，生黄芪9 g，台参9 g，麦冬9 g，炒山药9 g，霍山石斛9 g，生牡蛎9 g，枸杞子9 g，炒酸枣仁9 g，炒女贞子9 g，川牛膝9 g。水煎服。

1月14日二诊：服药10剂，白细胞计数增至5.3×10^{9}/L，红细胞计数4.15×10^{12}/L，血小板计数100×10^{9}/L，纳食增进，夜眠转佳，腰痛减，目眩已轻，耳鸣未除；仍气短乏力，易自汗，脾仍大，舌苔薄白，脉沉细缓。按前方去炒女贞子、川牛膝，加沙苑子9 g，熟地黄9 g，姜黄4.5 g，黄芪改为15 g。水煎服。

1月29日三诊：服药15剂，体力渐增，自汗已少，目眩耳鸣均轻，纳食佳，夜眠尚差，腰痛未愈，复查白细胞计数增至5.5×10^{9}/L，脾脏缩小1 cm，舌苔薄白润，质红，脉沉缓，左尺转沉细，气阴渐复，诸症减轻，原方再服。

2月16日四诊：服药15剂，体力增进，气短、自汗均消失，夜眠安宁，偶有耳鸣目眩，腰酸，复查白细胞计数增至5.89×10^{9}/L，血红蛋白136 g/L，红细胞计数4.6×10^{12}/L，血小板计数120×10^{9}/L，脾脏肋下可触及，舌苔薄白，质红润，脉沉缓，邪退正复，病已向愈，改用补气生血，佐以软坚化瘀，以收全功。炙黄芪15 g，当归3 g，台参9 g，生白术9 g，茯苓9 g，熟地黄9 g，白芍9 g，丹参9 g，生牡蛎9 g，姜黄4.5 g，陈皮4.5 g。水煎服。

服药10剂，渐趋康复，停药观察。

【按语】西医学的白细胞减少症属中医“虚劳”范畴，也称“虚损”。其病积虚成损，积损成劳，主要是脏腑亏损、气血不足所致。有因先天不足，精血素亏；有因饮食劳倦伤脾，房事不节伤肾，以及病后失于调养，导致虚劳。虚劳的特点就是气血两亏，所以在治疗上，损者益之，劳者温之，形不足者，温之以气，精不足者，补之以味。吴老认为，肾为先天之本，脾为后天之本，根据“气之源在于脾，血之源在于肾”的道理，临床治疗白细胞减少症，先调脾肾。

病例1患者得病2年余，先因发热，后因失血，导致气血两虚，化源受损，吴老据其脉症认为，气血为水谷精微所化生，而且脾为后天化源，故应先补脾和中，益气养血，治以归芍六君汤加味，纳食好转，白细胞计数增加，诸症减轻。月经期症见血虚而热，乘机改方，调经养血，经后更用八珍汤气血两补，佐菟丝子、狗脊、续断、龙眼肉、丹参等，益精生血，疗效显著，白细胞计数增至4.4×10^9/L，证候缓解。病例2病属脾虚肾弱，久损气阴，吴老见有气短、自汗、全身无力、两腿沉重等肺气虚之症，目眩、耳鸣、腰痛、少眠、多梦等肝肾阴虚之象，认为气阴两虚，治不可偏，虽然有形之血生于无形之气，但阴虚精少也难生血，故应扶阳存阴，益阴养阳，相辅相成，治以当归补血汤加味，药用生黄芪、台参等补气扶阳，当归、炒杭白芍、麦冬、炒酸枣仁、霍山石斛、炒女贞子、枸杞子等养血益阴，随症加川牛膝强筋壮骨、沙苑子滋补肝肾，熟地黄滋阴补血，姜黄疏通气血，生牡蛎软坚散结，药后气阴渐复，白细胞计数增加，脾脏缩小，疗效显著，最后以补气生血，软坚散结，病渐痊愈。

以上2例均属虚劳（白细胞减少症），虽然病因、病机不同，症有主次之分，立方用药也不同，但是吴老以慢病缓治，皆从补脾肾入手，有方有守，药后痊愈。特别对脾大的治疗，吴老认为邪实正虚，不宜专主攻破，否则容易祛邪伤正。故取《本草求真》说姜黄“此则入脾，既治气中之血，复兼血中之气”之意，配生牡蛎软坚散结，使气血畅通，脾大回缩。

2. 虚损（1例）

病例：于某，女，14岁，1965年5月7日初诊。

【病史】患者面色无华，身体消瘦，精神萎靡，午后潮热，脘腹常胀痛，食后加剧，口干唇燥，多食易饥，气短自汗，病已2年之久。

【检查】舌苔薄白中剥，质红，脉沉细小数。

【辨证】脾胃阴虚，肝木乘之，运化失职，不能营养诸脏，势将成损。

【治则】调肝和胃养阴增液。

【方药】仿一贯煎加减。北沙参6 g，麦冬6 g，白芍6 g，川芎1 g，炒扁豆6 g，延胡索1.5 g，炒川楝子1.5 g，地骨皮4.5 g，青蒿3 g，炒谷芽4.5 g，甘草3 g。水煎服。

5月10日二诊：服药3剂，脘痛减轻；午后尚有微热（体温37℃），舌苔薄白露质，边尖红，脉沉细小数。按上方去川芎、青蒿，加炒山药6 g，石斛6 g，当归4.5 g。水煎服。

5月13日三诊：服药4剂，多食、易饥减少，胃脘及胁下痛轻，二便调，舌苔薄白，边尖红，脉沉细缓滑。乃肝胃未和，虚热未清，宜再养阴和胃、疏肝理气。按二诊方去当归、炒山药、白芍、延胡索、炒川楝子，加丹参6 g，炒砂仁1.5 g，香附3 g，天花粉3 g。水煎服。

5月17日四诊：服药4剂，眠食均好，脘胁痛止，按之也不痛，精神好，体力增强。舌红已减，脉渐缓，病已基本痊愈。按三诊方去天花粉，加炒山药9 g，炒谷芽4.5 g。水煎服。

【按语】虚损一症是由脏腑亏损、元气虚弱而致的多种慢性疾病的总称。凡元气不足，运化失调，病久失养，积劳内伤，均可致虚损。虚损证候虽多，但总不离五脏，而五脏之伤又不外乎阴阳、气血，临床应以分别阴阳、气血为纲，五脏虚证为目，审证求因，治疗应"虚者补之""损者益之""劳者温之""形不足者温之以气""精不足者补之以味"。但气血来源于先天，资生充养于后天，故治虚损调补脾肾极为重要。

吴老认为，本例患者症见面色无华、身体消瘦、多食易饥、脘腹胀痛、午后潮热、发病2年之久、舌苔中剥、质红、脉沉细弦稍数，证属脾胃阴虚，肝气相乘，胃者水谷之海，水谷之精气为营，悍气为卫，营卫充盈，方能灌溉诸脏。今患者肌肉消瘦、面色无华，证是脾虚不能为胃行其津液，为何能食易饥，食后脘腹胀痛？此是肝气乘虚横逆，胃热灼津，火热消食，久则损伤脾胃之阴，不能化生水谷之精微，故午后潮热，日渐成损，难以速愈。吴老治脾胃阴虚致损，认为阴虚者补中兼清，阳中求阴，阴生阳长，才能化源不竭，所以用药不可寒凉伤阳，只能甘润、甘凉、养益脾胃之阴，不损其阳，兼清肝胆，使中焦得和，升降正常，其损可愈。从此病例治疗经过可以看出，吴老辨证规律及其用药特点。若看表面，一派清润，但从本质分析，全不害阳，吴老“能从阳中求阴”，确有独到的见解。

3. 津液大伤（1例）

病例：周某，女，46岁，1966年12月23日初诊。

【病史】久病虚劳，气血不足，月经3～4个月1次，量少色淡，胃不思纳，日渐消瘦，头目不爽，身倦嗜卧，口唇干焦，皮毛焦悴，渴不多饮，午后身热无汗，颧赤如装朱，五心烦热，小便短赤，卧梦纷纭。

【检查】舌赤苔中剥，脉沉细弱。

【辨证】阴虚内热，津液大伤。

【治则】育阴清热。

【方药】拟增液汤加味。玄参9 g，麦冬9 g，生地黄9 g，天花粉9 g，石斛9 g，陈皮4.5 g，竹茹9 g，沙参9 g，乌梅3 g。水煎服。

12月26日二诊：服药3剂，平妥、焦渴、烦热均减；舌苔仍中剥，脉同前。按上方加赤芍9 g。水煎服。

1967年1月5日三诊：服药6剂，胃纳转好，津液渐复，午后身热已平；但身倦乏力，苔转薄润，脉缓细。再议人参养荣丸常服，以期气血恢复。

【按语】积虚成损，积损成劳，故虚劳而气血两伤，津液不足者，临床常见。《金匮要略》用小建中汤治虚劳，用稼穑作甘之本味，培补后天，以育四旁，但虚劳患者津液大伤，如不救其津，则将有燎原之患，五内俱热，阴竭阳必越，则危在旦夕。因为津液渗灌脏腑，濡养肌腠皮毛、滑润关节、充骨骼。《灵枢·决气》曰：“腠理发泄，汗出溱溱，是谓津。”又说：“谷入气满，淖泽注于骨，骨属屈伸，泄泽，补益脑髓，皮肤润泽，是谓液。”津液和气血相互渗透，是人体功能活动的物质基础。

此例患者津液大伤，吴老先复其津液，后补其气血，使病化险为夷。和其胃气，护其阴精，重视胃气，是吴老的一贯主张。但救阴之法，除用增液汤外，还加用酸甘化阴法，药用乌梅、天花粉、石斛等品，确与一般不同。因为胃喜润恶燥，法宜和降，加用陈皮、竹茹因势利导，所以有效。吴老治胃不碍脾，和胃不伤阳，浊降清升，津液得复。此例虽然未用小建中汤的原方，但是酸甘化阴法亦从小建中汤悟出，通权达变，左右逢源。

4. 气血俱虚（1例）

病例：黄某，男，52岁，1966年7月7日初诊。

【病史】 肺癌手术后2年来一直很好，饮食、二便、睡眠均佳，唯周身乏力，目视易疲劳，白细胞计数 1.3×10^9/L。

【检查】 舌苔薄白，脉沉缓弱。

【辨证】 气血不足，为日已久。

【治则】 补气血和营卫。

【方药】 拟归芍四君汤加味。当归9 g，炒杭白芍9 g，党参9 g，白术9 g，茯苓9 g，黄芪9 g，麦冬9 g，石斛9 g，枸杞子9 g，生甘草3 g。水煎服。

7月19日二诊：服药10剂，病情好转，白细胞计数上升到 2.0×10^9/L，易汗出，舌苔薄白，脉缓弱，仍按上方去石斛，加龟甲胶9 g，鹿角胶9 g，鸡血藤9 g。水煎服。

8月8日三诊：服药12剂，有好转，白细胞计数上升到 3.0×10^9/L，舌脉同前，仍按二诊方继服。

9月15日四诊：服药15剂，胃纳欠佳，白细胞计数增至 4.6×10^9/L，舌苔白厚，脉缓弱，目视疲劳大减。按三诊方加炒谷芽4.5 g。水煎服。

9月27日患者来述，眠食均好，精神颇佳，体力也增，白细胞计数上升到 4.8×10^9/L，已能从事轻工作，愿停药观察，特来奉告。

【按语】 气是人身之动力，血是人身之物质，气与血不可分割。气血即阴阳，无阳不生，无阴不长。脾胃为后天之本，是气血产生的根源。吴老重视脾胃即源于此。此病例为气血双亏、白细胞减少症，吴老用气血双补法，获得初效，继用龟鹿阴阳并举，疗效比较显著。如此看来，白细胞计数减少一症必须辨证施治，谨守病机，各司其属，有者求之，无者求之，盛者责之，虚者责之，必先五脏，疏其血气，才能取得疗效。如果单纯寻求提升白细胞计数的经验方药，往往验方不验。

吴老认为，有形之血生于无形之气，所以法取气血阴阳双补法，从中医学理论来看是有一定道理的。

三十三、淋证（6例）

1. 热淋、血淋（4例）

病例1：张某，女，28岁，1965年9月15日初诊。

【病史】久患尿频、涩、赤、痛、浑浊，腰痛，治疗未愈。现眠食均调，大便正常。

【检查】舌苔薄白，脉沉细缓弱。

【辨证】膀胱湿热，久病伤肾。

【治则】清热利水，兼养肝肾。

【方药】拟导赤散加味。生地黄9 g，竹叶4.5 g，木通4.5 g，生甘草3 g，炒女贞子9 g，炒菟丝子9 g，炒车前子（包煎）9 g，炒山栀子4.5 g，赤芍9 g。水煎服。

9月21日二诊：服药6剂，尿频止，色转黄，涩痛减轻；仍腰痛，舌脉同前。以原方加川续断9 g。水煎服。

9月30日三诊：服药6剂，腰已不痛；偶有小便不爽，舌苔淡，黄润，质红，脉沉细缓。湿热渐清，肝肾未复。仍按二诊方服药，并加配丸药常服，以巩固疗效。

丸药方：生地黄15 g，竹叶15 g，木通12 g，生甘草12 g，炒菟丝子30 g，桑螵蛸18 g，萆薢18 g，炒黄柏18 g，巴戟天18 g，牛膝15 g。共为细末，炼蜜为丸，如梧桐子大，每日早晚各服20粒。

10月20日四诊：服汤药3剂、丸药一料，诸症均除，已全日工作。按前丸药方加炒山药30 g，补骨脂15 g，再配一料，服法同前。

于1966年3月14日随访，疗效巩固，未见复发。

病例2：庞某，女，53岁，1966年6月8日初诊。

【病史】素嗜甘肥，常感头晕、腰痛，近来小便频急短赤、涩痛浑浊，经治不效。

【检查】体胖，苔薄白，舌尖赤，脉沉细缓。

【辨证】脾肾两虚，湿热移于膀胱。

【治则】清热利水，健脾固肾。

【方药】以导赤散加味标本兼治。生地黄9 g，竹叶4.5 g，木通4.5 g，生甘草3 g，生白术9 g，女贞子9 g，盐螵蛸9 g，炒黄柏4.5 g，茯苓9 g，炒续断9 g，青皮、陈皮各3 g。水煎服。

6月11日二诊：服药3剂，头晕已止，小便明显好转；尚有腰痛、尿痛，舌脉同前。湿热虽减，脾肾未复。原方去盐螵蛸，加淫羊藿9 g，山药9 g。水煎服。

服药3剂，病痊愈。

病例3：彭某，女，18岁，1966年3月18日初诊。

【病史】原有慢性肾盂肾炎病史，经常反复发作，曾服抗菌药物治疗，尿中一直查有红细胞。近月余腰痛较重，小便不利，频急作痛，浑浊色黄，口苦乏味，纳食不香，睡眠不宁。

【检查】舌色灰白，脉沉细滑，尿液检测有红细胞。

【辨证】肾虚不固，膀胱湿热。

【治则】清利固肾并用，标本兼治。

【方药】拟导赤散加减。生地黄9 g，木通3 g，竹叶4.5 g，萆薢9 g，炒黄柏4.5 g，炒菟丝子9 g，当归9 g，赤芍6 g，炒山药9 g，柏子仁9 g，炒谷芽4.5 g，甘草3 g。水煎服。

3月21日二诊：服药3剂，小便已畅；仍腰痛口苦。尿液检查正常，苔淡黄，脉沉缓。前方有效，加减再进。生地黄9 g，木通4.5 g，竹叶4.5 g，萆薢9 g，炒黄柏4.5 g，女贞子9 g，炒菟丝子9 g，川续断9 g，赤芍9 g，柏子仁9 g，天花粉9 g。水煎服。

服药3剂，症除。

病例4：周某，女，52岁，1966年3月7日初诊。

【病史】原有慢性肾盂炎病史，经常复发。现又小便赤痛频数，淋沥不畅，小腹痛胀，腰酸痛楚，两腿乏力，不欲进食，夜梦咬牙。

【检查】舌苔白腻、质红，脉沉细弦缓。

【辨证】心移热于小肠。

【治则】清热利水。

【方药】以导赤散加味。生地黄9 g，竹叶4.5 g，木通4.5 g，生甘草3 g，炒山栀子4.5 g，茯苓9 g，沙参9 g，石菖蒲1.5 g，革薢9 g，炒谷芽6 g。水煎服。

3月11日二诊：服药3剂，腰酸痛减轻；小便仍赤痛频数，淋沥不畅，小腹痛胀，烦躁少眠，饮食不香，舌苔淡黄，脉沉细弦缓、尺涩。系下焦阴虚，膀胱有热，热火内迫，宣化失司，发为热淋。改为五淋散加味治之。赤苓、茯苓各9 g，赤芍9 g，炒山栀子4.5 g，当归9 g，生甘草4.5 g，青皮4.5 g，黄柏6 g，淫羊藿9 g，木香3 g，沙参9 g，革薢9 g，川续断9 g。水煎服。

服药4剂症减，又服4剂而愈。

【按语】西医学的"肾盂炎""肾盂肾炎"，按其症状属于中医学中小便频数短涩、滴沥刺痛、欲出未尽、小腹拘急、痛及脐中、尿道不利者等淋病范畴。病因多由肾虚、膀胱生热所致。如《类证治裁》说："肾虚则小便数，膀胱热则水下涩，数而且涩，则淋漓引痛。"《医家四要》说："热淋者，小便频数，不能流通，溺罢而痛是也，大抵乃由湿热入于膀胱所致。"朱丹溪曰："淋有五，皆属乎热。"根据证候，淋病可分为气淋、血淋、石淋、膏淋、劳淋五种。《证治汇补》关于"气淋涩滞，余沥不断。血淋溺血，遇热而发。石淋茎痛，溺有砂石，又名砂淋。膏淋稠浊，凝如膏糊，又名肉淋。劳淋遇劳即发，痛引气冲，又名虚淋"一段话，将淋病的辨证阐释得简明扼要，一目了然。至于治疗法则，实热之证，宜清解结热，疏利水道；若虚证或虚中有热有实，则应随其变化施治。如《医林绳墨》所说："执剂之法，并用流行滞气，疏利小便，清解邪热，其于调平心火，又三者之纲领焉。心清则小便自利，心平则血不妄行，最不可姑息用补，气得补而愈胀；血得补而愈涩；热得补而愈盛。"所以古方用郁金、琥珀以开郁，青皮、木通以行气，当归、牛膝以养血，黄柏、生地以滋阴，多能应手而获效也。

吴老临证，多以此为法。若热淋、血淋属于膀胱积热，用导赤散加味，以清心养阴，利水导热；若属于下焦阴虚，膀胱气化不清，热火内迫，宣化失司，则用五淋散加减治疗。对久病复发者，前人多以补益脾肾治之，然而吴老认为，复发之由本是肾虚不能固摄，标是膀胱气化不利，湿热未清，若只知清热利水，徒伤肾气，若只顾补益脾肾，有碍湿热，故应标本兼治，清热利水法与滋阴固肾法并用。治标酌加炒山栀子清热泻火，茯苓淡渗利湿，萆薢去浊分清，青皮、木香、川楝子流行滞气；治本酌加黄柏泻火坚肾，山药健脾固肾，女贞子、菟丝子、桑螵蛸益肾固摄，续断强腰固肾，淫羊藿缓止尿痛，常能取得良效。所以治病不知标本虚实，则正气愈虚，邪气愈实。

病例1为久患热淋伤肾，本虚标实，用导赤散加炒山栀子清热利水以治标，加炒女贞子、炒菟丝子、炒车前子、赤芍、桑螵蛸、炒黄柏、巴戟天等补肾固摄以治本，病获痊愈。病例2为年过50岁的女性，患脾肾两虚，湿热移于膀胱，以导赤散加青皮、陈皮、茯苓、生白术、炒黄柏、女贞子、炒续断等，清热利水，开郁行气，健脾固肾并用，故收效较快。病例3原患慢性肾盂肾炎，反复发作，症见肾虚不固，膀胱湿热，故以导赤散加炒黄柏泻火坚肾，当归、赤芍和血，萆薢去浊分清，炒山药、女贞子、川续断、炒菟丝子补肾固本，柏子仁养心神，配生地黄以平心火，使之心清肾固，小便自利。病例4患慢性肾盂炎，经常复发，初诊误为心移热于小肠，用导赤散无效。二诊辨证为下焦阴虚，膀胱有热，改用五淋散加味，方中炒山栀子清热泻火，当归、赤芍滋阴和血，茯苓淡渗湿热，生甘草泻火和中，加青皮、木香流行滞气，萆薢去浊分清，黄柏清热坚肾，川续断强腰补肾，淫羊藿补肾止尿痛，药证相符，方得痊愈。

总之，导赤散、五苓散都是治疗热淋、血淋常用方剂，但临床应用必须审慎辨证。导赤散凉而能补，宜用于水虚火不实者，利水而不伤阴，泻火而不伐胃；五淋散则用于肾气不足，膀胱有热未结实者，药能清利兼以和血。决不可执方就病，以免有误，前举4例可以借鉴。

2. 劳淋（1例）

病例：吴某，女，33岁，1965年1月28日初诊。

【病史】久病右胁及腰痛，尿频灼热，夜寐多梦，少食腹胀，月经先期，量少，色暗，口唇干燥，神疲乏力。尿液检测有脓细胞、白细胞及红细胞。

【检查】舌苔白腻，脉沉细弱。

【辨证】脾肾两虚，肝失柔润，久病劳淋。

【治则】调补脾肾养肝法。

【方药】拟三物汤加味。当归9 g，炒杭白芍9 g，生地黄9 g，潞党参9 g，炒山药9 g，生牡蛎9 g，青皮、陈皮各3 g，制香附9 g，枸杞子9 g，通草4.5 g，炒谷芽4.5 g。水煎服。

2月1日二诊：服药3剂，腰痛已减，尿痛尿频消失，胃纳也增；仍有胁痛腹胀，再调脾肾。按上方去生牡蛎、枸杞子、通草、炒谷芽，加茯苓9 g，泽泻6 g，沙苑子9 g，炒麦芽4.5 g。水煎服。

2月5日三诊：服药4剂，诸症大减，眠食均佳，稍有腹胀。尿液检测脓细胞（+），红细胞、白细胞少许，前法有效。按二诊方去沙苑子、制香附，加生黄芪4.5 g，川续断9 g。水煎服。

2月14日四诊：服药9剂，腰痛、胁痛、腹胀、尿频均愈，眠食均佳，尿液检测示完全正常，再拟固肾健脾，以期复元。

【方药】生龙骨9 g，桑螵蛸9 g，潞党参9 g，生白术9 g，黄芪6 g，当归9 g，川续断9 g，制香附9 g，生甘草3 g。水煎服。

随访3个月，未再复发。

【按语】劳淋多属肾虚不固，脾虚气陷，清阳不升所致。遇劳即发，缠绵难愈。治宜调补脾肾，益气升阳。如见阴虚内热，则宜养阴清热。古人治淋，有忌补、忌汗之说，如《证治汇补》说："气得补而愈胀，血得补而愈涩，热得补而愈盛。"《金匮要略》有淋家忌汗之戒。吴老认为，淋兼外感风寒在表无汗者，须汗解，但不宜过，如果强发其汗，势必伤阳耗阴。久病劳淋，脾肾俱虚，虽宜补益，但正气未虚，切勿补之，以免碍邪。吴老治淋常常佐以和肝，因为肝脉经过少腹循前阴，正是淋病的病位。小便频急除与肾失封藏有关之外，也与肝疏太过有关。所以吴老治淋，实热者，清利之，虚寒者，温补之，但缓肝和肝总不可少。

此例患者证属劳淋，久治未愈，脉症合参，知其脾肾俱虚，肝失柔润，方用三物汤加味，理脾益肾，和肝缓急，药仅数剂，久病获效。同时，吴老对小便频数的用药经验，临床习用桑螵蛸，取其性味咸平，咸能走肾，而且性平，偏寒、偏热用之均可，为他药之所不及，确有良效。

3. 痛淋（尿路痛）（1例）

病例：张某，女，29岁，1962年1月10日初诊。

【病史】右侧腰痛已半年余，右胁下牵引腰背项痛，小腹下坠，倦怠、嗜卧，小便时尿路痛，夜间尤甚，但无灼热，胃纳不佳，食后腹胀，面色绯红，头额涨痛，口唇干裂，月经正常。

【检查】舌质红，苔薄白裂纹，脉沉涩不畅。

【辨证】肝郁脾湿，寒据于下，虚阳上浮。

【治则】疏肝理脾，温化湿浊，调其升降。

【方药】拟抑气枳术汤加减。制香附6 g，醋青皮4.5 g，防风3 g，炒枳壳4.5 g，生白术9 g，炒杭白芍9 g，枇杷叶9 g，片姜黄3 g，肉苁蓉9 g，炒杜仲9 g，通草4.5 g。水煎服。

1月13日二诊：服药3剂，小便疼痛大减，腰背痛亦瘥；头额过午仍痛，胃纳欠佳，时时欲呕，舌脉同前。按上方去片姜黄、防风，加白芷3 g，清半夏6 g，砂仁4.5 g。水煎服。

1月17日三诊：服药3剂，小便痛基本解除，眠食均可；过午头额仍感涨痛，舌质淡红，脉沉缓。按二诊方去醋青皮、枇杷叶、炒杜仲、通草，加牛膝9 g，炒菟丝子9 g，炒山栀子4.5 g。水煎服。

服药4剂，诸恙悉愈，恢复正常。

【按语】尿路疼痛有寒热之分，临床常见湿热淋疾（泌尿系感染），常有小便淋沥灼痛，导赤散、八正散、五淋散等方清热通淋，则茎中疼痛可除。但亦有肾气虚寒而茎中痛者，临床虽不多见，但亦有之。此例患者肝郁脾湿，下寒过盛，虚阳上浮，颇有戴阳之象，因升降失调所致。吴老取法于中，调其升降，经用抑气枳术加减，以取卓效，关键在于淫羊藿一味发挥主导作用。《神农本草经》称淫羊藿为“刚前”，气温辛甘，无毒，主治阴痿、绝伤、茎中痛，利小便，坚筋骨，入手足阳明肾与三焦命门诸经，可升可降，辛以润肾，甘能益阳。《本草经疏》曰：“茎中痛者，肝肾虚也，补益二经，痛自止矣。”清代黄宫绣《本草求真》说：“淫羊藿（专入命门，兼入肝肾），辛香甘温，诸书皆载能治男子绝阳不兴，女子绝阴不产，且能治冷风劳气、四肢麻木不仁，膝腰无力。”盖因气味甘温，能补火助阳，兼有辛香，冷可除而风可散。清代张山雷说：“淫羊藿，禀性辛温，专壮肾阳，故主阴痿……茎中痛亦肾脏之虚寒……非湿热蕴结，水道赤涩者可比，读书慎弗误会。益气力，强志，坚筋骨，皆元阳振作之功，然虚寒者固其所宜，而阴精不充，真阳不固者，万不可为揠苗之助长也。”吴老深知此例患者不是格阳戴阳之证，而用淫羊藿一味以除尿路疼痛，是有其理论根据的，而这正是初学医者最易疏忽之处。

三十四、胸痹（5例）

病例1：宫某，男，42岁，1966年4月29日初诊。

【病史】左胸部闷痛，彻引肩背，胃脘痞塞不舒，气逆作嗳，已2个月余，饮食尚可，大小便正常，夜能眠，西医诊断为冠心病。

【检查】舌苔薄白，脉沉细弦。

【辨证】胃有停饮，痰壅气阻，胸际失旷。

【治则】和胃化饮，宣痹通阳。

【方药】拟瓜蒌薤白半夏汤合橘枳生姜汤加减。全瓜蒌9 g，薤白4.5 g，清半夏9 g，陈皮4.5 g，炒枳实4.5 g，香附6 g，炒山栀子4.5 g，生姜3片。水煎服。

5月6日二诊：服药6剂，左胸痛减，脘中痞塞亦轻，饮食、二便均好；现咽中觉有物不利，舌苔白厚腻，脉同前。按上方去生姜、香附，加桔梗6 g，广郁金4.5 g。水煎服。

5月10日三诊：服药3剂，左胸未痛，咽中干，胃脘胀痛，恶心嘈杂，不渴，舌苔薄白腻，脉沉细滑。虽属胸阳舒展，然湿热阻中，胃气未和。更方变法。清半夏9 g，陈皮4.5 g，茯苓9 g，炒山栀子4.5 g，山药9 g，通草4.5 g，生甘草3 g，生枇杷叶9 g。

服药6剂，诸症渐平。

病例2：毕某，女，48岁，1966年3月10日初诊。

【病史】自1958年患高血压及冠状动脉供血不足，现左胸前常痛，掣引肩背部，夜眠不宁，心烦气逆，纳食恶心脘胀，面目浮肿，精神不振，经绝1年，形体肥胖，血压186/100 mmHg。

【检查】舌苔薄白微腻，脉右沉细小滑，左沉小弱。

【辨证】阳虚痰壅，阻滞气机，清阳不展，胸际失旷。

【治则】宣痹通阳，行气散结，和胃化痰。

【方药】拟瓜蒌薤白合枳桔二陈汤加减。瓜蒌9 g，薤白4.5 g，半夏9 g，茯苓9 g，枳实4.5 g，桔梗4.5 g，香附9 g，远志4.5 g，柏子仁9 g，丹参9 g，陈皮4.5 g。水煎服。

3月17日二诊：服药6剂，胸背痛减，肩肘常感麻木，脘胀未除。睡眠仍不佳，饮食一般，大便偏干，血压已降至140/80 mmHg。舌苔淡黄，脉同前。气机未畅，胸阳不宣。按上方去柏子仁、丹参，加片姜黄4.5 g，山楂9 g。水煎服。

3月21日三诊：服药3剂，血压稳定，遇阴天则两肩背沉重，夜眠好，胸脘已畅，舌苔薄白，脉沉细缓弱。按初诊方去桔梗、丹参、陈皮，加桂枝1 g。水煎服。

4月1日四诊：服药6剂，胸痛大减，饮食可，夜已能眠；身仍乏力，大便干，血压降至142/80 mmHg。舌苔淡润，脉沉缓。按三诊方加当归6 g。水煎服。

病例3：孙某，男，40岁，1964年6月24日初诊。

【病史】久感胸闷气短，咳逆，心痛掣背，心悸少眠，夜醒汗出，纳食不香，身倦乏力，大便正常。胸部X线检查示左心室向左扩大，心电图显示冠状动脉供血不足。

【检查】舌苔白滑质赤，脉弦滑。

【辨证】饮停胸膈，胸际失旷，心绪烦扰，心营暗耗。

【治则】先宣痹通阳，逐饮降逆，再议其他。

【方药】拟瓜蒌薤白半夏汤合枳桔二陈汤加减。瓜蒌9 g，薤白4.5 g，半夏9 g，茯苓9 g，桔梗4.5 g，生甘草3 g，陈皮4.5 g，枳壳4.5 g。水煎服。

6月26日二诊：服药3剂，胸闷痛减，身感轻松，夜间醒后汗出，咽痒呛咳无痰，其他尚好，舌苔薄白，脉沉缓细滑。按上方去枳壳，加小麦15 g，大枣7个，炒杏仁6 g。水煎服。

7月3日三诊：服药6剂，症状减轻，胸部渐舒，寐醒自汗大减，饮食尚好；唯天热头晕痛，舌脉无变化。按二诊方加麦冬9 g，丹参9 g，菊花6 g。水煎服。

7月11日四诊：服药6剂，胸已不痛，脘部亦适，夜寐转好，二便佳，舌苔薄白，脉左沉缓滑，右沉细缓。按三诊方去茯苓、炒杏仁。水煎服（隔日1剂）。

病例4：乔某，女，32岁，1966年4月14日初诊。

【**病史**】左胸闷痛，掣引后背，腰腹亦痛，心烦易怒，痞塞嗳气，纳谷不香，口黏欲呕，夜眠多梦，大便2日1次，小便可，月经提前，历时4日，去年得病曾在某医院检查诊断为心律失常，胃下垂6 cm。

【**检查**】舌苔薄白，质红，脉沉细，两关小数。

【**辨证**】肝胃不和，升降失调，痰气上逆，胸阳不宣。

【**治则**】宣痹通阳，开胸散结，化痰和胃。

【**方药**】仿瓜蒌薤白半夏汤加减。瓜蒌9 g，薤白4.5 g，半夏9 g，炒枳实4.5 g，桔梗4.5 g，青皮3 g，香附9 g，生姜3片，生甘草3 g。水煎服。

4月18日二诊：服药3剂，胸痛已瘥，胃纳转佳，二便正常，尚有胸闷痞塞，后背作痛，食后嗳气脘胁作痛，舌苔薄白，质淡，脉无变化。按初诊方加紫苏梗4.5 g，炒山药9 g。水煎服。

4月23日三诊：服药3剂，胸痛掣背渐平，胸闷痞塞亦少，二便调；食仍嗳气，脘胁胀痛，舌苔薄白，质淡，脉沉细缓。药后胸阳已展，胃气未和。改拟平胃二陈汤加味调胃健脾，和中降逆。生白术9 g，川厚朴4.5 g，陈皮4.5 g，半夏9 g，茯苓9 g，枳实4.5 g，生甘草3 g，川楝子4.5 g，香附9 g，生姜3片。水煎服。

服药6剂，病痊愈。

病例5：傅某，女，47岁，1961年3月6日初诊。

【**病史**】头晕心悸，失眠，健忘已2年多。近2个月左胸痛，自觉与呼吸无关。有时胃中痞满，食后腹胀，右前臂麻痛，月经按期，暗红量多，有血块，饮食正常，小便夜频，大便干，2日1次。

【**检查**】舌苔薄白，质红，脉左沉细，右缓滑。

【**辨证**】肝郁化热，风阳上扰，气阻痰壅，胸际失旷。

【**治则**】育阴清热，平肝养血，疏郁通络，豁痰下气。

【**方药**】拟旋覆花汤加减。旋覆花（布包）9 g，菊花6 g，钩藤9 g，生石决明

15 g，玉竹9 g，当归9 g，郁金4.5 g，茯苓9 g，半夏6 g，陈皮4.5 g，薤白4.5 g，生葱管2寸。水煎服。

3月14日二诊：服药6剂，胸闷已差，头晕减轻，夜尿频减；时有恶心，大便后重而干，3日1次，舌苔淡黄，脉沉细小弦。按上方去旋覆花、薤白，加竹茹9 g，火麻仁9 g。水煎服。

3月24日三诊：服药6剂，头晕时轻时重，恶心已除，夜眠、饮食尚可；劳则右臂仍麻木，心悸不宁，舌苔薄白，质淡红，脉沉缓。按二诊方去郁金，加白芍9 g，片姜黄4.5 g，炒枳壳4.5 g。水煎服。

4月5日四诊：服药6剂，头晕大减，小便可，右臂仍麻痛；大便欠畅，2日1次，舌苔薄白，脉同前。为巩固疗效，配丸药常服。

丸药方：生石决明15 g，菊花9 g，肥玉竹15 g，当归9 g，白芍9 g，片姜黄3 g，火麻仁9 g，桔梗6 g，枳壳6 g，陈皮4.5 g，茯苓9 g，香附9 g。取药3剂，共研细末，蜜丸如梧桐子大，早晚各服30丸。

【按语】胸痹是以胸膺疼痛为主症，其病位包括上焦心肺两脏，根据《金匮要略》《备急千金要方》的有关记载，胸痹属于西医学上的“冠心病”。在病因方面，古人认为多由胸阳不足，阴乘阳位，而气机不畅所致，如《金匮要略》所说：“阳微阴弦，即胸痹而痛，所以然者责其极虚也。”《医门法律·杂证》说：“胸痹总因阳虚，故阴得乘之。”这些都说明了内因是本病发病的关键所在。另外，本属阳虚，若再感受寒邪痹阻脉络也可成胸痹，如《诸病源候论·胸痹候》所说：“寒气客于五脏六腑，因虚而发，上冲胸间，则为胸痹。”再如饮食不节，过食肥甘生冷，嗜酒贪杯，均能损伤脾胃，使痰湿内盛，上犯胸膺，引起气机失畅，闭阻不通。临证除应考虑其本为阳气不足外，又当根据不同见症，究属寒邪侵袭，抑属痰湿诱发，分别施治。若病延日久，气滞血凝，络脉瘀阻，当从瘀血论治。一般治疗多先从标病入手，通阳散结、豁痰下气、活血化瘀以除阴寒、痰湿、瘀血之痹结，而后治本培补阳气，使胸际空旷，清气转运，布息展舒。故《金匮要略》《备急千金要方》均以通阳主治，即是此意。究其治法，《类证治裁·胸痹论治》曾说：“只在旋转上焦清阳，疏利膈间痰气，不与胸痞、结胸等证混治，则得之矣。”临床用药不外阳微者治以甘温；阴凝者治以温通；

饮逆者治以辛泄；痞阻者治以辛滑；喘逆者治以苦降；痹久者兼通络。吴老治疗此证多赞同喻嘉言《医门法律》之说。喻氏认为："故知胸痹者，阳气不用、阴气上逆之候也。然有微甚之不同，微者但通其不足之阳于上焦，甚者必驱其厥逆之阴于下焦。仲景通胸中之阳以薤白、白酒，或瓜蒌、半夏、桂枝、枳实、厚朴、干姜、白术、人参、甘草、茯苓、杏仁、陈皮。选用对症3～4味即成一方，不但苦寒尽摒，即清凉不入，盖以阳通阳，阴药不得与也。甚者用附子、乌头、川椒，大辛热以驱下焦之阴，而复上焦之阳，补天浴日，独出手眼。世医不知胸痹为何病，习用豆蔻、木香、诃子、三棱、神曲、麦芽等药耗其胸中之阳，其识见亦相悬哉。"

如病例1因患者胸痛掣背、痞塞、脉沉细弦，吴老认为其胃有停饮，痰涎壅塞胸中所致，故先以瓜蒌薤白半夏汤，通阳散结，逐痰降逆，合橘枳生姜汤和胃化饮，佐香附、炒山栀子辛散苦降，取得初效，继以桔梗开胸散结，广郁金疏郁行气等，终以降逆和中之剂获愈。吴老认为病例2患者素体肥胖，多阳虚痰湿，其左胸痛掣背、面目浮肿，是湿痰壅阻，胸际失旷所致。与病例1所不同者，阳虚湿郁痹而不通，故以瓜蒌薤白半夏汤和枳桔二陈汤，宣痹通阳，和胃化痰，佐香附行气疏郁，远志、柏子仁安神宁志，丹参养血通络，药后症减，再以片姜黄、桂枝通阳散结，以复上焦之阳，诸症渐平。患者血压偏高，三诊加用桂枝通阳，而血压下降。说明吴老审其胸阳不展，非桂枝不能通，不受桂枝升压之戒，巧于配伍，以取卓效。病例3，吴老认为其主证虽为胸痹，但有饮停胸膈之胸闷、短气咳逆之症，并兼见心液不足之心悸少眠、夜醒汗出之象，故以瓜蒌薤白半夏汤合枳桔二陈汤宣痹通阳逐饮降逆，再以生甘草、小麦、大枣、麦冬、丹参滋养心液，炒杏仁宣肺化饮，菊花清暑宣上，或还可以郁金行气疏郁，出入加减，疗效巩固，诸症缓解。病例4，吴老认为其主证虽属胸痹，但以肝胃不和、升降失调为本，胸阳不宣、痰饮内结为标，急则先治标，以瓜蒌、薤白、炒枳实、桔梗、青皮、香附宣痹通阳，开胸散结，半夏、生姜逐饮降逆，俟其胸阳已展，饮结已开，再以平胃二陈汤加味，温胃健脾，和中降逆，培补其本，巩固疗效。病例5，吴老根据脉症认为久病肝郁化热，风阳上扰，故有头晕心悸、失眠、健忘，近因气阻痰壅，胸际失旷，则有胸痛痞塞、腹胀，脉左沉细、右滑缓是其外候，因而立方先用生石决明、菊花、钩藤、当归、玉竹育阴清热，平肝养血，旋覆花、生葱管、郁金疏郁通络，半夏、陈皮豁痰下气，薤白辛滑通阳，继以竹茹清金制木，火麻仁滋燥润肠，白芍养肝息风，片姜黄行气通络，药后病衰，改配丸药，常服而安。

由此可见，吴老治疗胸痹，首先辨明证之主次，识别病因病机，分清标本缓急，采取同病异治，通常达变，因时因人制宜。其中值得注意的是，因白酒辛散，久服易耗阳气，故在瓜蒌薤白半夏汤中未用。

三十五、胃热易饥（1例）

病例：孙某，男，40岁，1962年2月11日初诊。

【病史】患右侧肺炎已10余日，咳嗽痰喘，胸胁痛。白细胞计数15×10^9/L，胸部X线检查显示右侧肺炎，经用中西药物治疗，热退喘平，痰嗽亦少，现觉午后身热，体温37℃，心烦，口渴，自汗，大便干，夜眠不安，日进三餐仍感饥饿，午夜必须进食而且量多，食后稍可入睡，胁痛，脊背如针刺。

【检查】舌苔褐黄，质红，脉沉弦滑有力。

【辨证】胃经蕴热，冲逼肺气，善食易饥。

【治则】肃肺清胃。

【方药】拟凉膈散加减。炒山栀子4.5 g，连翘9 g，黄芩4.5 g，薄荷3 g，杏仁9 g，浙贝母9 g，桑皮4.5 g，地骨皮9 g，生甘草3 g，桔梗6 g，赤芍9 g。水煎服。

2月14日二诊：服药3剂，易饥善食已除，烦渴已止，小便通调；头晕无力，右胁仍痛，咳嗽吐痰很少，已2日未大便，舌苔薄黄，脉沉缓尺弦长。余邪尚未全清，再拟泻白散加味。生桑皮6 g，地骨皮9 g，甘草3 g，杏仁9 g，陈皮4.5 g，瓜蒌仁9 g，炒枳壳4.5 g，炒山栀子4.5 g，干枇杷叶9 g，炒六曲4.5 g，竹茹9 g。水煎服。

服药3剂，诸症均除。

【按语】胃为水谷之海，属阳明经，多气多血，其气腾而上盛，其精充而下输。一般论胃病寒则完谷不化，热则消谷善饥。胃气之降，必借肺气之肃，故肺有蕴热往往移行于胃，胃火上炎，亦可冲逼肺气，临证常见肺胃同病。

此例患者系胃经蕴热，冲逼肺气，经治疗，虽然肺病好转，但胃热未清，所以仍午后身热、心烦、口渴、便干，消谷善饥，经用凉膈散加减，清其上中二焦肺胃之热，竟获显效。方中未用芒硝、大黄、石膏等重剂，是护其胃气免伤中阳。可见吴老取法有依据，用药有分寸，确有见地。

三十六、反胃（1例）

病例：王某，女，33岁，1966年3月30日初诊。

【病史】自1962年开始，进食反胃呕吐，经常发作，有时口苦呃逆，咽干欲饮，大便干秘如栗，数日1次，小便黄热，月经正常，身形消瘦，肌肤失润。经钡餐透视，近贲门部呈束尾状狭窄，黏膜光滑。

【检查】舌苔薄白，脉沉细缓。

【辨证】血虚液少，热郁内阻而成反胃。

【治则】清热和中，养血增液。

【方药】拟苓连二陈汤加味。清半夏9 g，陈皮4.5 g，茯苓9 g，生甘草3 g，黄连1 g，黄芩4.5 g，炒山栀子4.5 g，炒枳壳4.5 g，当归9 g，生地黄9 g，麦冬6 g。水煎服。

4月9日二诊：服药8剂，反胃减轻，呃逆未作，大便已调，舌脉同前。按上方去茯苓、黄芩、生地黄，加香附6 g，焦山楂炭3 g，丹参9 g。水煎服。

4月19日三诊：服药9剂，反胃很轻，昨晚偶有1次，眠食均可，大便调，舌脉同前。按二诊方加姜枇杷叶4.5 g，姜川厚朴4.5 g。水煎服。

5月3日四诊：服药10剂，反胃未发，眠食、二便均调，舌苔薄白，脉沉缓。按三诊方去丹参、麦冬，加紫苏梗4.5 g。水煎服。

再服6剂，巩固疗效。

【按语】西医学之贲门失弛症，是经食管钡餐透视见近贲门部呈束尾状狭窄，其黏膜光滑。本病早期用阿托品等解痉药，多可取得缓解，若日久狭窄则可行外科赫勒手术或贲门成形术。此症属于中医学“反胃”范畴，多因胃肠热结、津液枯燥所致。如唐代王冰说：“食不得入是有火也，食入反出是无火也。”明代李士材说：“噎膈反胃，总是血液枯槁。”治疗应辨气血、痰郁、寒热虚实，分别施治。

吴老认为本例患者初期因忧、思、郁、悲情志所伤，血虚热郁内阻，导致阳结于上，阴涸于下，治应辛通苦降，养血滋液，故初诊用芩连二陈汤辛通苦降，加当归、生地黄、麦冬养血滋液，炒枳壳、炒山栀子开郁散结，从而取效。由于清热和中较易，而养血滋液较难，继以丹参、香附活血通瘀，焦山楂炭酸甘化阴，姜川厚朴、姜枇杷叶辛滑通痞，终于郁消气畅，津液得复，噎食遂愈。吴老喜用杏仁、厚朴等药辛滑通痞，松弛贲门，不但有其根据，而且确有良效。

三十七、晕厥（1例）

病例：王某，女，28岁，1963年5月15日初诊。

【病史】晕厥经常发作，经某医院确诊为多发性硬化症，头目眩晕，甚则昏厥、抽搐，1日数发，身出大汗，四肢麻木，厥冷、心烦、少寐，视物昏蒙，面色皖白，胃纳呆少，月经后期量少。

【检查】舌苔薄白，脉沉细涩。

【辨证】脾肾两虚，营液亏耗，虚阳化风，上冒晕厥。

【治则】先理脾肾，以养营液。

【方药】拟生脉散化裁。沙参9 g，麦冬9 g，五味子4.5 g，山药9 g，茯苓9 g，巴戟天9 g，香附9 g，陈皮6 g，石斛9 g，谷芽4.5 g，通草3 g。水煎服。

6月12日二诊：服药8剂，有效，头晕目眩大减，亦未厥逆，胃纳转好；手足发胀，夜睡梦多，大便干，舌苔薄露质，脉沉细弱。按上方变通化裁。当归9 g，杭白芍9 g，生地黄9 g，沙参9 g，山药9 g，丹参9 g，女贞子9 g，郁李仁9 g，肉苁蓉9 g，枳壳6 g，香附9 g，炒谷芽6 g。水煎服。

继服10剂，晕厥已止，连续观察2个月余，未再复发。

【按语】晕是眩晕，轻者闭目即止，重者如坐舟车，旋转不定，甚则仆倒。厥者突然昏仆不省人事，面色苍白，四肢厥冷，移时苏醒，也有一“厥”不振，导致死亡者。临床常见有气厥、血厥、痰厥、晕厥、食厥等，多由气机运行突然逆乱，清窍不利所致。

《灵枢·口问》曰：“上气不足，脑为之不满，耳为之苦鸣，头为之苦倾，目为之眩。”《灵枢·海论》曰：“髓海有余，则轻劲多力，自过其度；髓海不足，则脑转耳鸣，胫酸眩冒，目无所见，懈怠安卧。”《素问·至真要大论》曰：“诸暴强直，皆属于风。”“诸风掉眩，皆属于肝。”这些记载都与晕厥有关。所以清代陈修园《医学从众录》说：“盖风非外来之风，指厥阴风木而言，与少阳相火同居，厥阴气逆，则风生而火发，故河间以风火立论也。风生必挟木势而克土，土病则聚液而成痰，故仲景以痰饮立论，丹溪以痰火立论也。究之肾为肝之母，而主藏精，精虚则髓海空而头重，故《内经》以肾虚及髓海不足立论也。其言虚者，言其病根，其言实者，言其病象。理本一贯……”这说明肝火化风、挟痰上扰是晕厥之标，肾虚精亏是晕厥之本。知标本者万举万当，不知标本是谓妄行。

此例患者患多发性硬化症，根据临床表现脾肾两虚，营液亏耗，虚阳化风，上冒晕厥，符合《素问·生气通天论》之旨，即“阳气者，烦劳则张，精绝，辟积于夏，使人煎厥。”此与“血菀于上，使人薄厥”完全不同，虚实大异。补其不足，泻其有余，是治煎厥与薄厥之要旨。

吴老据此先从调理脾肾入手，养其营液，因其心烦少寐，内挟郁热，故提出不宜峻补。方用巴戟天、五味子、山药、茯苓脾肾双补，当归、杭白芍、沙参、麦冬滋液和阳，从容取效。本质偏虚所以用补，虚中挟热，少佐以清，竟获显效，说明治病求本十分重要。

三十八、震颤（1例）

病例：王某，男，54岁，1960年3月28日初诊。

【病史】周身战颤，日重夜轻，已3个月余。医院检查可疑帕金森病、动脉硬化。近数日来腹痛泄泻，头晕腰痛，胃不欲纳，身倦乏力，睡眠尚可，尿少。

【检查】舌苔白滑，脉沉弦。

【辨证】久病筋脉失养，肝急脾虚泄泻。

【治则】急则治标，先调肝脾，后治震颤。

【方药】拟龙牡六君汤加味。生龙骨、生牡蛎各9 g，党参9 g，生白术9 g，茯苓9 g，清半夏9 g，陈皮4.5 g，炒杭白芍9 g，炒川楝子4.5 g，炒菟丝子9 g，炒谷芽4.5 g，生甘草3 g。水煎服。

4月11日二诊：服药5剂，泄泻已除，眠食均可；周身战颤同前，四肢发麻，项强头昏，手足抖动抽掣，行则蹒跚，睡中安静，醒则战颤，痰涎很少，血压不高，舌苔薄白，脉左弦长，右缓弱。证属血不养筋，肝风内动。再拟滋阴养血潜镇息风法化裁。生龙骨、生牡蛎各9 g，炒杭白芍9 g，当归9 g，菖蒲4.5 g，远志4.5 g，肥玉竹12 g，钩藤9 g，朱茯神15 g，乌梅1个，忍冬藤9 g，炒麦芽4.5 g。水煎服。

4月18日三诊：服药5剂，抽掣暂停；但头身战颤未减，头目晕眩，舌脉同前，内风未息。按二诊方去乌梅、远志、忍冬藤、炒麦芽，加酒龙胆3 g，天麻4.5 g，白蒺藜9 g，玄参9 g。水煎服。

4月25日四诊：抽掣未作，战颤大减，精神面色均转好，头目清爽，脉转和。前方加重再服。生牡蛎24 g，生龙骨15 g，当归12 g，炒杭白芍12 g，肥玉竹15 g，玄参15 g，沙苑子9 g，朱茯神15 g，石菖蒲9 g，炒六曲4.5 g，天花粉9 g。水煎服。

5月2日五诊：服药5剂，近7～8日来，战颤全止，眠食均佳，患者喜形于色，舌脉正常。前方既效，按四诊方取药3剂，共研细末，炼蜜为丸，如梧桐子大，早晚各服20粒，以期巩固。观察1个半月，病并未复发。

【按语】肝主筋、藏血，肝血不足则筋挛战颤。《素问·至真要大论》曰“诸风掉眩，皆属于肝”，但肝肾同源，木赖水生，其标在肝，其本在肾，肾水涵肝木，肾火暖脾土，故曰“先天之本”。若肾阴不足，则肝失所养，阳升风动。《素问·至真要大论》曰：“诸暴强直，皆属于风。”风性动荡善行而数变，风气通于肝，所以振掉、拘挛、瘈疭、抽掣等症，应首先考虑肝风。

本例战颤患者可疑“帕金森病”“动脉硬化”。吴老脉症合参，知其久病肾虚影响肝脾，肝脉失养则战颤，脾失温煦则泄泻，先议龙牡六君汤缓肝理脾，而泄泻止，再议滋阴养血息风柔肝而战颤停。肝为刚脏，体阴而用阳，以泻为补，与其他脏腑不同。肝苦急，急食甘以缓之，以辛补之，以酸泻之，辛补肝用，以助疏泄，酸补肝体，以柔筋养血。吴老遣方用药，选当归、炒杭白芍以养肝，生龙骨、生牡蛎、钩藤以镇敛，菖蒲、远志以开提，特别是肥玉竹益脾，乌梅养肝，酸甘合用，以化阴配阳，随症加酒龙胆、天麻清热息风，玄参、沙苑子滋水涵木，药味和平，疗效显著，能于阳中求阴，阴中求阳，治肝理脾，滋肾养肝，理法明而方药简，确有独到之处。至于虫类搜剔息风之品很少使用，实与一般不同。如果津津寻求全蝎、蜈蚣、僵蚕等品以息风，只取其标，而忽视根本，血虚筋急，未必能效。由此可见，中医治病绝非一病一方，离开理论指导是不行的。

三十九、冲气上逆（1例）

病例：于某，女，25岁，1966年3月16日初诊。

【病史】久病脐下悸，少腹拘急重坠喜暖，欲倦卧，屡经检查未能确诊。近期胃纳欠佳，头眩心悸，咽燥鼻干，自觉口鼻中热，面赤如醉。自昨突发鼻衄，时作时止，气逆欲呕，经用止血药未获显效。

【检查】舌苔薄黄淡黄，脉沉弦滑。

【辨证】冲气上逆，犯肺而衄。

【治则】调肝肺降冲逆。

【方药】仿豢龙汤加减。夏枯草9 g，茜草炭10 g，石斛9 g，白茅根12 g，当归9 g，炒杭白芍9 g，炒紫苏子9 g，竹茹4.5 g，通草4.5 g，金银花9 g，牛膝6 g。水煎服。

3月20日二诊：服药3剂，鼻衄全止，全身舒适；腹痛便溏，舌尖赤，脉同上。按上方去白茅根、当归，加炒山药，泽兰叶9 g，生牡蛎12 g。水煎服。

3月28日三诊：服药4剂，未再鼻衄，余症均除，舌苔薄白，脉沉缓。上方有效，继服3剂，以期巩固。

【按语】冲脉为十二经之海，为诸脉之冲要，《杂病源流犀烛·冲脉病源流》曰："冲脉为病，气逆而里急""……气从少腹上冲胸咽，面翕然热如醉，下流阴股，小便难持"。冲为血海，与任督同起下极，三脉分行。《沈氏尊生书》又曰："盖太冲云者，以一身之精气上升言之，不止为血海言之也……而其所以主血海，以其为先天精气之主，能上灌诸阳，下渗诸阴，以至足跗，故其治常在血海也。若阴阳和而精气足，则阳和之精，升运于一身之间，自然无病，稍有不调，必逆而上僭。而其为病，一曰寒逆，阳不足也，……一曰火逆，阴不足也。"沈金鳌又说："仲景以动气在上下左右，俱不可汗与下者，凡以冲气逆，则阴精虚，阴精虚，则阳气竭，故不可汗下也。况乎发汗与下，必右犯肺，左犯肝，上犯心，下犯肾，诸经皆受害矣。"

吴老认为本病例为冲气上逆，上犯肺肝，虽然未经汗下，但有逆气里急之证，突发鼻衄，调其肺肝以治其标，安冲降逆以治其本，仿费氏秦龙汤化裁，药用石斛、白茅根、通草、竹茹以肃肺，当归、炒杭白芍、夏枯草以和肝，炒紫苏子以降气，牛膝、茜草炭、生牡蛎、泽兰叶以安冲，投之显效，悸衄均除。可见，吴老审证精确，用药得当。

四十、关格（1例）

病例：李某，男，45岁，1962年2月7日初诊。

【病史】3年前有腹部外伤病史，曾做损坏回肠切除术。近年来经常腹胀，阵阵腹痛，有时呕吐食物或草绿色臭味液体，纳呆少食，脘腹胀满，大便干结，3～4日1次，小便色黄量少。昨日突然饭后腹胀加重，阵阵剧烈绞痛，频频呕吐食物及草绿色液体，口干渴欲饮，至今无大便，无虚恭，急症住院。

【检查】急性痛苦面容，眼球内陷，皮肤干燥，腹部膨胀有肠型，扪之中腹及右下腹部压痛，肠鸣音亢进，可闻气过水声，腹部X线检查见肠腔胀气，中下腹可见数个液平。舌苔黄燥，质红，脉弦滑数。

【辨证】腹受外伤，脾胃受损，升降失调，气滞血瘀，复因饮食失常，里结不通。

【治则】通腑破结，行气化瘀。

【方药】拟大承气汤合枳朴二陈汤加减。厚朴18 g，枳实9 g，半夏9 g，陈皮9 g，生大黄9 g，芒硝（冲化）9 g，桃仁9 g。水煎250 mL，分2次由胃管注入，每日1剂，同时每日胃肠减压、静脉补液3000 mL。

服药2剂，腹中雷鸣剧痛，出虚（恭）很多，并排稀便2次，症状消失。

【按语】西医学的粘连性肠梗阻相当于中医学的“关格”。关是损于下，闭而不通，格是损于上，滞而不行。朱丹溪曾说：“关则不得小便，格则吐逆。此证多死，寒在上，热在下，必用吐，提其气之横格，不必出痰亦可。盖用二陈汤吐之，吐中有降之义。”“寒在胸中，遏绝不入。有无入之理，故成格；热在下焦，填塞不通，有无出之理，故成关”。一般治疗多以升清降浊施治。

本病例患者有腹部外伤史，脾胃受损，升降失调，故常有脘腹胀痛、恶心呕吐、大便干燥，近因饮食失常，里结不通而发病。吴老认为上下俱病，独取中焦，故方用枳朴二陈汤去茯苓、甘草温胃和中行气降浊以治其上，生大黄、芒硝通腑破结，荡涤积热以治其下，佐桃仁活血化瘀，以助通降之力，药后症除。由此可见，粘连性肠梗阻病机在于中焦失和，升降失调。中药治疗有一定疗效。

四十一、营虚血少脉络失养（1例）

病例：潘某，男，32岁，1965年1月5日初诊。

【病史】因患甲状腺乳头状癌，局部淋巴结转移进行手术。现食管灼痛，吞咽不利，左臂手指麻痛，串行右臂及两胁痛，少眠多梦，头晕不爽，有时脊背痛，胃不思纳，咽干欲饮，大便干燥，小便可，经放射、药物治疗，效不显著。

【检查】舌苔白厚边红，脉左濡细右沉缓。

【辨证】络脉失养，营虚血少。

【治则】养血润燥，和营通络。

【方药】拟秦艽四物汤合舒筋汤加减。当归9 g，炒白芍9 g，川芎3 g，秦艽9 g，片姜黄6 g，青皮、陈皮各3 g，石斛9 g，天花粉9 g，丝瓜络9 g，桔梗6 g，炒麦芽6 g，生甘草3 g。水煎服。

1月11日二诊：服药3剂，两胁痛减，眠食转好，手臂仍窜紧作痛；咽干欲饮，头晕不爽，舌苔白黏，脉仍濡细。按上方去桔梗、丝瓜络，加海桐皮9 g，桑枝9 g。水煎服。

1月27日三诊：服药7剂，两胁痛止，两臂及脊椎骨作痛，脘部痞满，纳食不香，大便仍干，夜眠尚好，舌苔薄白根厚黏，脉濡缓。按二诊方去海桐皮、桑枝、青皮、陈皮、石斛，炒麦芽、生甘草，加潞党参9 g，山药9 g，狗脊9 g，炒六曲6 g，焦山楂炭6 g，火麻仁9 g。水煎服。

服药4剂，症状缓解。

【按语】本病例患者病发于手术后，中医古籍缺少类似记载。吴老认为迭经从病治疗不效，应舍病从证论治。今据舌苔白厚，质红，脉濡缓，与症合参，知其既非筋得寒则急、得热则纵，也非湿痰、瘀血阻滞经络，乃是蕴邪化热、耗血伤液，导致营虚血少，络脉失养，如《黄帝内经》所说“营虚则不仁”。治应养血润燥，和营通络。方用当归、炒白芍、川芎、秦艽养血润燥；天花粉、石斛滋液和阳；丝瓜络通经活络；青皮疏肝理气；陈皮、炒麦芽、生甘草调中和胃；片姜黄入手臂理血中之气；桔梗载药上行，取得初效。继以海桐皮、桑枝疏通络脉，直达病所，潞党参、山药、火麻仁益脾滋燥；狗脊通督补虚；炒六曲、焦山楂炭开胃进食，随症加减，症状缓解。由此可见，吴老审证用药，配伍精巧，舍病从证，从而发挥了中医辨证作用，取得了显著疗效。

四十二、郁病（1例）

肝郁化火，侮土刑金（1例）

病例：宗某，男，40岁，1951年11月17日初诊。

【病史】右胁胀痛，长期低热（体温维持在37.5～37.8℃），病已年余，脘闷、纳少、乏力、咳嗽，吐白痰而稠，胸膺疼痛，日轻夜重，恶心吞酸。

【检查】舌苔淡黄厚腻，脉沉弦。

【辨证】肝郁化火，侮土刑金。

【治则】疏郁清热，宣肺化饮。

【方药】拟茯苓杏仁甘草汤合左金丸加减。茯苓9 g，杏仁9 g，浙贝母9 g，郁金6 g，青皮4.5 g，枳壳6 g，杭白芍9 g，吴茱萸1 g，炒黄连1.8 g，通草4.5 g。水煎服。

12月1日二诊：服药6剂，低热已平，咳痰胁痛大减，胃可思纳，舌脉同前。按上方去浙贝母、杏仁，加生牡蛎9 g，旋覆花9 g，丝瓜络9 g。水煎服。

12月9日三诊：服药6剂，诸症消失，低热未发，停药观察。

【按语】郁病的成因总不离乎七情所伤，从而逐渐引起五脏气机不和，病久入络。《灵枢·口问》曰："悲哀忧愁则心动，心动则五脏六腑皆摇。"因心是主宰，主明则下安，郁怒难伸，肝失条达，横逆脾胃，上扰心肺，下走肠间，外串脉络。忧思不解，曲意难伸，脾失健运，郁而生痰，痰气郁结，湿浊不化，食滞不消，郁久化热。所以元代朱丹溪提出六郁之论。明代赵献可阐述六郁相因，颇有见地。《临证指南医案》华岫云按："郁则气滞，久必化热，热郁则津液耗而不流，升降之机失度，初伤气分，久延血分，而为郁劳沉疴，用药大旨以苦辛凉润宣通，不投燥热敛涩呆补，此治疗之大法也。"此病例郁病低热缠绵，年余未愈。吴老诊为肝郁化火，侮土刑金。忧思怒郁最伤肝脾，木喜条达，不畅则抑，湿土敦厚，不运则壅，不能流贯诸经循行营卫，枢机不利，胆失宁谧，肺失宣降，水道不通。独取苦辛凉润宣通之法，方用茯苓杏仁甘草汤宣肺气化饮，合左金丸辛开苦降，佐以降逆和胃，胁痛大减，低热已平，竟收上焦得通、津液得下、胃气因和之效。吴老治此郁病，虽未用柴胡、香附等疏郁之品，但取效显著，是因避其辛香温燥，防其劫伤肝阴。

四十三、汗证（2例）

自汗、盗汗（2例）

病例1：于某，男，38岁，1966年3月22日初诊。

【病史】经常头晕，易自汗出，动则汗出更甚，近期加重，从腰以上汗出津津，头汗最多，下身无汗。晨夜稍减，复觉憎寒。心悸气短，身倦乏力，喜静嗜卧，饮食顿减，二便尚调，屡治未应。

【检查】舌苔薄白，脉沉细缓弱。

【辨证】久病阳虚，卫气不固，自汗。

【治则】益气固表。

【方药】拟玉屏风散加味。生黄芪12 g，生白术9 g，防风3 g，生牡蛎9 g，生甘草3 g，麻黄根1 g，炒酸枣仁9 g。水煎服。

3月29日二诊：服药5剂，出汗显著好转；但头晕，胸脘痞闷，睡眠欠佳，舌苔淡黄，脉同前。证属胃气不和。再按上方增损变通。生牡蛎15 g，浮小麦9 g，生黄芪6 g，姜川厚朴4.5 g，炒酸枣仁9 g，炒枳壳4.5 g，菊花9 g，陈皮4.5 g，生山药12 g。水煎服。

4月5日三诊：服药6剂，自汗痊愈；但觉周身无力，舌苔薄白，脉缓弱。按二诊方继服3剂，停药观察，饮食调理，以期巩固。

病例2：董某，男，8岁，1965年4月19日初诊。

【病史】夜间睡中盗汗如雨，已数年之久。原有肝炎病史，近已基本平复。胃纳较少，身倦乏力，精神萎靡，时时恶风，大便溏薄，1日2～3次，睡中咬牙（西医检查，肝脏正常，脾可触及）。

【检查】舌苔淡白厚，舌质赤，边尖有红点，脉沉细缓。

【辨证】营阴久虚，阴损及阳，盗汗兼有虫积。

【治则】先调阴阳，和肝理脾。

【方药】拟玉屏风散加减。生牡蛎6 g，浮小麦4.5 g，生黄芪3 g，防风1 g，当归3 g，白术6 g，炒酸枣仁3 g，甘草2 g。水煎服。

4月26日二诊：服药3剂，盗汗、恶风均减，便溏亦愈，舌脉同前。按上方去生牡蛎，加白芍3 g。水煎服。

5月17日三诊：服药5剂，盗汗已止，食欲正常；唯脾大、虫积未除。改用四君子汤加味化裁。潞党参3 g，生白术6 g，茯苓4.5 g，生甘草1.5 g，使君子3 g，焦槟榔3 g，炒山药6 g，炒黄连1 g，炒六曲1.5 g。水煎服。

服药4剂，停药观察，随访数月，盗汗未发。

【按语】汗者，心之液。自汗、盗汗，临床常见。一般认为阳虚自汗，阴虚盗汗，所以治自汗固卫阳，治盗汗养营阴。但是阴阳互根，从表面观之，阴阳截然不同；从本质分析，阴阳不可分离。所以自汗、盗汗亦应同中求异，异中求同。清代《杂病源流犀烛·诸汗源流》说："诸汗，心虚病也……其专由心虚而汗者，法当益其血脉，宜当归六黄汤。专由肾虚而汗者，法当助其封藏，宜五味子汤。"

吴老对以上2例年龄相异的不同汗证采取了相同的治法。病例1为自汗阳虚，憎寒嗜卧，心悸气短，按久病阳虚、卫气不固，法取玉屏风散化裁取效。病例2为盗汗阴虚，恶风身倦，脾胃失调，兼有虫积，亦用玉屏风散加味养血敛阴而收功。自汗、盗汗明显不同，却同用一个玉屏风散，异病同治，超出了一般的用药规律，原因何在？盖两例汗证均有憎寒恶风、卫虚之症，有所不同的是，前例阴液尚未大伤，后者阴液久已不足，所以方药只有当归一味之差，而疗效迥异。因为当归走血养心益营，配生黄芪以阳中求阴，避免了生地黄、玄参、麦冬、鳖甲、地骨皮等过于滋腻，妨碍脾胃，滋阴碍阳。吴老用药之周，取法之细，令人叹服。有谓当归滑肠与便溏不利，故吴老方中白术剂量倍于当归，以制其润，且有生黄芪、生牡蛎、甘草等品和中益脾，何虑当归之滑。假若一派清润，宜于盗汗阴虚，必碍中焦之运化，营卫亦难调和。由此可见，药物治病全凭合理调遣，正佐以成辅助之功，反佐以成向导之用，十分重要。

四十四、遗精（1例）

病例：王某，男，44岁，1961年12月29日初诊。

【病史】3个月前患感冒，愈后出现遗精，腰酸觉热，心烦出汗，肠鸣矢气，腹胀恶心，大便秘，腰脊以上烘热，夜寐多梦，口干不欲饮，胃纳呆少。

【检查】舌苔黄厚腻，脉沉细弱。

【辨证】阴虚湿滞，化热作蒸。

【治则】清热化湿，先从中治。

【方药】拟龙牡温胆汤加减。生龙骨9 g，生牡蛎9 g，炒杭白芍9 g，地骨皮9 g，炒杜仲9 g，清半夏6 g，陈皮4.5 g，竹茹9 g，炒枳实4.5 g，茯苓9 g，秦艽4.5 g。水煎服。

1962年1月3日二诊：服药4剂，胃纳已香，出汗已减，便秘亦轻；烦热未减，夜寐无梦，滑精未止，肠鸣矢气，舌脉同前。按上方去茯苓、秦艽、炒枳实、竹茹，加黄柏6 g，砂仁4.5 g，莲须9 g。水煎服。

1月8日三诊：服药4剂，滑精已止，8日未滑，烘热、矢气全停，余症均除，舌苔薄白，质淡红，脉沉缓。按初诊方去炒杭白芍、地骨皮、炒杜仲、茯苓、秦艽，加炒酸枣仁12 g，炒黄柏4.5 g，砂仁4.5 g，生甘草3 g，莲须9 g。水煎服。

1月16日四诊：服药5剂，滑精未作，眠食均佳，停药观察。

【按语】遗精多因于梦，无梦则曰滑精，均与肝肾有关。元代朱丹溪说："主闭藏者，肾也；司疏泄者，肝也。二脏皆有相火，而其系上属于心。心，君火也，为物所感则易动，心动则相火亦动，动则精自走，相火翕然而起，虽不交会，亦暗流而疏泄矣。"可见精之主宰在心，精之藏制在肾，心肾气虚，精可自遗，但其诱因并非一端。《沈氏尊生书·遗泄源流》说："心病而遗，必血脉空虚，本纵不收。肺病而遗，必皮革毛焦，喘急不利。脾病而遗，必色黄内消，四肢倦怠。肾病而遗，必色黑髓空。肝病而遗，必色青筋痿。各有所见之症……至于病之所因，更可历举，有因思想无穷，神气浮游者；有因思久成痰，迷于心窍者；有因思想伤阴者；有因思想伤阳者；有阴阳俱虚者；有因用心过度者；有因思欲不遂者；有因色欲过度，下元虚惫，滑泄不禁者……种种所因，既各不同，其为遗为泄亦异。”吴老审证求因，此病例患者遗精的特点是腰脊以上烘热，知其阴虚湿滞化热作蒸，先从中治，生龙骨、生牡蛎温胆调其升降，拨其中枢，然后加用封髓丹直清相火，和其中上，获取显效，此与一般心肾俱虚之滑精不同。由此可见，吴老取法遣方独有见解。

四十五、脚跟痛（1例）

病例：李某，女，40岁，1951年11月28日初诊。

【病史】两脚跟痛已月余，左重右轻，腰膝酸软，身倦乏力，胸脘痞闷，胃纳呆少，适逢经期，血色紫暗，腹中隐痛，经期后延10余日，两侧小腿起疙瘩，累累如珠，但无疼痛，皮色不变。

【检查】舌苔薄黄质尖赤，脉沉弦细。

【辨证】肝郁、肾虚、血热。

【治则】先调经血，再议补肾。

【方药】拟四物汤加减。当归9 g，生地黄9 g，川芎4.5 g，赤芍9 g，香附9 g，柴胡3 g，陈皮6 g，砂仁3 g，茯苓9 g，炒川楝子4.5 g，泽兰叶9 g，红玫瑰花5朵。水煎服。

12月1日二诊：服药3剂，月经潮过，两脚跟仍痛，行动不便，舌苔转薄白，脉同前。再拟六味地黄汤合封髓丹加减，以固其肾。熟地黄9 g，茯苓9 g，炒山药9 g，山茱萸4.5 g，泽泻6 g，牡丹皮6 g，炒黄柏3 g，枸杞子9 g，炒菟丝子9 g，炒砂仁3 g。水煎服。

12月5日三诊：服药3剂，两脚跟痛显著减轻，活动无碍；两侧小腿疙瘩变化不大，舌苔薄白，脉沉缓。按二诊去炒黄柏、炒菟丝子，加巴戟天9 g，沙苑子9 g。水煎服。

连服20余剂，两脚跟痛痊愈，小腿疙瘩已不明显。

【按语】足少阴肾脉，过跟部，循内踝之后，别入跟中。足太阳膀胱经，出外踝之后，过跟部，循京骨，至小趾外侧。太阳与少阴相表里，足跟疼痛与此两经有关。人身之气血，贵乎畅通，通则不痛。《灵枢·经脉》说：“肾足少阴之脉……是主肾所生病，口热舌干，咽肿上气，嗌干及痛，烦心，心痛，黄疸，肠澼，脊股内后廉痛，痿厥，嗜卧，足下热而痛。为此诸病，盛则泻之，虚则补之。”《灵枢·经筋》说：“足太阳之筋……结于踵，上循跟……其病小趾支，跟肿痛……足少阴之筋……结于踵，与太阳之筋合。”吴老治此足跟疼痛独取于肾，方用六味地黄汤加味是有根据的。加炒黄柏、炒砂仁仿封髓丹之意，佐以枸杞子、炒菟丝子、巴戟天、沙苑子等品，益肾阴，养肾阳，清下热，安冲任，尤宜于女性。连服20余剂，竟获痊愈。由此可见，吴老因经络而用药，有如向导之师，从阴引阳，以操决胜之术。药味简练，剂量轻平，从容可法。

四十六、阳痿（1例）

病例：链某，男，44岁，1952年11月14日初诊。

【病史】阳痿数年，逐渐加重，目前完全痿软，毫无冲动，腰酸腿软，头晕耳鸣，目眩，卧寐纷纭，记忆衰减，身倦乏力，胃纳呆少，精神恍惚，时发心悸，烦躁，郁闷不舒。

【检查】舌苔薄白，脉沉细弦。

【辨证】肝肾久虚阳痿。

【治则】和肝补肾益阳。

【方药】仿还少丹加减。干地黄9 g，枸杞子9 g，菟丝子9 g，茯苓9 g，远志4.5 g，砂仁3 g，炒杭白芍9 g，淫羊藿6 g，郁金4.5 g，山茱萸9 g，通草4.5 g。水煎服。

11月19日二诊：服药5剂，精神、体力均转好，阳痿亦有好转。按上方去郁金、通草，加知母4.5 g，黄柏4.5 g，核桃肉9 g。水煎服，并配丸方常服。

丸药方：党参15 g，熟地黄24 g，枸杞子15 g，沙蒺藜24 g，淫羊藿24g，远志12 g，沉香6 g，荔枝肉6 g，母丁香6 g。共研细末，炼蜜为丸，如梧桐子大，晨间服20粒，淡盐水送下。如胃中无不适感，可加至30粒。

12月17日三诊：服药5剂，丸药1料，阳痿明显好转，渐进正常，舌脉无变化。按二诊丸药方加杭白芍15 g，炒黄柏9 g，知母9 g。再制丸药继服。丸药制作方法与服法同前。

6个月后追访，阳痿痊愈。

【按语】一般认为，阳痿一病多为命火不足、不能作强所致，其实病机绝非单纯肾虚，而与心肝关系亦很密切，因为肝主筋，宗筋弛纵可致阳痿，性之冲动关键在心。明代陈士铎《辨证奇闻》曰："人有交感之时，忽然阴痿不举，人以为命门火衰，谁知心气不足乎？凡入房久战不衰，乃相火充其力也。"又曰："所以治痿，必须上补心，而下补肾，心静肾动，命蒂可以永远矣。"阳痿治心尤应治肝，亦有失志之人，抑郁伤肝，肝失疏达，阳明不润宗筋，亦可阳痿。《素问·厥论》曰："前阴者，宗筋之所聚，太阴阳明之所合也。"宗筋挟脐，下合于阴器，太阴脾脉，阳明胃脉，皆辅近宗筋。故曰"遗精治肾，阳痿治肝，无性欲治心"，这是治病之关键所在。

本病例患者临床表现为阳痿全无冲动、腰酸耳鸣、头晕目眩、时发心悸、郁闷不舒、胃纳呆少。吴老脉症合参，知其肝肾久虚，仿还少丹调补肝肾，继用丸剂脾肾并治，因为治肝实脾，经有明文，而且阳明主润宗筋，所以服后显效。特别是母丁香温胃独走阳明，以成其起痿之功，荔枝肉补肝，使宗筋得润，沉香温肾益其作强，药味不多，功专效捷。第二次丸剂少加知柏，滋肾坚阴，阴中求阳，以期相火以位。今观吴老遣药之巧，配伍之精，确实阅历深广，经验丰富。

四十七、湿热上蒸（1例）

病例：韩某，女，35岁，医生，1964年10月30日初诊。

【病史】原有肝炎已4年，近来发现面颊腮颧发赤，皮肤有颗粒状疹点作痒，右胁疼痛，胃纳不香，夜寐多梦，腹胀便溏，小便短赤，口干不欲饮。

【检查】舌苔薄黄润，脉细滑数。

【辨证】阳明湿热上蒸，兼感风热。

【治则】清上和中，淡渗利湿。

【方药】拟清上防风汤加减。白芷4.5 g，连翘9 g，赤芍9 g，蝉蜕4.5 g，僵蚕9 g，桔梗6 g，竹茹9 g，陈皮4.5 g，赤茯苓9 g，通草4.5 g，生甘草3 g。水煎服。

11月12日二诊：服药4剂，面肤疹点作痒已减，但如虫行，舌脉同前。按上方去蝉蜕、僵蚕、竹茹、赤茯苓，加山栀子4.5 g，炒黄芩4.5 g，炒枳壳4.5 g，清半夏9 g，薄荷4.5 g。水煎服。

11月18日三诊：服药4剂，面颊赤痒完全平复，小便畅通，腹胀、胁痛大减，胃纳也增，夜寐安静，舌苔薄白，脉沉缓。上焦风热已清，阳明湿热渐化。再以健脾柔肝，和中化湿，缓从本治。制香附9 g，砂仁4.5 g，生白术9 g，川厚朴4.5 g，陈皮4.5 g，清半夏6 g，茯苓9 g，木瓜9 g，炒杭白芍9 g，大腹皮9 g，泽泻4.5 g。水煎服。

服药4剂，诸症均除，停药观察。

【按语】按经络学说，人之面部是阳明经之会，人之血气，皆上于面，而走空窍。手之三阳经是从手走至头，足之三阳经是从头走至足。在足三阳经经历之处，独有足阳明胃经起于鼻，交頞中入齿，挟口环唇倚颊车，上耳过下关。凡面部所有之处，其经均有维络联系，故面部疾病专属于胃。凡风热乘之，或阳明湿热，或上焦火毒等，都能导致面肿或面鼻赤紫，或风疾瘾疹、酒渣、黑斑痤痱、瘙痒等证。

吴老分析本病例为久患肝脾不和，中焦失化，其标是阳明湿热上蒸于面，兼感风热。急则治标，缓则治本，治标应治上和中，淡渗利湿，化风解毒，方用清上防风汤加减，以白芷清阳明湿热，连翘、赤芍、蝉蜕、僵蚕、桔梗疏风清热，竹茹、陈皮、生甘草清胃和中，赤茯苓、通草淡渗利湿，因防风为风药，有伤肝阴之弊，故弃之不用。二诊面肤赤痒虽减，但风热未清，出现虫行血虚之象，故原方去蝉蜕，僵蚕、竹茹、赤茯苓，加炒山栀子、炒黄芩、薄荷凉膈清上，清半夏、炒枳壳和中燥湿，共奏痊愈之功。三诊则以香砂平胃合二陈汤加木瓜、炒杭白芍、大腹皮、泽泻等健脾柔肝，和中化湿，缓从本治。由此可见，吴老治病确属标本缓急，层次井然，通权达变，运巧制宜。

四十八、痿证（1例）

湿热痿（1例）

病例：韩某，男，29岁，1968年4月6日初诊。

【病史】幼年曾患婴儿瘫，经治疗好转，复因碰伤而发两腿痿软，行动不便，肌肉萎缩，右膝肿胀，经久不愈。近因发生阳痿，两腿热痛难忍。

【检查】舌苔黄厚，脉缓滑。

【辨证】湿热下注致痿。

【治则】清热利湿。

【方药】拟四妙散加味。苍术、白术各3 g，炒黄柏4.5 g，牛膝9 g，清半夏9 g，陈皮4.5 g，茯苓9 g，生甘草3 g，炒薏苡仁12 g，秦艽9 g，通草4.5 g。水煎服。

4月9日二诊：服药3剂，膝肿渐消，热痛已止；两腿虽可缓慢行动，但仍无力。按上方加党参9 g，当归9 g，川芎3 g。水煎服。

4月19日三诊：服药6剂，两腿较前有力，可以行动。按二诊方加玉竹30 g。水煎服。

服药9剂，病痊愈。

【按语】痿是燥病，但与湿热有关，时令湿热，首先犯肺，水精不布，筋脉失养，湿郁不能布精而化燥，筋骨不荣，发为痿躄。正如《素问·生气通天论》说："湿热不攘，大筋緛短，小筋弛长，緛短为拘，弛长为痿。"古人治痿，独取阳明，是因阳明为水谷之海，主润宗筋，所以治痿不用风药，以免重耗津血。吴老认为初痿取之阳明，久痿当治肝肾，因此，加味二妙散、益胃去痿汤，固金启痿汤、金刚丸是他临床习用之方药。

本病例为湿热痿，虽有宿疾，但湿热仍重，法取四妙散合二陈汤加减，药不过9剂，湿化热清，即可以行动，说明此病的治疗理法明析，方药得宜，遂能获速效。

四十九、惊病（1例）

病例：丁某，女，43岁，1962年12月8日初诊。

【病史】于就诊20日前被汽车撞伤，现前额仍肿，头晕不爽，颠顶麻木，胸痛痞满，乳房下痛，夜眠惊悸，多梦纷纭，口苦食少，脘胀嗳气，大便2日一行。

【检查】舌苔薄白，舌边赤，脉左沉细弦长，右沉缓。

【辨证】惊怒伤肝，痰火上逆。

【治则】调血养肝，清胆和胃，安养心神，少佐化瘀。

【方药】拟桃红四物汤合酸枣仁汤加减。桃仁3 g，红花4.5 g，当归9 g，赤芍9 g，川芎3 g，炒酸枣仁9 g，茯苓9 g，竹茹9 g，桔梗4.5 g，青皮4.5 g，郁金4.5 g，炒山栀子4.5 g。水煎服。

12月17日二诊：服药6剂，胸闷痞满已除，饮食、夜眠转好；仍有头晕、颠顶麻木，舌苔薄白中裂纹，脉沉细弦缓。按上方去青皮、桔梗、炒山栀子，加清半夏6 g，天麻3 g，菊花6 g。水煎服。

服药3剂，诸症渐平。

【按语】《素问·举痛论》言“怒则气上”“惊则气乱”，说明情志所伤能致病。吴老认为本例系突然撞伤受惊，因而惊则神气失守，怒则气逆冲上，日久郁生痰火，痰与气搏，遂变生诸症。观其症可知撞伤血瘀，前额仍肿，惊伤肝胆，心神不安，痰火上逆，头晕不爽，颠顶麻木，胸际失旷，胸痛闷满，乳房下痛，肝胃失和，口苦少食，脘胀嗳气，故方用桃仁、红花活血化瘀，当归、赤芍、川芎调血养肝，郁金、青皮、桔梗开郁行气，竹茹、炒山栀子清胆和胃，茯苓、炒酸枣仁安养心神，药后症减，再以清半夏、天麻、菊花清热降逆，化痰息风，出入加减，尽剂而安。由此可见，古人所说惊证有二：因病而惊者，当察客邪而兼治其标；因惊而病者，宜安养心神，滋培肝胆，专扶元气为主，临床验之，确有良效。

外　科

一、创口不敛（2例）

病例1：刘某，女，64岁，1963年5月14日初诊。

【病史】患者因胆结石、胆囊炎并发阻塞性黄疸，于1963年3月31日上午急症住院，行胆囊切除术及胆总管十二指肠吻合术。术后40余日，仍持续发热，身倦无汗，厌食，恶心呕吐，大便干燥，腹部刀口裂开3～4 cm，有棕黄色稀水流出，虽经各种抗生素、激素、输液、输血等治疗，效果仍不明显，于5月14日邀诊。

现症：手术后40余日，每日午后恶寒、发热、无汗，头晕目涨，口苦咽干，心烦，喜呕，胸胁闷满，纳呆少饮，大便干燥，色黑如栗，4～5日1次，小便黄热，神倦乏力，烦躁不安，皮肤干燥，腹部裂口有玉米粒大，裂口深约0.7 cm，分泌物不多，体温39.6℃，血常规检查示血红蛋白94 g/L，红细胞计数3.2×10^{12}/L，白细胞计数3.4×10^{9}/L，中性粒细胞0.66，淋巴细胞0.31，单核细胞0.03。

【检查】舌苔无，质嫩绛，有裂隙而润，脉沉细数。

【辨证】久病胆胃湿热，耗损气血，证发如劳热。

【治则】急则治标，先清透少阳，和解表里。

【方药】拟秦艽鳖甲散加减。青蒿9 g，炙鳖甲6 g，地骨皮9 g，炒知母6 g，秦艽9 g，炒黄芩4.5 g，黄芪9 g，当归4.5 g，党参6 g，全瓜蒌9 g。水煎服。

5月19日二诊：服药5剂，恶寒已除，发热也减，身润有汗，白痦晶莹，腹部刀口分泌物已无；尚有口苦咽干，心烦喜呕，胃不思纳，喜进温饮，大便畅行，小便黄热，舌质暗红无苔，仍有裂隙，脉转细滑，体温37.7℃。正能胜邪，湿热外透。按上方去黄芪、全瓜蒌，加白扁豆9 g，通草6 g。水煎服。

5月21日三诊：服药2剂，诸症均减，发热已退，白痦渐消，小便正常，胃已思纳，尚有恶心作呕，体温37.2℃，血红蛋白95 g/L，红细胞计数3.0×10^{12}/L，白细胞计数2.3×10^{9}/L，舌红苔少，脉濡细。病已渐愈，余邪未清，并停用抗生素。按二诊方去炒黄芩、白扁豆、通草，加陈皮6 g，竹茹6 g，天花粉9 g，乌梅2个。水煎服。

5月24日四诊：服药3剂，恶心作呕已除，胃能纳谷，创口生肌，身倦无力，体温37℃，复查血红蛋白100 g/L，红细胞计数3.25×10^{12}/L，白细胞计数8.3×10^{9}/L，中性粒细胞0.68，淋巴细胞0.3，嗜酸性粒细胞0.02，病已近愈，舌淡少苔，脉静身凉，但气血未复，改用八珍汤加味调理善后。台参9 g，白术9 g，茯苓9 g，甘草3 g，当归9 g，炒白芍9 g，地黄9 g，川芎1.5 g，秦艽9 g，地骨皮9 g，木蝴蝶9 g，炒谷芽9 g。水煎服。

服药5剂，体力渐增，刀口已愈合，停药调养，并于1963年6月15日痊愈出院。

病例2：孟某，女，11岁，1959年1月27日初诊。

【病史】于1958年10月17日，因患伤寒，并发肠穿孔及弥漫性腹膜炎，高热呕吐，满腹剧痛，立即行回肠修补术。术后体温仍不降，肛诊检查发现伴有盆腔脓肿，再行手术，术后体温虽渐降，症状改善，但腹部刀口形成瘘管，久不愈合，延至1959年1月27日邀诊。

现症：体弱无力，气短心慌，夜间盗汗，食欲不振，不欲饮水，大便溏薄，色褐而黏，小便清长，面色少泽，唇淡无华，语音低弱，腹部刀口流水无脓。

【检查】舌苔薄白，质淡，脉虚大。

【辨证】长期发热，损伤化源，营卫不足，气虚血少。

【治则】气血双补，收敛创口。

【方药】拟八珍汤加味。台参9 g，白术9 g，茯苓9 g，甘草3 g，当归9 g，炒白芍9 g，地黄9 g，酒川芎3 g，木蝴蝶9 g。水煎服。

上方连服7剂，气血渐复，肠瘘愈合，不日出院。

后经随访，病已痊愈。

【按语】现代医学外科手术后创口不愈合，缺少理想的治疗方法，若按中医辨证、理法方药治疗，可以补现代医学之不足，收到较好的效果。手术后创口不愈合，中医学认为这关系到患者的气血虚实。因为气和血，是人体生命活动的动力和源泉，它是脏腑功能的反映，又是脏腑活动的产物，人体病理变化无不涉及气血。如《素问·通评虚实论》说："邪气盛则实，精气夺则虚。"气血来源于人的先天元气和后天水谷之精气，通过生化输布，充泽于五脏，营养于全身。吴老认为术后创口不愈合，虽不是疮疡，肌不生，口不敛，但其理相同。如《类证治裁》说："疮口久不敛者，气血两虚也。"这是因为心主血，脾主肌肉之故。施治应辨明标本气血虚实，因证用药。如病例1为久病胆胃湿热，其症未解，先已损伤气血，病发如劳热，缠绵不退，创口不愈合，吴老认为症见午后恶寒发热、头晕目涨、口苦咽干、心烦喜呕、胸胁闷满是邪居少阳，大便干燥、小便黄热、烦躁不安是湿热在腑、表里未和，神倦乏力、皮肤干燥、创口不愈合、舌嫩绛无苔是正虚邪实、耗损气血、营卫虚衰，应急则治标，先清透少阳、和解表里，故仿明代缪希雍治因劳发黄用秦艽之法，以秦艽鳖甲散去柴胡，加青蒿、炒黄芩清透少阳、苦降泄热，黄芪、党参益气扶正，全瓜蒌通腑润肠。药后身润有汗，白痦晶莹，湿热外透，诸症减轻，刀口已无分泌物。三诊后，脉静身凉，创口生肌，更方八珍汤加味，气血双补，体力渐增，创口愈合。病例2因伤寒肠穿孔，盆腔脓肿，手术二次，形成肠瘘，两月余不愈合，吴老据其脉症，认为热病之后，已无六经形证，由于长期发热，化源受损，营卫不足，气虚血少，肌肤失荣，故肠瘘久不愈合，治以八珍汤气血双补，加木蝴蝶达皮表，以收敛创口，服7剂而愈。由此可见，吴老治疗手术后创口久不愈合时，先辨明气血虚实，有邪无邪，再立法标本主次，用药扶正祛邪，疗效显著，尤其以木蝴蝶加速创口愈合，用药确有独到之处。

二、头砸伤后遗症（1例）

病例：毕某，女，49岁，1961年9月2日初诊。

【病史】1958年头部被石头砸伤，当时有短暂昏迷，此后经常头晕头痛，恶心欲吐，腰背酸痛，少眠多梦，惊悸。现在倦怠无力，气短神怯，下肢浮肿，面色褐黄，脘痛吐酸，二便如常，月经每月1次，伴有少腹及腰部作痛。

【检查】舌苔薄白，脉沉细弦缓，头皮有约3 cm伤疤。

【辨证】心虚胆怯，肝脾不调，虚中挟实，病难速愈。

【治则】先疏气和中，镇摄心神。

【方药】拟龙牡二陈汤加味。龙骨、牡蛎各9 g，清半夏9 g，陈皮6 g，茯苓9 g，白芍9 g，香附9 g，炒酸枣仁9 g，百合9 g，乌药1.5 g，炒栀子4.5 g。水煎服。

9月9日二诊：服药6剂，头晕痛减，睡眠转好；仍食欲不佳，左胁时痛，心悸乏力，大便偏干，舌苔正常，脉沉弦。再温胆和中，安神定志。清半夏9 g，青皮、陈皮各3 g，茯苓12 g，竹茹9 g，炒枳实4.5 g，甘草3 g，远志4.5 g，石菖蒲3 g，炒白芍9 g，丹参9 g，炒酸枣仁12 g，炒麦芽4.5 g。水煎服。

9月15日三诊：服药6剂，诸症均减，舌脉正常。继服二诊方，并配丸药补益心脾，善后调养。

丸药方：黄芪30 g，台参15 g，白术30 g，茯苓30 g，当归24 g，炒白芍15 g，远志15 g，石菖蒲15 g，炒酸枣仁30 g，制香附18 g，木香15 g，菊花24 g，甘草12 g。共为细末，神曲糊小丸，如绿豆大，早晚各服6 g。

一年后随访，痊愈。

【按语】中医外科中的头部砸伤后遗头晕痛，类似现代医学外科的脑震荡后遗症，一般多按跌仆损伤、气血瘀滞，变生之诸症，以通窍活血化瘀法施治。然而本病例吴老认为，病经三年，屡治不愈，且有腰背酸痛、少眠惊悸，知其病非气血瘀滞，乃砸伤受惊，心虚胆怯所致，近期兼有脘痛吐酸、气短神怯、倦怠乏力、下肢浮肿、面色褐黄、行经少腹及腰部作痛、脉沉细弦缓等肝脾不调证候，因而若以气血瘀滞施治，焉能有效，遂以龙牡二陈汤加炒酸枣仁，养心和胆，镇惊安神，佐以香附、白芍、乌药、百合、炒栀子调肝和中、疏郁泄热，继以温胆汤加远志、石菖蒲、炒酸枣仁以温胆和中，安神定志，丹参、炒白芍养血柔肝，麦芽疏气和胃，诸症消失，最后以归脾汤加减，补益心脾，调养而愈。

从上所见，本病例患者原砸伤脑部，导致心虚胆怯，影响化源，气血不足，久病不愈，由于血生化于脾，宣化于肺，统于心，藏于肝，化精于肾，灌输百脉，营养全身，所以吴老审证求因，辨脏腑，分标本，整个病程用药各有侧重，治标从心、胆、胃，治本从心、脾、肝，最后心血足、胆气壮，病获痊愈。

三、手术后脾肾两虚（1例）

病例：孙某，男，37岁，1963年6月27日初诊。

【病史】1960年因胃黏膜脱垂做胃大部切除术，术后血压低，90/60 mmHg，头晕昏沉，全身乏力，至今年5月头晕昏沉加重，右胁痛，有时右腰酸刺痛，经西医检查为右肾下垂，下肢沉重，少眠不宁，纳食少，大便稀，1日2次，小便频，面色皖白，头发大半已白。

【检查】舌苔淡黄润，脉沉细缓。

【辨证】脾失健运，中气不足，肝肾虚弱，精亏血少。

【治则】健脾益肾，补气养血。

【方药】拟归芍异功汤合青娥丸加味。台参9 g，茯苓9 g，白术9 g，陈皮4.5 g，甘草3 g，当归9 g，白芍9 g，枸杞子9 g，炒杜仲9 g，砂仁3 g，核桃仁 9 g，补骨脂9 g。水煎服。

7月31日二诊：服药27剂，效佳，症减。仍腰酸，小便频，舌苔薄白，脉沉缓。前方有效，改制丸剂，常服。台参30 g，黄芪24 g，白术18 g，茯苓18 g，炒山药24 g，生地黄、熟地黄各15 g，山茱萸18 g，菟丝子30 g，枸杞子24 g，补骨脂30 g，核桃仁15 g，陈皮15 g。共研细末，炼蜜为丸，如梧桐子大，早晚各服30丸。

【按语】气血来源于水谷精华，赖脾胃之生化，作用于全身，故称“脾胃为后天之本，气血生化之源。”若脾胃虚衰，化源不足，则气血虚少，影响其他脏腑功能而发生诸病。如《脾胃论》说：“脾胃之气既伤，而元气亦不能充，而诸病之所由生也。”治疗方面虽然“虚则补之，损者益之”，但是调理脾胃尤为重要，所以吴老对久病体质虚弱者，非常重视其脾胃，如本病例患者病发于胃大部切除术后，脾胃虚衰，化源不足，影响肝肾，导致气虚血少精亏，吴老根据脉症，分析病机，先以归芍异功散健脾益气、和肝养血，合青娥丸补肾益精，肝肾同治，收效较快，后以原方合六味地黄丸加减，配丸剂常服，渐趋康复。因此可见，对长期虚弱疾患，除用药配伍照顾脾胃外，调整剂型，先用汤剂扶正祛邪，后用丸剂固本善后，同样不失调理脾胃之意。

四、马刀（2例）

病例1：张某，女，35岁，1963年10月18日初诊。

【病史】颈部淋巴结结核，累累如珠，推之可动，皮色不变，不痛不痒，瘰疬未溃，病已经年，形体消瘦，眠食尚可，痰多身倦，二便调。

【检查】舌苔薄黄质赤，脉沉弦滑。

【辨证】肝郁化火，灼伤津液，气滞痰凝。

【治则】理气化痰，散结软坚。

【方药】拟消瘰丸加减。浙贝母9 g，连翘9 g，白芍9 g，桔梗4.5 g，玄参9 g，枳壳4.5 g，牡蛎9 g，瓦楞子9 g，夏枯草9 g。水煎服。

连服30余剂，结核基本消失。

病例2：于某，男，32岁，1964年5月13日初诊。

【病史】颈部淋巴结结核溃破，时流污水，经久不愈，面色㿠白，形体消瘦，乏力，胃纳呆少，痰多稀白，二便尚调。

【检查】舌苔薄白，脉沉弦细。

【辨证】中气已虚，毒邪尚盛。

【治则】补气养血，化痰解毒。

【方药】拟当归补血汤合二陈汤加减。黄芪12 g，当归9 g，白芍9 g，清半夏9 g，陈皮4.5 g，茯苓9 g，昆布9 g，桔梗4.5 g，冬瓜仁12 g，金银花12 g，甘草3 g。水煎服。

上方连服25剂，并配合夏枯草膏外敷，溃封，结核基本消失。

【按语】中医学之马刀，相当于西医学之颈部淋巴结结核和冷脓疡，是按照病位和形状而定名的。马刀俗名瘰疬，与少阳经络有关，初起如豆，不痛不痒，继则渐长，其形长如蛤，故名马刀。吴老治疗马刀常用验方消瘰丸，根据体质强弱，已溃未溃，别其虚实、寒热，随症治之。如病例1为瘰疬未溃，气滞痰凝，经用消瘰丸加味，理气化痰，散结软坚，月余结核消散。病例2为瘰疬已溃，正虚邪实，经用消补兼施法25剂，封溃痊愈。

由上观之，吴老治疗瘰疬，一般不用猫爪草、蜈蚣、壁虎等品，只以牡蛎、玄参、浙贝母软坚化痰散结，随症加减，缓治取效，药味虽少，配伍精炼，疗效显著，特别是夏枯草浓煎，饭后服，不论病程新久，已溃未溃，临床用之，都能得心应手。

五、乳痈（1例）

病例：张某，女，26岁，1965年6月15日初诊。

【病史】产后20余日，恶露未净，左乳房红肿胀痛，内有硬结，恶寒发热，二便调，体温38.8 ℃。

【检查】舌苔灰白，边尖红，脉弦数。

【辨证】外吹乳痈。

【治则】清热解毒，软坚消痈，清肝和胃。

【方药】拟连翘金贝煎加减。连翘9 g，金银花9 g，土贝母9 g，蒲公英9 g，青皮3 g，夏枯草9 g，桔梗6 g，通草4.5 g，白芷3 g，甘草3 g。水煎服。

连服6剂，热退，痛止。

【按语】乳痈是乳房部的急性化脓性疾病，哺乳期发生的名“外吹乳痈”，妊娠期发生的名“内吹乳痈”，与哺乳无关而发生的名“非哺乳期乳痈”。外吹乳痈，多见于初产妇，轻者治疗及时，可以消退，重者能溃脓，瓜蒌牛蒡子汤是治疗该病的常用方剂。吴老治疗此病，首重肝胃，因为乳房属阳明，乳头属厥阴，肝郁胃热者，临床最为多见。此例乳痈，产后恶露未尽，且有寒热，吴老认为虽然热毒壅盛，但黄芩、栀子过于苦寒，应避免使用，故因人制宜，法取清散，药用轻平，表面看去似乎难当重任，但收意外之效。这说明吴老审证之精，用药之慎，有他独到之处，舍瓜蒌牛蒡子汤另开捷径。

六、乳癖（1例）

病例：李某，女，26岁，1953年4月10日初诊。

【病史】左乳房胀硬，内有结块如枣大，压之疼痛，按之活动，皮色不变，已经月余，适逢经期，好叹气，腰腿酸痛，血量不多，经行不畅，二便调。

【检查】舌苔薄白，脉细弦。

【辨证】肝郁不舒，气滞痰凝为乳癖病。

【治则】疏肝理气，行血散结。

【方药】拟加减舒肝散。当归9 g，赤芍9 g，香附9 g，炒川楝子4.5 g，杜仲9 g，青橘叶4.5 g，青皮3 g，牛膝9 g，丝瓜络9 g，通草4.5 g。水煎服。

4月13日二诊：服药3剂，乳胀减，月经未净，舌脉同前。按上方去牛膝、炒川楝子，加桔梗6 g，浙贝母9 g，夏枯草9 g。水煎服。

4月16日三诊：服药3剂，月经已净。腰痛除，乳胀消，结块同前无变化，舌苔薄白，脉沉弦。按二诊方去赤芍，加牡蛎9 g，白芷1.5 g。嘱服10剂，以观疗效。

4月28日四诊：乳中硬块基本消散，按之已不明显，眠食均好，舌脉正常，为了巩固疗效，嘱按原方再服5剂。

【按语】乳中结核，包括乳疬、乳癖、乳劳、乳岩，乳中都有结核。乳疬多由冲任不调，气滞痰郁所致；乳癖多由思虑伤脾，郁怒伤肝，气滞痰凝而成；乳痨（又名乳痰）多由体弱气滞，痰浊凝结所致；乳岩则为经络枯涩，痰气交凝，坚硬如石，病情险恶。吴老治癖应观其脉症、审其病因，常用开郁化痰、通络散结之法立方用药。此例乳癖，适逢经期，经行不畅，先调其血，佐以通络，乳胀、腰痛均愈，三诊加用牡蛎、白芷软坚散结之品，结块遂消。吴老治疗此类疾病，很少使用峻剂攻破，非常重视因势利导，先行气活血，再散结通络，缓消症结，如果操之过急，往往伤其气血，事与愿违。此例用药不过10余剂，而乳癖消除，看来药力虽和平，但取效较速。

七、乳核（1例）

病例：郭某，女，28岁，1963年2月28日初诊。

【病史】左乳中硬块，如鸡卵大，右乳中硬块似枣大，按之酸胀疼痛，但无红肿，皮毛不变，病已年余。形寒肢冷，面色㿠白，胃纳较少，身倦乏力，月经后期，量少色淡，近期两乳发胀，咽喉疼痛（红细胞沉降率80 mm/h）。

【检查】舌苔薄白，脉沉细涩。

【辨证】血滞寒凝乳核。

【治则】温经散寒，化瘀消结。

【方药】拟阳和汤加味。熟地黄15 g，麻黄1 g，白芥子4.5 g，鹿角胶9 g，炮姜1.5 g，肉桂3 g，连翘9 g，甘草1 g。水煎服。同时送服犀黄丸，每次1.5 g。

5月14日二诊：服药18剂，丸药75 g，右乳结核全消，左乳硬结缩减如枣核大，痛胀消失，眠食均可，舌苔薄白，脉沉缓。寒凝缓解，暂停汤剂，继服丸药。

6月20日三诊：红细胞沉降率12 mm/h，乳核全消，症状好转，停药观察。

【按语】乳核多由冲任不调，气滞痰郁而成，临床当辨阴阳、五善七恶顺逆，非常重要。《疡医大全》说："凡诊视痈疽，施治必须先审阴阳，乃为医道之纲领，阴阳无谬，治焉有差！医道虽繁，可以一言以蔽之者，曰阴阳而已。"但病变万端，错综复杂，阴中有阳，阳中有阴，阴病治以阳，这是一般规律。

此例乳核，阴寒证见，吴老选用外科内治之消法，方用阳和汤加味配犀黄丸而收功，免于手术治疗，受到患者欢迎。

阳和汤解寒凝，阴中求阳，阳中求阴，吴老常用之。熟地黄补阴血，鹿角胶生精髓，养血益阳。炮姜温中破阴回阳，肉桂入营，温通血脉。麻黄达卫散寒，畅通气血。白芥子祛痰，能使熟地黄、鹿角胶补血不滞。此方有阳光普照、阴霾四散之功，故曰阳和，再加连翘以清心散结。考李东垣"连翘散诸经血结气聚，消肿。"《神农本草经疏》曰连翘："清凉以除瘀热，芬芳轻扬以散郁结，则荣卫通和而疮肿消矣。"《本经逢原》曰："连翘苦寒入心，泻心火，破血结，散气聚，消肿毒，利小便，诸疮痛痒皆属心火，连翘泻心遂为疮家要药。"吴老说："我于阳和汤中用连翘乃取结者散之，以加强阳和阴消之效。"犀黄丸以牛黄清热解毒化痰，麝香通络消痈肿，乳香、没药活血祛瘀、消肿止痛，治瘰疬、结核，缓图有效。当此患者阴寒缓解，即去阳和汤独用犀黄丸，前后共用百余克，乳核痊愈。

吴老对此病寒热并用，阴阳并举，相得益彰，确有经验。

八、瘕聚（1例）

病例：于某，女，22岁，1963年3月5日初诊。

【病史】患疝气已三年之久，做手术未愈，现左少腹仍经常拘急下坠痛，并有软块突出，如鸡蛋大，平卧可消失，遇冷则剧，月经不调，有时倒经，纳食胃满，气逆反酸，大小便正常。

【检查】舌苔薄白，脉沉迟。

【辨证】瘕聚腹痛，多由寒滞肝脉所致。

【治则】宜温通。

【方药】拟气疝饮合苦楝散加减。小茴香9 g，吴茱萸1.5 g，炒川楝子4.5 g，半夏9 g，陈皮4.5 g，茯苓9 g，青皮3 g，白术9 g，炒白芍9 g，木香4.5 g，甘草3 g。水煎服。

3月12日二诊：服药3剂，症无进退，活动时左少腹仍坠痛，口干气逆，纳食胃满反酸，大便干，痔疮下血，舌苔薄白，质红，脉沉细。肝胃不和，气机不利，瘕聚浊逆，湿热壅迫，更方变法，疏肝降逆，兼清利湿热。拟金铃子散合芍药甘草汤加味。炒川楝子6 g，炒延胡索4.5 g，白芍9 g，甘草3 g，沙参9 g，丹参9 g，苦参6 g，炒枳壳6 g，天花粉9 g，地黄9 g，黄柏4.5 g。水煎服。

服药5剂，诸症消失。

【按语】中医学认为疝气其症见于肝脉，病源于任脉，《素问·骨空论》说："任脉为病，男子内结七疝，女子带下瘕聚。"其病因古人多认为寒滞肝脉，收引则痛，然元代朱丹溪说："自《素问》而下，皆以疝为经络有寒，收引则痛，不知始由湿热壅遏在经，又感外寒，湿热被郁，不得疏散，故痛。"《类证治裁》说："在血分者不移，在气分者多动。"又说："瘕聚浊逆，肝胃病为多。"可见病因不同，病机也异，临证应详审明辨，分别施治。吴老诊治本例瘕聚，初见其左少腹经常拘急坠痛、遇冷则剧、脉沉迟，认为其由虚寒劳力致疾，法用温通，疗效不著，后以症兼胃满逆酸，气逆难平，活动时左少腹坠痛、大便干、痔疮下血，确属肝火内郁，气机失调，瘕聚浊逆，湿热壅遏之象，改用疏肝降逆法，以金铃子散行气泻火，佐以地黄、丹参、白芍、甘草柔肝缓急，炒枳壳行气散郁，沙参、天花粉清热益阴，苦参、黄柏清化湿热，疗效颇佳，诸症消失。因而吴老以此告诫后学，辨证察经，应详问诊，不要被假象迷惑，是为至要。

九、手术后形气不足（1例）

病例：陈某，男，56岁，1964年7月28日初诊。

【病史】食管手术后29日。术前曾因久病，饮食减少，体气虚弱，术后身弱少力，形瘦气短，烦躁自汗，夜卧少眠，纳谷不香，食之无味，嗳气脘满，进油腻恶心，口黏不欲饮，大便干燥，结粪如栗，五六日不解，小便黄热，体重大减，曾服芳香化浊、辛开苦降之剂，脘腹翻腾，恶心作痛。面色晦暗，音低语微。

【检查】舌苔中白微黏罩黄，质淡润，脉沉细滑。

【辨证】手术前脾胃不健，湿从内生，手术后气血双亏，湿阻中焦，胃失和降，据其脉症俱虚，形气不足，当须扶正。

【治则】补气养血和中降逆，标本兼治。

【方药】拟八珍汤加减。西洋参（另煎兑入）4.5 g，白术9 g，茯苓9 g，炙甘草2.5 g，酒洗当归9 g，炒白芍9 g，地黄9 g，陈皮4.5 g，竹茹9 g，炒枳壳4.5 g，淡苁蓉9 g。水煎服。

7月29日二诊：昨服药后，胃中舒适，腹内肠鸣，有矢气，夜眠稍好，今晨食粥能知米香；唯感气短，身半以上自汗，大便仍难，温水坐浴，下栗粪数枚，小便仍黄热，舌中露质红润，两侧及根部苔白而黏，脉较昨略有缓和。按上方去竹茹、地黄，加郁李仁9 g，炒酸枣仁9 g，香附9 g。水煎服。

7月30日三诊：服药3剂，大便1次，先干后软，夜眠甚佳，纳谷甚香，能辨食味，精神较爽，自汗已少，烦躁已减；仍不欲饮，食后肠鸣，矢气，小便黄热，舌苔黄黏，舌中露质红润，脉左沉弦长，右寸已起，余沉细数。按二诊方去郁李仁。水煎服。

7月31日四诊：服药1剂，夜心烦失眠，今晨头昏不爽，纳食尚好，口味恢复，大便1次黄软，小便正常，精神转爽，体力渐增，自汗已很少，舌苔薄白微黏，质淡红润，脉沉细弦缓。脾胃转健，气血渐充，邪退康壮。按三诊方加制远志4 g。水煎服。

服药3剂，一切正常，停药观察，善后调养。

【按语】湿为阴邪，重浊黏腻，其来源有内外之分：外湿为患，肌表经络之病居多；湿自内生，脏腑气血之病居多。由于湿邪为病，有在里在表、热化寒化之别，治疗方法亦有配伍不同，临证应辨上下、内外、寒热虚实。湿邪在上在外者，宜微汗以解之，在下在内者，则健脾行水以利之，如湿从寒化，宜用温燥，湿从热化，则用清利。若脉症俱实，水湿壅盛，可用攻逐，脉症俱虚，形气不足，则须扶正。本病例患者手术后有脾虚湿郁之证，按理应投藿香正气散类燥湿化浊，理气和中不效。但吴老认为本病脾胃不健，湿从内生在前，体虚暑热手术伤气耗血于后，脉症俱虚，形气不足，正不胜邪，藿香正气散类药不对症，愈使其虚，故改用正治法，扶正祛邪，方用八珍汤益气补血以养阳，滋液润燥以养阴，使之胃强脾健，气血得生，湿化热清，邪退正复。由此可见，治病求本，贵在审证求因，通常达变，同病异治，异病同治，祛邪而不伤正，扶正而不留邪，是为重要。

十、脱疽（1例）

病例：张某，男，16岁，1962年3月20日初诊。

【病史】左腿作痛，麻木发凉已1年余，近4个月来腿麻木发凉加重，足趾青紫剧痛，彻夜不能入眠，畏冷喜暖，行路困难，饮食减少，大便干，小便赤黄。就诊前半月发现左足一、二、三趾青紫变黑，破溃有恶臭。过去有下井受寒史。

【检查】舌苔黄厚，质红而燥，左侧趺阳脉消失，右侧细弱，左太溪脉弱。右腿自膝关节以下肌肉萎缩，皮肤干燥，左足趾一、二、三均有干性坏疽，且有臭味。组胺试验及高渗盐水试验，患肢自膝下12 cm处血运不良。

【辨证】寒湿郁久化热，经络阻塞，营热肉腐。

【治则】养阴清热，和营活血，佐以解毒。

【方药】拟四妙勇安汤加减。玄参24 g，当归15 g，赤芍12 g，红花12 g，苏木9 g，金银花24 g，蒲公英18 g，大黄4.5 g，石斛9 g，延胡索9 g，甘草4.5 g。水煎服。并患肢局部清洁换药。

3月28日二诊：服药6剂，患足痛减，夜能入眠，饮食增加，大便通畅，舌苔薄黄，质红不润，脉沉缓。左足趺阳脉仍无。按上方加牛膝9 g。水煎服。

4月13日三诊：服药15剂，患足疼痛轻微，坏死趾节已脱落，创口清洁，渐趋愈合，舌苔薄黄润，脉沉缓，左足趺阳脉可寻。按二诊方去大黄。水煎服。

服药10剂，患足疼痛消失，创口愈合，可下地轻微活动。停药观察。

【按语】中医外科脱疽又称十趾零落，相当于现代医学“血栓闭塞性脉管炎”，是一种难治之症。如《灵枢·痈疽》篇说：“发于足指，名脱痈，其状赤黑，死不治；不赤黑，不死。不衰，急斩之，不则死矣。”发病原因较多，主要是感受寒湿之邪，致寒凝络脉，血行不畅，阳气不能下达而发病。久则脉络痹阻，肌肤失养，患肢末端坏死溃烂。本病过去疗效缓慢，复发较多，采用中西医结合的方法使疗效显著提高。临证一般多分为虚寒型、湿热型、气血两虚型，或分为虚寒型、瘀滞型、热毒型。治疗方药可选用阳和汤、独活寄生汤、桂枝加当归汤等和营温阳通络，四妙勇安汤、顾步汤等滋阴降火、和营解毒，八珍汤、人参养荣汤等调补气血，三妙散等清热利湿，佐以外治法，辅助以现代医学疗法。本病例患者有下井受寒史，发病1年余，吴老据其脉症，认为寒湿郁久化热，经络阻塞，营热肉腐，故方用玄参、石斛养阴清热，当归、赤芍、延胡索和营止痛，红花、苏木活血通络，金银花、蒲公英、大黄、甘草清热解毒，牛膝引药下行，慢病缓图，坚持治疗，邪退正安，症状缓解。由此可见，中医治疗本病，有其特长，若能中西医结合，则可进一步提高疗效。

十一、睾丸湿溃（1例）

病例：吕某，男，56岁，1963年10月5日初诊。

【病史】原有肝炎已久，经中西药物治疗逐渐好转。近因感冒，腹胀胁痛、头晕、睾丸湿痒浸溃赤烂，夜眠欠佳，小便短赤，口干不欲饮，大便干，经用外敷药物疗效不显，病已多日。

【检查】舌苔两边淡黄，中间露质，脉沉弦。

【辨证】肝热未清，湿热下注浸及睾丸。

【治则】先调肝脾，清热化湿。

【方药】拟牡蛎羌活汤加减。牡蛎12 g，羌活3 g，菊花6 g，赤芍9 g，香附9 g，厚朴4.5 g，大腹皮9 g，青皮4.5 g，黄柏4.5 g，知母4.5 g，炒车前子9 g，炒麦芽4.5 g。水煎服。

10月10日二诊：服药3剂，小便通畅，头晕已减；胁痛同前，睾丸溃烂渐敛，湿痒均差，纳食呆少，舌脉同前。按上方去菊花、羌活、赤芍、大腹皮、炒麦芽、知母，加川芎3 g，枳壳4.5 g，茯苓9 g，片姜黄3 g，山楂炭4.5 g，神曲4.5 g。水煎服。

10月14日三诊：服药4剂，诸症均减，睾丸湿痒大减；但浸溃尚未痊愈，舌苔淡黄尖赤，脉沉细弦。仍按二诊方继服，加用复方青黛散外敷溃处。马齿苋4.5 g，青黛9 g，煅贝齿15 g，冰片1.5 g。共研细末，外用。

敷药2次，睾丸溃烂痊愈。

【按语】肝脉布两胁过前阴，肝经湿热下注浸及前阴睾丸为临床所常见。因为湿为浊邪，亲下，故肝经湿热循经浸溃赤烂作痒，一般用龙胆泻肝汤治之有效。但也应因人制宜。此病例患者久患肝病，舌赤露质，伤阴无疑，如果再用龙胆泻肝，重竭其阴液，恐犯虚虚之戒。吴老法取知母、黄柏坚阴清热，用青皮、赤芍、香附、菊花以疏郁清肝，羌活以升下元之肾气，加厚朴、大腹皮、麦芽和中理脾，以抗肝邪，取得疗效后，加用复方青黛散外敷而收功。

综上观之，吴老审证之精，既遵前人之法，又不泥于成方，随症遣药，恰到好处。因为肝为刚脏，体阴而用阳，宜柔不宜刚，复因湿郁不能布精化燥伤阴，所以选用知母黄柏坚阴，羌活升肾，佐理脾抗肝之味，以化水湿，避免滋阴助湿，如此配伍用药既是众所周知之法，也是众所罕用之法，可见吴老用药独有见地，祛邪不伤正，扶正不碍邪，取得成效。

妇　科

一、月经病（10例）

1. 月经不调（6例）

病例1：陈某，女，29岁，1962年9月1日初诊。

【病史】月经错后，40～60日1次，少腹痛，腰痛，量多，有血块，10余日渐净，白带多，有臭味。现行经10余日淋漓不断，五心烦热。

【检查】舌苔淡黄，质红润，脉沉细涩弱。

【辨证】血虚夹热，冲任失调。

【治则】疏郁清热，养血。

【方药】拟芩连四物汤加减。地黄9 g，当归9 g，炒白芍9 g，炒黄芩4.5 g，黄连3 g，白术9 g，北沙参9 g，茯苓9 g，香附9 g，菟丝子9 g，炒续断9 g。水煎服。

9月6日二诊：服药3剂，经血已止，心烦已减，饮食好；白带仍多，舌苔薄白，质红，脉沉细弱。脾湿下注，带脉失束，更方治脾。茯苓9 g，白术9 g，北沙参9 g，炒酸枣仁9 g，柏子仁9 g，黄柏4.5 g，炒樗白皮6 g，香附9 g，白芷3 g，炒白芍9 g，丹参9 g，肉桂0.9 g。水煎服。

10月29日三诊：服药4剂，白带减少，停药20余日；今次月经五日即净，腰痛不重，经后黄带多，两目干涩，舌苔淡黄，质红润，脉沉细弦长。脾湿仍重，治以逍遥散合固经丸加减。丹参30 g，柴胡9 g，当归9 g，白芍18 g，茯苓18 g，白术18 g，牡丹皮15 g，白芷15 g，香附30 g，青皮12 g，黄柏15 g，炒樗白皮12 g，地黄15 g。共研细末，神曲糊小丸，如梧桐子大，每日早晚各服20丸。

11月21日四诊：服丸药后，月经此次来潮完全正常，白带也少。停药观察。

病例2：陈某，女，36岁，医生，1964年5月28日初诊。

【病史】月经错后，经前乳房胀，量少色淡，小腹坠痛，两胁胀、腰酸痛，大便干，现正届经期。

【检查】舌苔黄白，边尖红，脉沉细涩。

【辨证】肝郁肾虚，冲任失调。

【治则】疏郁、养血、益肾。

【方药】拟四物汤合抑气汤加减。当归9 g，地黄9 g，川芎3 g，赤芍9 g，茯苓9 g，香附9 g，青皮4.5 g，菟丝子9 g，牛膝9 g，泽兰9 g。水煎服。

6月1日二诊：月经量增，色转红，两胁已舒，小腹痛减；腰仍酸痛，舌苔薄白，脉沉细涩。按上方去青皮、牛膝，加吴茱萸1.5 g，红花3 g。水煎服。

病例3：尚某，女，30岁，1961年1月21日初诊。

【病史】月经赶前，量少色黑，经前腰痛兼胀，小便少，不欲饮，结婚8年，至今未孕。

【检查】舌苔薄白，质红，脉沉弱。

【辨证】肝郁不舒，气盛血虚。

【治则】疏郁，养血。

【方药】拟四物汤合抑气汤加减。当归9 g，白芍9 g，地黄9 g，川芎4.5 g，香附9 g，茯苓9 g，延胡索6 g，川楝子4.5 g，菟丝子9 g，通草4.5 g。水煎服。

2月26日二诊：服药5剂，月经尚未届期，舌脉无变化。按上方加减，平日及经期分方服之。①当归9 g，丹参9 g，白芍9 g，香附9 g，川楝子4.5 g，柴胡3 g，清半夏6 g，陈皮4.5 g。水煎服。间日1剂。②当归12 g，地黄9 g，赤芍9 g，川芎4.5 g，茯苓9 g，香附9 g，炒菟丝子9 g，紫石英9 g，通草4.5 g。水煎服。行经时连服4剂。

4月28日三诊：服药后，月经按期，血色正红，无不适感，舌苔薄白，脉缓。按二诊经期方加益母草9 g，吴茱萸1.5 g。水煎服。嘱服4剂，巩固疗效。

病例4：李某，女，37岁，1961年12月23日初诊。

【病史】月经不调，经期后延50余日，今尚未潮，小腹冷痛坠胀，得热稍减，小便频数，大便溏薄，1日2～3次，腰酸足冷，头沉身倦，胸闷不饥，身体肥胖多痰。

【检查】舌苔白润，脉沉缓滑。

【辨证】脾运不健，痰湿两重，下元虚寒，冲任失调。

【治则】行湿疏郁，温经散寒。

【方药】拟暖肝汤加减。补骨脂9 g，制附片3 g，肉桂3 g，丹参9 g，柴胡3 g，香附9 g，白芍9 g，陈皮4.5 g，泽兰叶9 g。水煎服。

12月27日二诊：服药3剂，小腹冷痛坠胀均减，二便亦调，舌苔薄白，脉沉缓，前法加减，调养奇经。补骨脂9 g，续断9 g，陈皮4.5 g，白术9 g，制附片3 g，肉桂3 g，枳壳4.5 g，菟丝子9 g，益母草9 g，牛膝9 g。水煎服。

1961年2月3日三诊：服药2剂，月经来潮，血色正红，量多，腹中隐痛，别无所苦，舌苔薄白，脉缓平，经水适来。按二诊方去肉桂、制附片、牛膝、白术，加半夏9 g，赤芍9 g，桃仁4.5 g，红花6 g，泽兰叶9 g。水煎服。

1月7日四诊：服药3剂，经水已净，全身无不适，喜形于色，舌脉同前。再拟逍遥丸每日2次，每次服9 g。嘱服20日，停药观察，半年后来述，月经已正常。

病例5：周某，女，17岁，1965年7月21日初诊。

【病史】素有痛经史，每2～3月1次，经前乳胀，经期腰腹坠痛难忍，经量不多，夹有血块，平素白带甚多，周身酸软无力，口干不欲饮，嗜睡，神色倦怠。

【检查】舌苔薄白，淡黄，脉沉涩。

【辨证】肝郁湿滞，奇经受损。

【治则】疏郁理气，行血止带。

【方药】拟三物汤加味。当归9 g，赤芍、白芍各4.5 g，川芎4.5 g，香附9 g，醋青皮4.5 g，沙参9 g，白芷3 g，泽兰叶9 g。水煎服。

7月26日二诊：服药1剂，经潮，小腹隐痛，血量较多，大便频，1日2～3次，但不溏泄，口不渴，胃纳不甘，身倦乏力，舌苔黄滑，脉沉弦。脾湿仍重，前法加减。当归9 g，炒白芍9 g，香附9 g，薏苡仁12 g，木香3 g，地黄9 g，黄芩炭3 g，炒白术9 g，沙参9 g，滑石9 g，甘草3 g。水煎服。

8月3日三诊：月经潮过，腹痛消失，二便调；身倦，嗜睡，胃纳不香，舌苔薄白，脉缓平。再拟香砂六君子汤加厚朴4.5 g，豆蔻3 g，车前子9 g。水煎服。嘱服10剂，停药观察。

8月22日四诊：月经正常来潮，腰腹未痛。

病例6：刘某，女，26岁，1966年8月4日初诊。

【病史】月经先后不定期，有时两月一潮，有时1月2次，月经量少，质稠色暗，经期腰痛重坠，少腹拘急，经后尤甚，头晕目眩，小便频数，大便尚调，纳呆乏力。

【检查】舌苔薄白，脉沉弦细。

【辨证】肝郁肾弱，冲任不调。

【治则】缓肝益肾，以调冲任。

【方药】拟三物汤加味。当归9 g，白芍9 g，地黄9 g，香附9 g，桑螵蛸9 g，泽兰叶9 g，菟丝子9 g，菊花9 g，牡蛎12 g，通草4.5 g。水煎服。

8月11日二诊：服药3剂，头晕大减；小便仍频多，全身酸楚，月经仍未潮，腰酸重，舌脉同前。按上诊方去菊花、牡蛎、通草，加续断9 g，牛膝9 g，清半夏9 g，秦艽6 g，羌活1 g，青皮3 g。水煎服。

8月16日三诊：服药3剂，月经来潮已两天，小腹已不痛，腰酸重亦大减，经量较多，尿频已止，适届经期。再按前方加减。当归9 g，赤芍9 g，熟地黄9 g，川芎4.5 g，香附9 g，白术9 g，泽兰叶9 g，菟丝子9 g，青皮4.5 g，续断9 g，秦艽9 g。水煎服。

服药3剂，经净，腰腹未痛，诸症消失。改用归脾丸常服，以冀血循其经。

【按语】月经不调是妇科临床常见病，因病而月经不调者，当先治病，因经不调而生病者，当先调经。《景岳全书》说：“调经之要，贵在补脾胃以资血之源，养肾气以安血之室，知斯二者，则尽善矣。”吴老认为月经不调，关键在冲任二脉皆起于胞中，为经血之海，调其冲任，则经应时而至。济生方抑气汤主治妇人气盛血衰，调经之效为一般所忽视。根据妇科的生理、病理特点，幼年时期肾气未充，老年时期全凭水谷以滋养，中年时期也就是月经来潮、孕育哺乳之时，必须养肝调血。抑气汤中香附、陈皮疏郁行气，配茯苓兼顾心脾，以菟丝子易甘草滋肾以养冲任，将此加入调血四物汤中，调经种子疗效显著。肝为刚脏，必须柔缓，忽略这一点往往难以取效。如病例1为血虚夹热、冲任失调之月经病，方用芩连四物汤合抑气、疏郁、清热、养血之品，以取初效，继用理脾止带法而经带均愈。病例2为肝郁肾虚、冲任失调之月经病，方用四物汤合抑气汤加牛膝、泽兰，因其血行不畅，继以吴茱萸、红花温通，经水遂调。病例3为肝郁不舒、气盛血虚之月经病兼不孕，方用四物汤合抑气汤加金铃子散行气疏郁，3个月后月经正常。病例4为寒凝之月经病，用肉桂、制附片、补骨脂以暖冲任。病例5为湿滞之月经病，用薏苡仁、炒白术、白芷行湿以利冲任。病例6为肝郁肾弱、肾气不升之月经病，用羌活、香附、桑螵蛸升阳，以调冲任。吴老的一般辨证论治大法明确，而立方遣药却与众不同。例如用白芷治带，取源于《本经疏证》白芷辛温，气味上行，能鼓阳明之气于上以和阴，能运冲脉之血于外以和阳，既去阳明之浊，且致冲脉之清。治带取诸阳明，为一般之所忽视。又如用羌活走肾，以升下元之气，使冲任得养，以缓经痛，用桑螵蛸固肾缩尿，补骨脂以助少火，与四物汤配伍，随症施治，得心应手，疗效显著。

综上观之，吴老调经之方药，稳妥且疗效显著，特别是抑气汤的应用，能从理气之法，引血归经，既有原则，而又灵活。

2. 月经过多（1例）

病例：李某，女，36岁，1963年8月21日初诊。

【病史】半年以来，月经频多，每次经期必须延续10余日，头晕，心慌，气短乏力，少有劳动则血大下，色鲜红，小腹隐痛，面颊黑斑，少眠多梦，胃不思纳，二便尚调，手足心热，腰腿酸软。

【检查】舌苔淡黄，脉沉细数。

【辨证】脾肾两虚，血热妄行，急则治标，先议塞流。

【治则】扶脾固肾益气凉血。

【方药】拟生脉散加减。沙参9 g，麦冬9 g，五味子4.5 g，炒山药9 g，阿胶珠9 g，炒白芍9 g，地黄9 g，炒黄柏4.5 g，黄芩炭4.5 g，败棕炭9 g，炒谷芽4.5 g。水煎服。

10月7日二诊：服药5剂，血止，诸症均减，眠食如常，数日前经再潮，五日即净；今见脘胁不适，善太息，面颊黑斑同前，舌苔薄白，脉沉弦。肝脾失和。再拟香砂枳术汤加味。木香4.5 g，砂仁4.5 g，炒枳实4.5 g，白术9 g，制香附9 g，霍石斛9 g，炒神曲4.5 g，陈皮4.5 g，佩兰梗9 g，赤芍9 g，丹参9 g。水煎服。

连服6剂，诸症均愈，观察半年，月经恢复正常。

【按语】月经过多，止后复行，多因脾肾两虚，冲任失守，血失统摄所致。临床有虚实之分，虚者中气不足，冲任不固，血不循经。实者气盛生热，热伏冲任迫血妄行。《傅青主女科》曰："夫血旺始经多，血虚经当缩。今日血虚而反经多，是何言欤？殊不知血归于经，虽旺而经亦不多；血不归经，虽衰而经亦不少。"由此可见，血液循经赖乎气，气为血帅，血随气行，吴老治血首先调气，补其不足泻其有余，因证遣方，审证周详。此病例患者月经过多，虚中挟热，先塞其流，以生脉散加清热凉血止血剂，竟获显效，及缓则治本，再澄其源，继用香砂枳术汤加减，调和肝脾而收功。一般调经，均避苦寒，因为血病，温则流通，寒则凝滞，观吴老常用苦寒，一清下元之热，以安冲任，以坚肾阴，以和冲任，临床不但无寒凝之弊，而且得心应手。但亦并非一切月经不调均用苦寒，必须在辨证明确的基础上，有斯证而用斯药，温清并用，补之不碍邪，清之不伤正，确与一般不同。

3. 崩漏（3例）

病例1：王某，女，33岁，1962年1月8日初诊。

【病史】从1958年阴道流血不止，曾住院治疗好转，以后月经过多，经常淋漓不止。现子宫出血半月余，色红，有血块，腰酸无力，四肢厥冷，心慌惊悸，夜梦如飞，胃不思纳，不欲饮水，大便很少，小便如常，面黄唇干。住院期间西医诊断为"功能失调性子宫出血"。

【检查】舌苔薄白，有裂纹，质红，脉沉细。

【辨证】阴虚阳搏，血溢妄行。

【治法】育阴清热，养血澄源。

【方药】拟清热固经汤加减。丹参9 g，阿胶9 g，败棕炭9 g，炒樗白皮6 g，地黄9 g，炒白芍9 g，炒条芩4.5 g，牡丹皮4.5 g，牡蛎9 g，制香附9 g。水煎服。

1月12日二诊：服药3剂，经血已止，体力转好，诸症减轻，舌脉同前。按上方去棕榈炭、樗白皮，加白术9 g，柏子仁9 g，沙参9 g。水煎服。

服药5剂，痊愈。

病例2：李某，女，36岁，1963年8月21日初诊。

【病史】半年来经期赶前，阴道经常流血，淋漓不断，现疲劳后下血，血色鲜红，少腹作痛，心悸气短，饮食减少，身体消瘦，夜眠多梦，二便调，面起黑斑，身倦懒言。

【检查】舌苔淡黄，脉沉细涩。

【辨证】肝脾两虚，冲任失调，气失统摄，血热妄行，以致漏下。

【治则】滋阴和阳，清热凉血。

【方药】拟麦味凉经法加减。北沙参9 g，麦冬9 g，五味子4.5 g，炒山药9 g，地黄9 g，炒白芍9 g，阿胶珠9 g，炒黄柏4.5 g，黄芩炭4.5 g，败棕炭9 g，炒谷芽4.5 g。水煎服。

8月24日二诊：服药3剂，漏下已止，体力渐增，饮食转好；唯面色黑斑未退，舌苔薄白，脉沉细缓。改拟补养心脾，滋肾养肝。晨服归脾丸1丸，晚服六味地黄丸1丸。连服1个月。

经半年后随访，服药后，月经正常，体力恢复。

病例3：魏某，女，26岁，1958年6月13日初诊。

【病史】半年前由于行经过劳，以后经期紊乱，每月数见，淋漓不止。今次月经已潮20余日，开始量少，3日后突然血量增多不止，住院治疗，经用中西药物仍无效，前来就诊。

现症：血多如崩，鲜红有块，小腹坠痛，四肢无力，动则心悸。

【检查】舌苔白，质淡，脉沉涩偶见结代。

【辨证】血热兼瘀，崩漏不止。

【治则】急则治标，通因通用，化瘀止血。

【方药】拟胶红饮法。当归30 g，冬瓜仁15 g，阿胶珠30 g，红花18 g。水煎服。

6月16日二诊：服药3剂，血止；仅有腰腹痛，舌苔薄白，脉沉细。再拟归芍六君加味补气摄血和营。当归12 g，炒白芍15 g，台参9 g，白术6 g，茯苓12 g，甘草3 g，清半夏6 g，陈皮4.5 g，炒杜仲12 g。水煎服。

服药10剂，体力渐趋康复，恢复工作。经随访未再复发。

【**按语**】崩和漏在病势上虽有缓急之分，在发病过程中可以互相转化，崩久不止，气血耗竭，必致成漏，久漏不止，病势日进，也将成崩，其病多因冲任损伤不能固摄经血所致。古人有塞流、澄源、复旧三法，其实就是急则治标，缓则治本。吴老认为崩漏不外脏腑的虚实寒热，热者清之，虚则补之，陷者升之，瘀者行之，表里一致，正治可也，表里不一致，也可反治。《医学心悟》载："阳络伤，则血外溢；阴络伤，则血内溢。外溢者，从上出；内溢者，从下流也。"崩漏一病主要是流血，气为血帅，治血先治气，气行则血行，气止则血止。知其标本，万举万当。如病例1为阴虚阳搏、血溢妄行之崩漏，吴老根据《素问·阴阳别论》所说"阴虚阳搏谓之崩"是言热迫血溢。脉症合参，法取清热固经汤化裁，标本同治，以取效。病例2为气失统摄、血热妄行之崩漏，因其病久，吴老参其脉症，法取滋阴和阳、清热凉血，3剂血止，继用归脾丸补益心脾，六味地黄丸滋肾养肝，以固其本，遂而痊愈。病例3为崩漏不止、心动悸、脉涩结代，吴老据其脉症，参考以往正治止涩无效，知其血热兼瘀，改用反治，通因通用，以胶红饮化瘀止血收效。后以归芍六君子汤补气摄血和营获愈。

二、带下病（6例）

1. 白带（5例）

病例1：李某，女，37岁，1962年9月8日初诊。

【**病史**】近一年来白带多、时白时黄、无味，头晕乏力，腰酸腿软，纳食减少，月经中量、按期，大便微干，小便频数。

【**检查**】舌苔薄白，脉沉细弱尺涩。

【**辨证**】脾虚失运，阳气下陷，带脉不收。

【**治则**】劳者温之，陷者举之。

【**方药**】拟补中益气汤加减。台参9 g，白术9 g，茯苓9 g，炒山药9 g，柴胡1.5 g，升麻1.5 g，黄芪6 g，炙甘草3 g，当归6 g，炒樗白皮6 g。水煎服。

9月11日二诊：服药3剂，白带减少，腰痛轻，少腹痛止，纳食见增，夜眠好，二便调，舌脉同前。前方有效，加量再进。按上方黄芪改为9 g，柴胡改为3 g。水煎服。

9月14日三诊：服药3剂，白带渐止，腰痛轻，配丸药巩固疗效。

丸药方：台参30 g，白术30 g，茯苓30 g，炒山药30 g，柴胡6 g，升麻6 g，黄芪30 g，炙甘草9 g，当归24 g，炒樗白皮24 g，炒黄柏6 g。共为细末，神曲糊丸，如梧桐子大，早晚各服30丸。

病例2：林某，女，33岁，1964年7月24日初诊。

【**病史**】白带多，两少腹坠胀作痛，畏冷喜暖，全身酸软无力，月经赶前量多，纳食尚可，二便调。

【**检查**】舌苔薄白，脉沉细滑。

【**辨证**】湿浊伤气，流注带脉。

【**治则**】理气化湿。

【**方药**】异功散加味。台参9 g，白术9 g，茯苓9 g，甘草3 g，陈皮4.5 g，当归9 g，川芎3 g，制香附9 g，醋青皮4.5 g，牡丹皮4.5 g，红花6 g，肉桂1.5 g。水煎服。

8月1日二诊：服药6剂，少腹坠痛减轻，白带减少；今次月经下血块较多，现已净，舌脉同前。仍按上方加白芍9 g。水煎服。

8月4日三诊：服药4剂，少腹胀痛大减，白带更少，有时腰痛，眠食及二便均调，舌苔薄白，脉沉细缓，配丸药巩固疗效。

丸药方：柴胡18 g，当归30 g，炒白芍18 g，白术15 g，茯苓18 g，甘草12 g，台参15 g，青皮、陈皮各9 g，制香附18 g，龙骨18 g，炒樗白皮18 g，炒杜仲18 g，海螵蛸15 g。共为细末，炼蜜为丸，如梧桐子大，早晚各服20丸。

病例3：廉某，女，35岁，1965年2月13日初诊。

【**病史**】月经先后不定期，经行腹痛，平素白带频流，经前尤重，腰酸痛，小腹坠胀，喜热熨，善太息，恶心少食，婚后数年不孕。

【**检查**】舌苔薄白，脉沉缓弱。

【**辨证**】肝郁气滞，下焦寒凝。

【**治则**】疏肝理脾，温化湿寒。

【**方药**】拟四物汤加减佐以温通。当归9 g，白芍9 g，地黄9 g，川芎4.5 g，制香附9 g，延胡索4.5 g，炒川楝子4.5 g，泽兰叶9 g，淡吴茱萸3 g，炒菟丝子9 g，茯神9 g，益母草9 g。水煎服。隔日1剂。

2月22日二诊：服药4剂，月经来潮，腰腹痛坠胀，舌脉同前。按上方去延胡索、益母草，加桃仁3 g，红花6 g。水煎服。

3月25日三诊：服药3剂，月经潮过，带下亦减，舌脉同前。再按初诊方加牡蛎9 g，炒车前子9 g。水煎服。嘱服9剂。

6月15日：追访带下已愈，怀孕2个月，一切正常。

病例4：高某，女，34岁，1964年5月14日初诊。

【病史】久病带下色白，腰酸腹坠胀，月经错后，目四眦黑，胃不思纳，少眠多梦，惊悸不安，小便调，大便溏，1日2次，头晕痛。

【检查】舌苔淡白，脉沉细弱涩。

【辨证】血亏气弱，带脉失约，湿滞不化。

【治则】益气血和中，化湿为法。

【方药】拟龙牡温胆汤加减。龙骨、牡蛎各9 g，清半夏9 g，陈皮4.5 g，茯苓9 g，炒枳实4.5 g，竹茹9 g，炒酸枣仁9 g，霍石斛9 g，菊花6 g。水煎服。

5月20日二诊：服药4剂，眠食较前好转，大便转调；唇干，舌苔薄白，脉仍沉弱，带下未减。按上方去炒枳实，加当归9 g，炒樗白皮9 g，炒黄柏4.5 g。水煎服。

6月2日三诊：服药8剂，白带显著减少，今日经潮，量少色黑，腰酸腿软，眠食均好，大便微干，舌苔灰黄，脉沉缓弱。再以五味异功散加减，健脾化湿清热。北沙参9 g，炒山药9 g，茯苓9 g，甘草3 g，陈皮4.5 g，清半夏9 g，炒神曲4.5 g，焦山楂炭4.5 g，姜竹茹9 g，牛膝6 g，制香附9 g。水煎服。

6月11日四诊：服药4剂，月经已净，白带亦愈，眠食均可，舌脉同前。再议逍遥丸，以善其后。

病例5：王某，女，31岁，1964年9月28日初诊。

【病史】平素血压偏高，近白带过多，腰酸坠胀，小腹疼痛，全身无力，胃纳呆少，二便尚调，右胁痛，月经提前量多，色紫。

【检查】舌苔薄黄，脉沉细弱涩。

【辨证】湿热伤气，带脉失约。

【治则】清热益气化湿。

【方药】拟异功散加味。党参9 g，白术9 g，茯苓9 g，甘草3 g，陈皮4.5 g，炒黄柏4.5 g，炒川楝子4.5 g，制香附9 g，炒杜仲9 g。水煎服。

10月5日二诊：服药4剂，白带已少；胸背痛，少腹胀（旧有胸痛已年余），舌苔薄白，脉沉细弱。按上方去炒川楝子、炒杜仲，加枳壳4.5 g、续断9 g、郁金3 g、杏仁9 g。水煎服。

10月10日三诊：服药4剂，白带痊愈，胸痛已止，少腹胀减，舌苔淡黄，质红，脉转缓平，再调气血。按二诊方去枳壳、杏仁、炒黄柏，加当归9 g，炒白芍9 g，地黄9 g。水煎服。

服药4剂，诸症均除。

【按语】女性阴道中流出白色黏液，绵绵如带，称为白带。如《邯郸遗稿》说："白带，如带不断者是也。"白带病在妇科疾患中占比重很大，严重者影响健康，有碍生育，所以不能忽视。中医学中的白带病，是指现代医学中的输卵管炎、子宫颈炎、阴道炎等病。白带病因，古人有各种说法，明代张景岳说："阳气虚寒，脉见微涩，色白清冷，腹痛多寒。"明代缪希雍说"白带多是脾虚，盖肝气郁则脾受伤，脾伤则湿土之气下陷，是脾精不守，不能输为荣血，而下白滑之物矣。"明代薛己说："湿痰下注，蕴积而成，故言带也。"明代赵养葵说："带者奇经八脉之一也……八脉俱属肾……下焦肾气损虚，带脉漏下。"由此可知，古人所说白带病因病机不一。主要是由于脾虚气郁、湿热下注所致。有由于肾气虚、下元虚冷者。有由于脾不运化、积而生痰湿者，有由于阳气虚寒者，有由于阴虚而热者，其证不一，治法也不同，应加审辨，因证用药。吴老认为，白带是湿浊流注于带脉，连绵而下，多由行经之时恣食生冷，渴饮凉水，稽留恶血凝滞不行，或经行不尽，又继之以房劳有伤心肾，使经血蓄于下焦，留结不散而作痛、作带。白带是湿伤于气分，治宜理气化湿，药用当归、川芎、红花调经养血化瘀，牡丹皮清热散瘀，香附、青皮行气解郁，白术健脾燥湿、以固带脉，肉桂温经化气。如是，温则流通、气行则血行、气化则湿除。不要一见湿热，就用寒凉，因为寒凉伤脾助湿，带也不止。病例1患白带年余，症见头晕乏力、腰酸腿软、纳食减少、小便频数、脉沉细弱尺涩，知其脾虚失运，阳气下陷，带脉不收，故以补中益气汤加减收效。这就是《黄帝内经》“劳者温之，损者益之”之意。病例2症见白带多、两少腹坠胀作痛、畏冷喜暖、身酸软无力、月经赶前、量多、有血块、脉沉细滑，知其湿浊伤气，流注带脉，故以异功散加当归、川芎、制香附、醋青皮、肉桂，温经化气，疗效显著，终以疏肝理脾、补益固涩之法并用痊愈。病例3肝郁气滞、下焦寒凝，用四物汤佐以温通法，不但带止而且有利于怀孕。一般止带常用莲须、芡实、乌贼骨、续断等品佐以升提，只能治标，不能治本。吴老审证求因，认为脾湿不化常因肝疏不及，所以治带以调理肝脾为要。从本治疗，不但取效较快，而且敦阜独厚。病例4气血双亏、湿滞不化，首选龙牡温胆汤和中化湿，再拟五味异功散化裁健脾益气而收功。病例5湿热伤气，吴老方用异功散加味理脾行郁清热化湿，3剂症减，调方2次，终获痊愈。以上5个病例证虽不同，但皆治脾收效。可见带脉属于脾，白带因于湿，治白带病必须健脾。

2. 赤带（1例）

病例：于某，女，38岁，1963年6月6日初诊。

【病史】前额痛已月余，近十几日来，情绪不好，赤带腥秽、淋漓，左少腹隐痛，纳食恶心，咽干喜饮，大便溏薄，量少，次数多，腹痛里急，小便如常，夜眠尚好，腰酸，胫肿，面黄少泽，精神倦怠，既往肝脾均大，月经正常。

【检查】舌苔白润而灰，脉沉细滑。

【辨证】肝郁气滞，疏泄失调，脾胃湿热，下注为带。

【治则】调气行血，除湿止带。拟除湿化瘀汤加减。

【方药】白芷4.5 g，酒川芎3 g，当归4.5 g，炒白芍9 g，红花6 g，醋青皮4.5 g，炒川楝子6 g，炒黄柏4.5 g，炒山药9 g，煨木香4.5 g，肉桂1.5 g。水煎服。

6月9日二诊：服药3剂，赤带止，腹痛止，恶心除，大便转和，赤带转白带；仍腰腿无力，舌脉同前。按上方去炒白芍、炒川楝子、炒黄柏，加牡丹皮4.5 g，香附9 g，吴茱萸2.4 g，茯苓9 g，白果仁4.5 g。水煎服。

6月16日三诊：又服6剂，带下已愈；仍四肢无力，舌苔薄白，质淡，脉沉细缓。改拟丸药补气养血，固肾益精。台参15 g，白术15 g，茯苓15 g，甘草12 g，当归18 g，炒白芍15 g，黄芪15 g，肉桂9 g，五味子9 g，陈皮12 g，远志12 g，炒黄柏12 g，炒砂仁9 g，地黄12 g。共为细末，炼蜜为丸，如梧桐子大，早晚各服20丸。

服丸药一料后，经随访，痊愈。

【按语】女性阴道流出赤色的黏液，连绵不断，称为“赤带”。《傅青主女科》说：“有带下而色红者似血非血，淋漓不断，所谓赤带也。”赤带的病因，古人一般认为有因湿热者，有心肝火炽耗损阴血者，也有因气虚不能摄血者，大多初起以湿热和心肝火炽者居多，久病则以气血虚损为多。如《傅青主女科》说：“带脉通于肾，而肾气通于肝。妇人忧思伤脾，又加郁怒伤肝，于是肝经之郁火内炽，下克脾土，脾土不能运化，致湿热之气蕴于带脉之间；而肝不藏血，亦渗于带脉之内，皆由脾气受伤，运化无力，湿热之气，随气下陷，同血俱下，所以似血非血之形象，现于其色也。”可见血与湿不能分割。赤带主要是情志失畅，湿热伤血分所致。临证湿热胜者多见带下色赤、黏浊腥秽、淋漓不断，有时挟白带混合而下、口苦且渴、心烦少寐、小便黄赤涩少、大便秘结、舌红苔厚腻，或带黄色、脉滑数，治宜清化湿热。若血虚有热者，症多赤带稠黏腥秽、头晕目眩．心悸少寐、口干心烦、舌质红绛、脉细数，治宜滋阴清热凉血；若血虚肝旺者，症多赤带淋漓、胸闷胁痛、急躁易怒、舌红少苔、脉弦细，治宜滋阴补血清肝；若血虚心火内炽者，症多赤带腥秽、头眩作痛、心中烦热、夜寐不安、咽燥口渴、大便干燥、小便赤少、舌质红绛、尖边中心光剥、脉虚细数，治宜滋阴降火清心。

吴老认为赤带是湿热伤于血分，初起湿热胜者较为多见，不可过用寒凉，以免凝血留滞，带下不止，宜先通因通用，治以温药，行血去滞。用除湿化瘀汤加减可以取效。如本病例为风热先伤阳明，前额久痛，后以肝郁脾虚，湿热伤于血分，赤带淋漓，诸症蜂起，其舌苔灰白润，脉沉细滑，是湿盛之候，故吴老用白芷上清阳明风热、下除带脉之湿，当归、炒白芍养肝和营，酒川芎、醋青皮、煨木香、炒川楝子疏肝行气，红花活血化瘀，炒山药健脾固摄，炒黄柏坚肾泻火，肉桂温阳化湿，共臻除湿化瘀止带之效。药后症减，赤带转白带，腰腿无力，是热去湿未尽之故。原方去炒白芍、炒川楝子、炒黄柏，加牡丹皮、香附、吴茱萸、茯苓、白果仁，则白带止，诸症除，更以人参养荣汤加减，补气养血，固肾益精，调理善后。

由上观之，吴老治带专用白芷，不同一般，据《本草纲目》记载白芷入手阳明大肠、足阳明胃、手太阴肺三经，“故所主之病不离三经。如头目眉齿诸病，三经之风热也；如漏带痈疽诸病，三经之湿热也。风热者辛以散之，湿热者温以除之。为阳明主药，故又能治血病、胎病，而排脓生肌止痛”。因本例证治与此相符，故药后效优，同时也说明吴老辨证用药，独有见解。

三、不孕症（2例）

病例1：廉某，女，24岁，1965年1月13日初诊。

【病史】婚后3年未孕，经西医检查，诊为原发性不孕，现月经赶前错后，经前气逆，恶心，白带较多，经期恶寒，腰腹坠痛，血红有块，二便坠胀，食欲不振，形体一般，面色淡黄。

【检查】舌苔薄白，脉沉细弱。

【辨证】肝郁不舒，气盛血虚。

【治则】抑气补血调经。

【方药】拟抑气汤合调经种玉汤加减。茯神9 g，制香附9 g，醋青皮4.5 g，炒菟丝子9 g，地黄9 g，当归9 g，炒白芍9 g，川芎4.5 g，延胡索4.5 g，炒川楝子4.5 g，泽兰9 g，益母草9 g。水煎服。

1月17日二诊：服药4剂，月经按期，症状同前，舌苔薄白，脉沉细弱，前方加减，温经化瘀。按上方减延胡索、益母草、泽兰、炒白芍，加桃仁3 g，红花9 g，吴茱萸1.5 g，赤芍9 g。水煎服。

服药8剂，经净停药。于同年6月15日追访，已妊娠2个月。

病例2：季某，女，27岁，1960年1月17日初诊。

【病史】结婚9年未孕，月经不调，经常后期，有时2～3个月1次，经西医诊断为子宫发育不全。现闭经5个月，头昏目涩，胁痛，少食，太息，四肢无力，午后加重，面色淡黄，形体中等。

【检查】舌苔薄白，脉两尺沉细弱，关细弦。

【辨证】脾肾两弱，肝郁血虚。

【治则】健脾和中，疏肝养血，佐以补肾。

【方药】拟八味汤加减。潞党参9 g，茯苓9 g，法半夏9 g，橘皮4.5 g，当归9 g，川芎4.5 g，炒白芍9 g，炒菟丝子9 g，制香附9 g，柴胡1.5 g。水煎服。

上方随症化裁，佐牛膝、益母草、红花活血化瘀，青皮、小茴香行气止痛，神曲、麦芽和中健脾。服药30剂，月经按期畅行，量多有块，色黑腹痛，舌苔薄白，脉沉弦有力，尺部已起。服药既效，前方加减，促其月经正常。当归9 g，炒白芍9 g，川芎3 g，制香附9 g，泽兰叶9 g，茯神9 g，炒菟丝子9 g。水煎服。

服药3剂，经净，停药。经追访，已产一女孩。

【按语】现代医学认为，婚后3年以上，若男方健康，女方不孕者属原发不孕；已生育过，但又3年以上不孕者称为继发不孕。由于不孕症多数可见月经不调，所以中医学列入妇科孕育门中，如《女科要旨》说："妇人无子，皆由经水不调，经水所以不调者，皆由内有七情之伤、外有六淫之感，或气血偏盛、阴阳相乘所致。"其病因一般多由虚寒、虚热、气郁、血瘀、湿痰所致。如《巢氏病源》说："妇人挟痰无子，子脏寒冷无子，带下结积无子。"治疗应先查其病因，分别虚实寒热，随症施治。月经不调者，先调其月经；偏于虚寒者应补虚温宫；血虚有热者应滋阴清热；湿痰者应燥湿化痰；气郁者应理气解郁。病愈后自能受孕。如病例1婚后3年未孕，检查为原发不孕，吴老根据其脉症，认为是气盛血虚所致，因气血依附，气盛则耗血，血虚则损冲任，故经前治疗重点在于抑气补血益冲任，经期治疗重点在于调经养血，抑气化瘀。吴老用抑气汤与调经种玉汤合法加减，经前药用当归、地黄、炒白芍、川芎补血调血，茯神、制香附、醋青皮、延胡索、炒川楝子、泽兰抑气疏郁，益母草生新去瘀，炒菟丝子补肾益精。月经期以原方去炒白芍、延胡索、泽兰、益母草，加赤芍、桃仁、红花、吴茱萸温经化瘀，使气行血畅，以养冲任，药后受孕。病例2婚后9年未孕，西医诊断为子宫发育不全，吴老根据其脉症，认为子宫发育在于脾肾，因脾胃为后天之本，生化之源，能化生精血，而肾为先天之本，能助生长发育。脾肾之间，是以后天营养先天。患者素体脾肾虚弱，化源不足，冲任失养，故子宫发育迟缓，婚后多年不孕，情志不遂，导致肝郁血虚，冲任受损，故经闭不潮。《素问·阴阳别论》说："二阳之病发心脾，有不得隐曲，女子不月"即是此意。吴老认为，本证治法重在脾胃，先补其胃气，滋其化源，况且冲为血海，隶于阳明（胃），阳明能生化，精血必满盛，子宫得以发育，月经即能来潮。吴老立方用药别与一般，重用潞党参、茯苓、清半夏、橘皮健脾和中，佐以当归、川芎、炒白芍养血调经，炒菟丝子补肾益精，柴胡、制香附行气疏郁，药虽寥寥几味，但随症加减，竟可使月经畅行，乘机改方，调经种子，终于受孕。由此可见，临床上辨病机的所在，证的虚实寒热，用药的主次，配伍贵精不贵多，都非常重要。

四、妊娠病（5例）

1. 妊娠恶阻（2例）

病例1：高某，女，32岁，1965年3月26日初诊。

【病史】怀孕3个月，恶心呕吐，吞酸嘈杂，脘部作痛，食欲不振，夜眠尚可，大便正常，小便微黄。

【检查】舌苔白厚，脉沉弦滑。

【辨证】冲任上壅，胃热气郁。

【治则】清热降逆，和胃安胎。

【方药】橘皮竹茹汤加减。姜竹茹9 g，陈皮4.5 g，沙参9 g，姜半夏4.5 g，炒黄连3 g，白术9 g，炒黄芩3 g，姜枇杷叶9 g，炒砂仁3 g，炒谷芽4.5 g，生姜0.9 g。水煎服。

服药3剂，痊愈。

病例2：周某，女，27岁，1965年3月21日初诊。

【病史】妊娠两个月，恶心呕吐，饮食减少，面黄少泽，腰酸腹坠，大便干，小便调。

【检查】舌苔灰白，脉左沉细滑，右沉弱。

【辨证】肝胃不和，升降失调，脾虚血少，胎元失养，谨防流产。

【治则】和中养血安胎。

【方药】拟解肝煎加减。当归9 g，炒白芍9 g，半夏6 g，白术9 g，炒黄芩4.5 g，苏梗1.5 g，砂仁3 g，续断9 g，香附4.5 g，甘草3 g。水煎服。

服药6剂，恶心呕吐止，饮食增进。

【按语】中医的妊娠恶阻，系现代医学中的妊娠剧吐，是因妊娠反应剧烈而引起的疾病。其主症为恶心吐食，《产经》称之为“阻病”，如《胎产心法》说：“恶阻者，谓有胎气恶心阻其饮食也。”历代医家对本病的病因说法不一，有认为系气凝血聚者，也有认为系停痰积饮者，有认为系肝虚者，也有认为系肝气上逆者。总括前人辨证，不外痰、热、郁、虚。其症多见恶心呕吐，头重目眩，胸闷脘满，嗳气上逆，懒倦嗜卧，恶食喜酸，或偏食一物，间作寒热。吴老认为，恶阻是由于女性妊娠，胞宫内实，冲气上壅，气不下行所致。病在脾、胃、肝三经，产前应遵循补脾养血、清热的原则，立方投药。要注意健脾和胃，抑肝降逆。虽然《金匮要略》有小半夏加茯苓汤，《千金方》有半夏茯苓汤，但后人多畏半夏动胎，弃而不用。按《素问·六元正纪大论》“有故无殒，亦无殒也”所言半夏并不动胎。临证和胃降逆，半夏可配砂仁、陈皮、黄连，健脾和胃清热，半夏可配白术、黄芩、陈皮。如病例1辨证为冲任上壅，胃热气郁，升降失常，给予黄连半夏泻心汤、济生橘皮竹茹汤合法加减，3剂而愈。病例2辨证为肝胃不和，脾虚血少，给予解肝煎化裁，加白术健脾，当归养血，炒黄芩清热，香附解郁，续断安胎，6剂治愈。由此可见，上述两例病例虽然同病异治，但是方中均用半夏、砂仁、白术、黄芩，可以和其胃气，清热安胎，此正是提高疗效的根本原因。

2. 妊娠痢（1例）

病例：李某，女，27岁，1963年3月15日初诊。

【病史】妊娠2个月余，恶心呕吐，纳食不佳，头昏憎寒身倦，嗜睡，近日来，经常鼻衄，牙龈出血，腹痛，里急后重，便下脓血，体温38.2℃，小便黄而少。

【检查】舌苔淡黄，脉沉细滑数。

【辨证】妊娠湿热内蒸，上衄下利。

【治则】清热化湿安胎止痢。

【方药】拟芍药汤加减。炒白芍9 g，当归9 g，黄连4.5 g，黄芩3 g，竹茹9 g，陈皮4.5 g，藕节6 g，木香3 g，白术6 g，甘草3 g。水煎服。

3月18日二诊：服药3剂，身热已平，恶心已瘥，泻痢大减，亦未鼻衄；唯仍头痛，脘胀，舌脉同前。按上方去黄连、藕节、木香、甘草，加沙参9 g，制香附9 g，炒荆芥穗2.4 g，生姜1 g。水煎服。

4月27日三诊：服药2剂，诸症均除。近2日来，偶因气郁，胃纳呆少，但未鼻衄，舌苔薄白，脉滑数。按二诊去炒荆芥穗，加苏梗3 g，砂仁3 g。水煎服。

服药3剂，诸症均除。

【按语】妊娠期间贵乎冲任脉旺，胎元始固，特别是2～3个月时，足少阳手厥阴之脉养胎，最喜清静宁谧，如果外感六淫、内伤七情，或饮食伤脾胃，或淫欲损真元，皆为致病之由。此病例患者妊娠两月余，恶阻期间复染痢疾，鼻衄齿衄，身热憎寒。吴老知其湿热内蒸，恐伤胎元，必须上平冲气之逆，下清湿热之蒸，参之《沈氏尊生书·妇科玉尺·胎前论》："妊娠痢疾，若初起腹痛，里急后重，元气尚实者，攻之，宜香连化滞汤；痢久元虚，日夜无度者，补之，宜胃风汤；热下迫痛，里急者解之，宜黄芩芍药汤；其余赤白脓血，一切等症，皆临时酌治。"吴老参酌沈氏之法，结合此例患者兼有衄血之症状，独选芍药汤去枳壳、槟榔，加陈皮、竹茹以平恶阻，加藕节以止鼻衄，加白术以安胎元，药简剂轻而取效，避免了胎动不安与噤口之危，清热养血调气安胎而痢衄均除，取法之恰当，遣药之灵活，不离于古，不泥于古，稳妥取效，可谓独有见地。

3. 胎动不安（1例）

病例：路某，女，30岁，1966年10月30日初诊。

【病史】妊娠六个月，因登高坠下，腰痛下坠，但未流血，眠食均可，腹中隐痛，精神紧张（第一胎）。

【检查】舌苔薄白，脉沉细滑。

【辨证】外伤胎动不安。

【治则】益气血固肾安胎。

【方药】拟安胎饮加减。当归9 g，炒白芍9 g，地黄9 g，白术9 g，台参9 g，炒黄芩4.5 g，炒续断12 g，炒菟丝子9 g。水煎服。

11月1日二诊：服药2剂，腰痛下坠已止。再服3剂，一切正常。

【按语】女性妊娠跌仆外伤，胎动不安，临床常见。《张氏医通》说："安胎之法有二：有因母病以致胎动者，但治其母，其胎自安……因胎动而致母病者，安胎而病自愈。"这是一般规律。如持重跌仆，凝血作痛，欲服活血药则恐伤胎，不用活血药则凝血不除，胎也难安。吴老认为不必拘此，应通权达变。此例患者虽登高坠下，但未见下血，但腰痛下坠是冲任受损，肾气已伤，故方用当归、地黄、炒白芍、炒续断、炒菟丝子养血固肾以安冲任，台参、白术、炒黄芩健脾益气清热以养胎元，药仅2剂即邪去正安。可见吴老临床经验确有不同，不用化瘀之品而收瘀消痛止之效，有其独到之处。

4. 滑胎（1例）

病例：郑某，女，26岁，1964年7月30日初诊。

【病史】婚后流产2次，每当妊娠3个月即坠胎，失血较多，现头晕，心慌，白带较多，月经按期，量多腹痛，逢春即重，遇冷则轻，饮食如常，二便均调，形体消瘦，面黄唇淡。

【检查】舌苔薄白，脉沉细涩。

【辨证】流产失血，冲任均虚，乃致气血两亏，形体渐弱。

【治则】益气养血。

【方药】拟八味汤化裁。台参9 g，白术9 g，茯苓9 g，甘草3 g，当归9 g，炒白芍9 g，干地黄9 g，黄芪4.5 g，制香附6 g，炒酸枣仁9 g。水煎服。

服药5剂，未再复诊。于1965年10月7日得悉，药后妊娠，即将分娩。

【按语】滑胎即现代医学的习惯性流产。如明代王纶说："妇人半产多在三个月及五月、七月，除跌仆损伤不拘外，若前次三个月而堕，则下次必如期复然，盖先于此时受伤，故后至期必应，乘其虚也。"其原因与一般堕胎、小产一样。《妇人大全良方》说："夫阳施阴化，故得有胎。荣卫调和，则经养周足，故胎得安，则能成长。若血气虚损者，子脏为风寒所苦，则血气不足，故不能养胎，所以数堕胎也。"主要是由于气血亏损所致。凡体质虚弱、忧思劳倦、房事不节，以及跌仆损伤、起居饮食失宜等，皆可引起。因为气虚则提摄不固，血虚则胎元失养。另外，血热而虚坠胎者，也不少见。治疗必须辨证寒热虚实，分别施治。本病例患者2次流产，失血较多，吴老据其流产后形体消瘦，面黄唇淡，舌苔薄白，脉沉细弱，结合其症，诊为气血亏损，冲任失养，应补气血，养冲任，以八味汤加减。吴老认为，人赖气血以生长，历代医家治病，非常重视气血，故调治之法，必须补气当益脾肺，补血当滋肝肾，且肝肾与冲任相连，滋肝肾即养冲任。治气虚四君汤为首方，治血虚四物汤为首剂，气血俱虚，两方合一为八味汤。因川芎为血中气药，避其辛散、行血之弊，故弃之不用，加黄芪补气以期阴生阳长，使有形之血，生于无形之气，加制香附调气解郁，加炒酸枣仁养肝血生心血，气血充盈，胎元得养，则不再堕胎。

五、产后病（2例）

1. 产后身痛（1例）

病例：宁某，女，28岁，1966年6月20日初诊。

【病史】产后40余日，头身四肢疼痛，自汗无力，恶风喜暖，屡按痹证治疗未愈，胃纳尚可，大便干，小便调。

【检查】舌淡，苔白，脉沉细弱。

【辨证】产后营卫俱虚，复感外邪。

【治则】气血双补，以和营卫。

【方药】拟八珍汤加味。党参9 g，白术9 g，茯苓9 g，当归9 g，酒川芎3 g，炒白芍9 g，干地黄9 g，黄芪4.5 g，秦艽4.5 g，天仙藤4.5 g，甘草3 g。水煎服。

连服9剂，身痛大减，因赴外地，嘱按原方继服。

【按语】产后身痛属痹证范围，所不同者，因其产后，气血不足，脉络空虚，风寒湿邪，乘虚深陷，病难速已，所以一般用治痹之方药，疗效不显著。吴老按其产后之特点，仿仲景填窍息风之法，补益气血，兼顾痹邪，每多取效。如《沈氏尊生书》说："产后遍身疼痛，因气血走动，升降失常，留滞于关节间，筋脉引急，或手足拘挛，不能屈伸，故遍身肢节走痛，宜趁痛散。"药用当归、白术、牛膝、黄芪、生姜、肉桂、薤白、独活、桑寄生等。此病例患者吴老用八珍汤加黄芪、秦艽、天仙藤，益气祛风，化湿通络，养血舒筋，特别是秦艽配天仙藤能于营血之中搜除风湿之邪，使邪去血和，筋脉自利，虽然只有一诊，但是取得了初步疗效，可见吴老治产后身痛，独有见解。

2. 产后痹（1例）

病例：陈某，女，37年，1967年10月4日初诊。

【病史】产后5个月，因感受寒，全身疼痛，膝肩关节尤甚，活动不便，腰酸腕指关节屈伸不利，阴雨加重，得暖稍舒，饮食日减，气短乏力，口干不欲饮，二便调。

【检查】舌苔薄白，脉沉细涩。

【辨证】产后气血两虚，复感风寒，痹阻脉络。

【治则】补气养血，以除痹邪。

【方药】拟八珍汤加味。北沙参9 g，白术9 g，炒薏苡仁12 g，当归9 g，炒白芍9 g，茯苓9 g，牛膝9 g，秦艽9 g，焦山楂炭4.5 g，炒神曲4.5 g，炒车前子9 g，甘草3 g。水煎服。

11月11日二诊：服药5剂平妥，疼痛无大变化，胃纳好转，舌脉同前。按上方去神曲，加炒山药9 g，鸡血藤9 g。水煎服。

12月4日三诊：服药6剂，关节疼痛好转，胃纳亦增，舌苔薄白，脉沉缓。按初诊方去茯苓、焦山楂炭、炒车前子、甘草，加地黄9 g，炒续断9 g，萆薢9 g，桑枝9 g，香附9 g。水煎服。

连服20余剂，身痛基本平复。

【按语】产后气血亏虚，必须注意调养，以御外邪。《黄帝内经》曰："邪之所凑，其气必虚。"这是产后易感风寒湿邪之内因。一般风寒湿三气杂至，先从皮毛开始，其病尚轻浅，而产后病痹，邪除入络，所以难治，临床久年不愈者，屡见不鲜。

吴老据《金匮要略》薯蓣丸填窍息风法，悟出八珍汤气血双补，少佐祛风胜湿之品，从而扶正祛邪，疗效满意。此例产后5个月身痛不愈，选用北沙参、白术益气，当归、炒白芍养血，随症加减，服药30余剂痊愈。从治疗过程上看，为时不短，但从久痹难愈来看，取效较快，既不用峻剂，也不用虫类搜剔，而使络中之邪得愈，药简效捷，可见吴老治产后痹，确有独特见解。

六、妇科杂病（4例）

1. 湿痰上扰冲任失调（1例）

病例：刘某，女，40岁，1964年2月26日初诊。

【病史】内伤咳嗽已多年，一直坚持工作，兼以操劳家务，体力日衰。病前因受悲惊所伤，曾2次晕厥，此后常有头晕心悸，气短出汗之症，渐渐体力不支。于去年11月以来，时时晕厥，卧床不起，每次发作前自觉气上冲胸拘急，天旋地转，厥后头痛汗出，烦躁心悸，气短乏力，咳嗽吐白痰，屡经中西医检查未能确诊。中医有谓奔豚者，有谓百合病者，有谓风阳上扰，有谓二阳并病，有谓大气下陷，众说不一。西医检查未发现器质性病变。曾服用归脾汤、百合地黄汤、甘麦大枣汤、小柴胡汤、升陷汤、奔豚汤、大补阴丸等方剂，历时近半载，效不显著。

现症：不能起床，心悸气短，烦躁不安，头晕目眩，如坐舟车，胸中紧迫，胁背拘急，四肢无力，盗汗足冷，欠伸太息，惊悸少眠，口干舌麻，胃纳呆少，咳嗽痰白，心胸灼热，手足心热，脐腹隐痛，腰胯酸胀，小便短赤，大便溏秘不匀，每次月经来潮，必发晕厥（西医检查血压正常，各系统无异常发现），面色胖润，情绪苦闷，神倦乏力，意识清楚，气短语微。

【检查】舌苔浮黄根黏厚，脉沉细尺弱。

【辨证】湿痰上扰，冲任失调。

【治则】疏郁理气化痰，降浊和阳息风，兼调冲任。

【方药】先拟二陈汤加味化裁。清半夏9 g，茯苓12 g，陈皮4.5 g，甘草3 g，沙参9 g，柴胡3 g，香附9 g，炒山药9 g，炒白芍9 g，枸杞子9 g，天麻3 g，杜仲9 g。水煎服。

3月2日二诊：服药5剂，夜睡6～7小时，胃纳稍增，头晕耳鸣均减，心仍烦悸，舌脉同前。按上方去枸杞子、天麻，加牡蛎12 g。水煎服。

3月5日三诊：服药3剂，诸症均减，昨日月经来潮，并未晕厥，腰腹隐痛，血量不多，色赤，心悸大减，舌苔薄白，脉沉缓细弱。适逢经期，宜调血，以养冲任。当归9 g，赤芍9 g，川芎4.5 g，地黄9 g，沙参9 g，白术9 g，茯苓9 g，制香附9 g，柴胡3 g，杜仲9 g。水煎服。

【按语】此病例患者经过现代医学反复检查，终未确诊，中西药物治疗半年余未获显效，卧床不起，痛苦无以名状。吴老认为其素体脾运不健，湿痰内蕴，复因劳力伤阳，思虑伤脾，惊则伤肝，脏腑失调，导致精血不足，肝肾亏虚，冲气挟痰，上干清窍，故有经前晕厥。参其脉症，先调中焦，疏郁理气，化痰降浊，和阳息风，养冲血，竟取显效。由此可见吴老深得“揆度奇恒”和“比类从容”之旨，药用二陈汤加减，调其升降，和胃以安冲，健脾以益气，疏郁以和肝，调血以养任，使脏腑相和冲任得养，药虽平淡，能克重任。

2. 老年女性阴痒（1例）

病例：杜某，女，64岁，1965年5月20日初诊。

【病史】久苦阴痒，入夜尤甚，难以入寐，逢冬春更剧，已20余年。近来常右偏头痛，耳鸣，口咽干燥，少饮，自汗，嗳气，食欲不振，大便干燥，小便黄热。46岁绝经，生育7次，面色暗黄，形体较瘦。

【检查】舌淡裂纹，脉左沉细，寸关不应指，右沉缓。

【辨证】肝肾不足，精血亏虚，肝脾不调，湿热下注。

【治则】健脾养心，滋补肝肾，佐清湿热。

【方药】拟归脾汤加减。黄芪6 g，白术9 g，茯苓6 g，北沙参9 g，当归9 g，干地黄9 g，龙眼肉4.5 g，炒酸枣仁12 g，制远志6 g，陈皮4.5 g，甘草3 g，酒牛膝9 g，炒黄柏3 g。水煎服。

5月28日二诊：服药8剂痒止，眠安，诸症均减，改配丸药调理。

丸药方：台参、沙参各30 g，白术30 g，茯苓30 g，黄芪30 g，当归30 g，干地黄30 g，炒酸枣仁45 g，龙眼肉24 g，制远志9 g，陈皮9 g，木香30 g，炒知母、炒黄柏各15 g，酒牛膝24 g，甘草12 g。共为细末，炼蜜为丸，如梧桐子大，早晚各服30丸。

【按语】老年女性阴痒症，现代医学称为老年性阴道炎，常发生于绝经期女性，多因内分泌衰退，阴道黏膜抵抗力减弱，感染发炎所致。中医学认为，此系肝经湿热，或肝经郁热，或肝脾不调，或阴虚血燥而致发。总之，病变在于肝肾、肝脾，冲任功能失调。其症为外阴瘙痒难忍、疼痛，阴道灼热，下腹痛，尿时外阴道刺痛，白带较多。应辨证在肝、肾、脾，区别施治。本病例患者吴老据其阴痒、夜甚难寐、逢冬春加剧、形体消瘦、大便干燥、舌淡裂纹、左脉沉细等症，知其天癸竭，肝肾不足，精血虚亏，又据口咽干燥、少饮、自汗、嗳气、小便黄热、面色暗黄、右脉沉缓等症，知其肝脾不调，内生湿热。湿热为标，精血虚亏为本，取《素问·阴阳应象大论》"形不足者温之以气，精不足者补之以味"之意，治病求本，以归脾汤去木香之香燥，加沙参、地黄助当归滋补肝肾，加陈皮调中理气，加黄柏、牛膝清除下焦湿热，共奏健脾养心、滋补肝肾、除湿止痒之效。20余年的陈病，竟霍然痊愈。

3. 老年行经（2例）

病例1：何某，女，59岁，1967年11月2日初诊。

【病史】经断已10年。遗留每夜脊背憎寒，但不发热，鼻塞，不闻香臭，但无头痛，经医院检查子宫无病，有鼻窦炎、神经衰弱，屡服西药治疗未应。3个月前月经突潮量多。经用中药归脾汤、十全大补汤等连进数10剂，经水仍旧淋漓不断，忽多忽少，大便重坠，心烦不寐。

【检查】舌苔白厚，脉弱无力。

【辨证】肺胃积热已久，肝郁血热妄行。

【治则】清肺胃，疏郁调中。

【方药】拟三物汤加味。当归9 g，炒白芍9 g，地黄9 g，侧柏炭9 g，杏仁9 g，炒枳壳4.5 g，桔梗4.5 g，陈皮4.5 g，柴胡1.5 g，地骨皮9 g。水煎服。

11月5日二诊：服药3剂，流血虽未全停，但量极少，夜间背寒已止，大肠气坠亦轻，舌脉同前。仍按上方加白术9 g，黄芩4.5 g。水煎服。

11月11日三诊：服药5剂，大肠气坠已愈，眠食均可；鼻息仍不畅通，月经偶有，但量极少，舌脉正常。再拟丸药巩固疗效。

丸药方：当归24 g，地黄18 g，沙参15 g，炒黄芩15 g，地骨皮15 g，制香附15 g，辛夷15 g，甘草12 g，炒续断15 g，狗脊15 g，杏仁15 g，芦根18 g。共为细末，炼蜜为丸，梧桐子大，每日早晚各服30丸。

服丸药一料，一切正常。

病例2：王某，女，67岁，1963年5月10日初诊。

【病史】经断已18年，自去年五月发病，绕脐作痛，阴道流血，色鲜红，无块，淋漓不断，已将一年，头晕身倦，左半身酸痛，面部四肢稍有浮虚，饮食尚可，二便亦调，小腹微痛，胸闷太息，经某医院全面检查排除肿瘤，屡服止血药物不效，改服中药。

【检查】舌苔薄白，质红，脉弦细数。

【辨证】劳伤太过，冲任虚衰，老年行经。

【治则】养血柔肝，安冲止血。

【方药】拟断下汤加减。当归9 g，炒白芍9 g，白芷4.5 g，炒姜炭1.5 g，败棕炭9 g，炒樗白皮4.5 g，制香附9 g，乌贼骨9 g。水煎服。

5月30日二诊：服药5剂，血止，诸症均减，连续观察半月余，全身情况良好。再拟归脾丸常服，以期巩固。

【按语】老年行经属于崩漏，究其原因，并非一端。一由火热，二由虚寒，三由劳伤，四由气陷，五由血瘀，六由虚弱，见症不同，治法亦异。古人论老年行经偏虚者多。《傅青主女科》说："妇人有年老血崩者，其症亦与前血崩昏暗者同，人以为老妇之虚耳，谁知是不慎房帏之故乎。"徐春甫说："多是忧思过度，气血俱虚。"所以治老年行经多用补剂，因为女性经绝之后全赖水谷以滋养，这是一般规律。吴老治此二例病例患者均为老年行经，前者用三物汤配柴胡、炒枳壳、桔梗、杏仁、侧柏炭清疏取效，因鼻病而增用炒黄芩、辛夷清透，诸症消失。后者用断下汤加减，先以炒白芷、炮姜炭、炒樗白皮、败棕炭、乌贼骨安冲止血，继用归脾丸复旧，是吴老取元代朱丹溪急则治标之法，用白芷汤调百草霜、棕榈炭，后用四物加炮姜调理，因劳而用人参、黄芪。由此观之，老年行经并非一律滋补，必须审证求因，因人制宜，遣方用药。上述二例老年行经一因于热，一因于劳，如果骤用滋补，则南辕北辙，必难取效。

儿　科

一、小儿发热（5例）

1. 外感发热（3例）

病例1：孙某，男，8个月，1965年3月2日初诊。

【病史】患儿发热咳嗽，气喘，痰多，流涕三日，体温39.6℃，烦躁不安，纳呆，大便未解，小便调。

【检查】舌苔薄白，手纹紫红，脉滑数。

【辨证】风热犯肺，肺失宣降。

【治则】祛风，清热，宣肺。

【方药】拟桑菊饮加减。桑叶3 g，连翘3 g，杏仁1.5 g，前胡1.5 g，橘红1.5 g，浙贝母1.5 g，桔梗1.5 g，炒紫苏子1.5 g，炒栀子1.5 g，芦根4.5 g，甘草1.5 g。水煎服。

3月4日二诊：服药2剂，病情好转，烧已退，体温37.4℃，咳嗽喘轻，精神好，胃纳增加，时恶心呕吐，大便已解，小便略黄，舌苔白，质红，手纹紫红，脉滑。按上方去桑叶、连翘、炒栀子、芦根、炒紫苏子，加竹茹3 g，黄芩0.6 g，炒神曲1.5 g，炒谷芽1.5 g。水煎服。

病例2：高某，男，5岁，1966年2月6日初诊。

【病史】患儿于旬前咳嗽，发热，现仍恶寒，发热无汗，咳嗽，晨轻暮重，食欲不振，唇焦不思饮，大便利，小便黄，体温39℃。

【检查】舌苔薄黄不润，尖红，脉沉数。

【辨证】表邪郁闭，肺卫不宣，邪入少阳，欲转阴分。

【治则】和解少阳，兼清肺胃。

【方药】拟小柴胡汤加减。柴胡1.5 g，清半夏3 g，黄芩3 g，青蒿6 g，地骨皮6 g，陈皮0.9 g，炒杏仁4.5 g，浙贝母4.5 g，竹叶1.5 g。水煎服。

2月8日二诊：服药2剂，恶寒发热已轻，体温降至37℃，二便调；仍咳嗽重，纳少，唇焦，舌苔薄白尖有红点，脉沉稍数。按上方去清半夏、黄芩、柴胡，加连翘3 g，枇杷叶4.5 g，炙桑白皮4.5 g，甘草1.5 g。水煎服。

2月10日三诊：家长来述，服药2剂，烧已全退，精神好，咳嗽轻，胃纳增进，夜眠好，二便调。按二诊方去浙贝母、青蒿、竹叶，加炒知母4.5 g，炒山药6 g，焦山楂3 g，炒神曲3 g。水煎服。

服药2剂，痊愈。

病例3：王某，男，14岁，1964年2月23日初诊。

【病史】恶寒发热，头痛，恶心呕吐，手足发麻．胃不思纳，大便3日未解，小便短黄。

【检查】舌苔黄白，脉沉弦滑数。

【辨证】内伤饮食，外受风寒，肺胃合病，表寒里热。

【治则】应宣上清中，表里双解。

【方药】拟香苏饮合厚朴杏仁汤、小陷胸汤加减。紫苏子3 g，制香附6 g，陈皮4.5 g，姜半夏6 g，姜竹茹9 g，姜厚朴4.5 g，炒枳实4.5 g，杏仁6 g，姜黄连3 g，赤芍6 g，炒栀子4.5 g。水煎服。

2月24日二诊：服药1剂，热渐退，头痛已止，大便也解，胃纳转好，呕恶已止，舌苔淡黄边微紫，脉滑。按上方去紫苏子、制香附、陈皮、姜半夏、杏仁、姜黄连，加连翘9 g，炒黄芩4.5 g，炒神曲4.5 g，青蒿6 g，地骨皮4.5 g，通草4.5 g。水煎服。

【按语】小儿外感是常见病多发病之一，一年四季都可能发病。因以发热、咳嗽、流涕为主症，故中医学称之为感冒，与现代医学儿科上呼吸道感染相同。由于小儿形气不足、卫外不固，故容易感受外邪，又由于小儿脏腑娇嫩、不耐寒热，发病后容易损伤正气，所以小儿感冒发病急、传变快、易实易虚，而且常表现为高热不退。吴老认为，若能按其体质的强弱、感邪的轻重、四时六气之不同，结合脉症，分析其病位之所在，求其病邪的性质，辨别风寒与风热和挟食、挟痰、挟湿、挟暑，掌握治疗原则，及时处理，则可药到病除。否则贻误病机，病邪化热内传，易生变证，时久不愈。治疗首先应根据邪在肺卫的特点，采取宣肺解表的原则，属于风寒者治宜辛温发表，属于风热者治宜辛凉清解，对其兼症挟食、挟痰、挟湿、挟暑、化燥，则又应随症加减。如病邪化热内传，则应视病邪之深浅，按六经辨证或卫气营血辨证分别施治。在立方遣药方面，更要注意小儿脏腑娇嫩的特点，“毋伐太过”，否则“治上犯中，治表犯里”，容易误伤正气。如病例1中，时值春季，患儿因风温袭表，肺卫不宣，故见症如上述。吴老根据脉症，以辛凉清解之轻剂，用桑菊饮去薄荷、菊花，加炒紫苏子、前胡、橘红、浙贝母肃肺化痰，佐炒栀子清热泻火，药后烧退，只见恶心、呕吐，此乃胃气不和之症，改以杏仁、浙贝母、桔梗、甘草清肺化痰，竹茹、橘红、黄芩、炒神曲、炒谷芽清胃和中，肺胃并调，遂获痊愈。病例2患儿外感后，由于表邪郁闭，肺卫失宣，故咳嗽，发热10余日不退。后见恶寒、发热、无汗、咳嗽，晨轻暮重，唇焦不思饮，知其表邪内传，入于少阳，欲转阴分。吴老认为，此时虽然表邪未除，仍宜提透，若只宣肺解表，则里热不清，若先清里热则表邪内陷，故须从少阳枢机入手，提邪外透，兼清肺胃，随症用药，邪退正复，逐渐收功。病例3患儿发热伤食，后感风寒，饮食阻滞中焦，风寒犯于肺卫，故症见肺胃合病。吴老认为，此时若先辛温宣表，则里滞不除，身热难解，若先攻里导滞则表邪易于深陷，故用香苏饮温散表邪，加姜黄连、炒枳实、姜厚朴、杏仁清热化痰，行气宽胸，加姜竹茹、姜半夏和胃止呕，以达宣上清中、表里双解之目的。

综上所述，三例病例均属外感，因病机不同，所以遣方用药也不一样，但均获痊愈，关键在于审证明确、取法恰当。儿科疾病的特点是发病急、传变快，决不能因循失治。临床必须有胆有识，当机立断，才能迅速取效。

2. 小儿暑热（1例）

病例：孙某，男，8个月，1964年7月31日初诊。

【病史】夏季外感已4～5日，咳嗽，清涕，自从昨日身发高热，呼吸急促，面赤多汗，乳食顿减，恶心呕吐，咳嗽频作，烦躁不安，小便短赤，大便溏黏，体温39.2℃。

【检查】舌苔薄白淡黄，质红，指纹紫红。

【辨证】肺胃蕴热，暑邪外侵。

【治则】宣清肺胃，解暑化湿。

【方药】拟香薷饮加减。薄荷1 g，炒扁豆3 g，厚朴1 g，炒黄连1 g，浙贝母1.5 g，桔梗1.5 g，陈皮1 g，地骨皮1 g，甘草1 g。水煎服。

8月2日二诊：服药3剂，高热已退，仍有下午低热，鼻塞、咳嗽未除，舌苔薄黄，指纹淡紫，肺胃未清，再予宣清。按上方去薄荷、厚朴、炒黄连、甘草，加青蒿1.5 g，黄芩1 g，炒栀子1 g，连翘1.5 g，竹叶1 g。水煎服。

又服2剂，一切正常。

【按语】小儿为稚阴稚阳之体，阳常有余、阴常不足，所以儿科诸病容易从阳化热，特别是暑蒸炎热季节，小儿最易发热。暑为阳邪，暑多兼湿，所以治暑多用辛凉芳化。吴老治疗暑热常用内清外透法，气阴虚者，兼益气阴，每多取效。此例小儿暑热系由肺胃蕴热，暑邪外侵所致。吴老初用四物香薷饮，以薄荷代香薷，辛凉芳化，高热得降，继用青蒿配黄芩、连翘、炒栀子，内清外透，低热也平，邪去正安，充分体现了小儿脏腑轻灵，生机蓬勃，发病虽急，易趋康复。

3. 小儿暑温（1例）

病例：赵某，男，7岁，1963年8月16日初诊。

【病史】暑季外感微寒，发热无汗，已5～6日，起伏不解，现体温38.6℃，轻微咳嗽，胃纳减少，口渴欲饮，大便溏薄，小便短黄。

【检查】舌苔薄黄，质红，脉滑数。

【辨证】暑热伏内，风寒外闭。

【治则】祛湿解表，清热化湿。

【方药】拟黄连香茹饮加味。香薷3 g，白扁豆6 g，厚朴4.5 g，黄连2 g，炒杏仁4.5 g，浙贝母4.5 g，六一散6 g，赤茯苓4.5 g，青蒿6 g。水煎服。

8月18日二诊：服药2剂，得汗烧退，今日傍晚复又发热，咳嗽，口不甚渴，全身有汗，大便未行，小便黄热，舌苔白质赤红，脉细滑数，证属外邪虽解，里热未清。按上方去香薷、黄连、炒杏仁、赤茯苓，加地骨皮6 g，炒知母4.5 g，炒黄芩4.5 g，赤芍4.5 g。水煎服。

服药2剂，痊愈。

【按语】夏季炎热，外感暑温，多兼湿邪，故临证有暑重于湿、湿重于暑之分。小儿形气未充，尤易感受。外邪侵体若暑重于湿，则症见发热多汗，气粗口渴，头痛，小便短赤，体温晨凉暮热，舌苔黄或黄腻，脉濡数，治宜辛凉解表，清暑化湿。湿重于暑，湿邪在表，则症见恶寒发热，体痛少汗，渴而不饮，舌苔白而腻，脉滑，治宜芳香宣化表湿。若湿邪在里则症见胸脘痞满、口淡不渴、身热不扬、汗出不解、午后热盛、倦怠嗜卧、舌苔白厚腻、脉滑数，治宜苦温芳化。吴老认为本例病机是暑邪伏内，表寒遏热，其证微寒发热无汗，起伏不解是表寒遏热之象，口渴欲饮，大便溏薄，舌苔黄，脉滑数是其候，因暑多兼湿，方用黄连香薷饮加味，祛暑解表，清热化湿，表里共治，药后汗出烧退。二诊晚又发热，是表邪已罢，里热未清之故，更方变法，清透里热，少佐辛淡，2剂痊愈。由此可见，吴老辨证详明，处方精切，药味不多，轻少通灵，颇有思巧。

二、麻疹（2例）

病例1：刘某，女，1岁半，1965年4月29日初诊。

【病史】入院前发病已20多日，初起发热半月后，开始出麻疹，现疹已出齐，仍发热不退，咳嗽微喘，咽间有痰，不思饮食，大便1日2次，色黑黏而少，小便1日7次，量不多，面色微黄无汗，腹胀，精神萎靡，睡眠不好，扬手掷足，烦躁不安，缺津口干，口唇干裂红。

【检查】舌质红无苔，手纹不显，脉细数。

【辨证】麻毒炽盛，肺阴大伤，营虚血少，肝风欲动。

【治则】养阴润肺，清热化痰，佐以凉血和营。

【方药】拟敛肺汤合四物汤加减。北沙参6 g，麦冬6 g，五味子1.8 g，当归4.5 g，大地黄6 g，赤白芍各3 g，连翘6 g，川贝母4.5 g，黄芩2.1 g，甘草3 g。水煎服。

5月1日二诊：服药2剂，昨日未烧，今日午后4时恶寒战栗，发热无汗，烦躁不安，神识尚清，腹胀甚，饮食如前，大便仍褐黏，1日1次，小便尚可，今晨曾冷水灌肠，频频干咳欲呕，气急喘促，四肢厥冷，舌质光少津，手纹淡青紫，脉细数。麻后久热，伤阴耗液，仍宜养阴清热。按上方加青蒿4.5 g，地骨皮4.5 g。水煎服。

5月2日三诊：服药1剂，稍有好转，夜间体温降至37℃，今晨未烧，精神转好，咳嗽少减；仍有气急，腹胀，大便1次，褐黏，小便较多，舌仍无苔质绛，面赤唇紫，手纹淡青紫，脉仍细数。仍按二诊方继服。

5月3日四诊：服药1剂，烧退；仍呛咳气急，面颊绯红，活动则甚，口干喜饮，吮乳尚好，神清略烦，咽中痰鸣，大便1次，褐黏量少，小便多，腹胀消失，唇干无涕泪，舌光无苔，质嫩绛，手纹紫红，脉细数。按二诊方去青蒿，加天花粉4.5 g。水煎服。

5月5日五诊：服药2剂，未发热，体温稳定在36～37℃，精神转好，纳食增，干咳减，咽有痰鸣，饮水不多；仍无涕泪，大便1日未解，小便很多，两颊微赤，舌嫩红无苔，上有溃烂，手纹淡紫，脉小细数，麻毒渐解，痰热未清，阴液未复。仍按四诊方去赤白芍、五味子、地骨皮，加桔梗3 g，酒知母3 g。水煎服。

5月6日六诊：服药1剂，体温正常，干咳大减，纳食增加；啼哭见泪，鼻仍干，两颊微赤，大便1次，小便如前，舌疮未愈，舌脉同前。按五诊方继服。

5月8日七诊：服药2剂，饮食增加，饮水已减，有泪无涕，干咳已轻，咽微有痰，大便正常，小便多，舌无苔质淡红，手纹淡紫，脉濡数。以五福化毒丹6粒，早晚各服1粒，巩固疗效。

病例2：张某，男，1岁半，1964年6月25日初诊。

【病史】春末疹后，干咳不止。现发热有汗，呕吐泄泻，干咳消瘦，右颧发赤，小便短黄，睡时露睛。

【检查】舌苔薄白，手纹淡红，脉细数。

【辨证】疹后阴虚，火浮于上，复感外邪，肺失清肃。

【治则】宣肺降逆，和中缓急。

【方药】拟橘皮竹茹汤合甘桔汤、芍药甘草汤加减。枇杷叶3 g，姜竹茹3 g，陈皮3 g，北沙参3 g，通草0.9 g，苏梗2.4 g，桔梗2.4 g，茯苓3 g，炒白芍3 g，甘草1.5 g。水煎服。

服药2剂，痊愈。

【按语】小儿麻疹，四时皆有，以春冬两季为最多。其病从传染而来，当按温病四时治法。初起宜用辛凉开透法，液燥者可佐以甘寒，如地黄、白茅根；挟湿者可佐淡渗，如薏苡仁、滑石；火盛者可佐咸寒，如犀角、羚羊。麻疹外透继用凉润清解里热，最后养阴清肺益胃可愈。初期忌用苦寒以免冰伏其毒，或早用辛温升发太过，均可使麻毒上攻，致发喉哑、气喘等变证。倘若麻疹已外发，但身热仍不退，仍有喘急、腹胀、喉哑、口糜、下利不食、烦躁昏沉等，病势趋于险恶，吴老认为这是里热不清之故，须分清三焦谁受邪多，或兼别病加剧，应详辨标本主次，分别以宣上、清中、导下之法施治。如病例1，由于麻毒炽盛未得清解，邪反内攻，劫津灼液，发生危症。吴老根据患儿的手纹、脉症所见，急以北沙参、麦冬、五味子养阴生津液，配黄芩苦寒直降泻其里热，一敛一降，以达扶正祛邪，同时加大地黄、当归、白芍、甘草凉血和营缓急，加连翘清热解毒，加川贝母利肺化痰，柔肝息风，用药2剂烧退症减，但又寒战、发热、四肢厥冷，是正邪相争，阴液不足，不能祛邪外出之候，涕泪俱无也是里热劫津灼液之象，吴老抓住病机，辨证明确，坚持治则，守方不变，临危取胜，疗效显著。病例2，麻疹为热病，最易伤阴劫液，患儿疹后阴液未复，肺胃余热未清，感受外邪，壅遏肺胃，症见气逆咳呕泄泻。吴老认为，此时是正虚邪实，选方用药较难，若重辛温，则助热伤阴，若重苦寒则易损脾胃，治宜“轻可去实”，表里同治，祛邪而不伤正，所以用轻剂宣上和中取效。

总之，吴老认为，麻毒外透应因势利导，既不宜辛温伤阴劫液，更不宜用苦寒冰伏其毒。麻后伤阴，里热不清，易生它变，应以养阴清热，治其所偏，既不碍脾，且和胃气，调其升降，取得疗效。

三、麻疹后肺胀（2例）

病例1：孙某，男，1岁半，1965年5月8日初诊。

【病史】患儿于4月15日发热出麻疹，3日出齐，疹靥热降，疹后8日又发热39～40.4℃，呼吸急促，经检查右上肺炎，急收住院。住院期间仍持续高热，腹泻不止，曾一度出现心衰，选用链霉素、四环素、卡那霉素、氢化可的松、葡萄糖、维生素C、冬眠药物，以及输全血、血浆，吸氧，纠正心衰，物理降温（冷敷、冷盐水灌肛）等方法，配合中药治疗等，体温逐渐下降，但肺中小水泡音仍不消失，于5月8日邀会诊。

中医所见：近仍午后低热，入夜两颊赤，喉中有声，气急鼻干，时有烦躁，脘腹不胀，大便可，小便多，纳食不香，喜饮水，两肺水泡音较大，两胸及腋下有密集晶莹白痦。

【检查】舌苔中灰褐，质淡红，手纹左紫红，右淡隐，脉濡细数。

【辨证】麻疹靥早，湿热郁蒸，肺失肃降，幸经抢救，气液渐复，身发白痦，乃湿热外透之象。

【治则】甘淡濡养，佐以清化，以防再伤气液。

【方药】清肺饮加减。沙参6 g，天花粉6 g，川贝母4.5 g，炒杏仁3 g，白扁豆6 g，青蒿4.5 g，地骨皮4.5 g，连翘6 g，冬瓜仁6 g，淡竹叶2 g，芦根9 g。水煎服。西药仍用卡那霉素等，停止输液。

5月10日二诊：服药2剂，咳嗽已减，气急已除，颊赤已减，夜眠安宁，啼哭有泪，纳食转好，舌质淡红，苔退大半，手纹暗红，脉仍濡数，白痦仍亮晶。证属湿化热清，肺窍已开，病入坦途。按原方加炒牛子3 g。水煎服。

西药停用氯丙嗪、盐酸异丙嗪片，其他处理同前。

5月14日三诊：服药3剂，面见笑容，两颊仍微红，喉仍有痰，饮食佳，入夜低热37.2℃，睡眠露睛，盗汗，大小便调，白痦残存，舌苔根白厚，质淡红，手纹淡红，脉濡细，两肺有干啰音及小水泡音，湿热未除，仍宜清化兼顾气液。薏苡仁6 g，冬瓜仁6 g，桃仁3 g，青蒿3 g，山药4.5 g，地骨皮4.5 g，茯苓4.5 g，陈皮1.5 g，沙参3 g，连翘6 g，芦根6 g。水煎服。

西药已停用青霉素、输血浆，加用新霉素。

5月16日四诊：服药2剂，低热已退，喉中痰音消失，饮食正常，涕泪俱见，嬉笑玩要，二便调，夜眠正常，白痦减少，舌苔转薄白润，质淡红，手纹淡红隐，脉濡细缓。两肺水泡音消失很快，左肺下偶有小水泡音，病已向愈，效不更方，仍按三诊方继服。

5月18日五诊：服药2剂，体温正常，精神食欲均佳，二便调，已能外出玩要，舌苔已退，质淡红润，手纹淡红隐，脉同前，两肺呼吸音清，啰音消失，停药观察，准备出院。

病例2：张某，女，14个月，1965年4月23日初诊。

【病史】患儿于3月21日感冒并发肺炎，4月2日出麻疹，面部稀疏可见，靥没迅速，腹泻1日10余次，曾用青霉素、链霉素、四环素等不效，于4月13日因高热、喘急、泄泻收住院。经检查诊断为麻疹肺炎合并肠炎，给予链霉素，静滴新霉素、促肾上腺皮质素、血浆、冬眠药物，冷敷、冷水灌肠，以及其他对症药物，4日后疗效不著，旋即出现菌群失调，咽拭子细菌培养为念珠菌，粪便检测有霉菌孢子（++），停新霉素，加用制霉菌素，仍不效，遂于4月23日邀诊。

中医所见：昨夜仍高热39.7℃，身无汗，烦躁不安，面苍黄，精神萎靡，口唇干裂，咳嗽干呕有痰，口舌生疮，大便夜间2次黑黏，小便很少，睡眠惊悸，纳食少，肛门红烂，复查白细胞142×10^9/L，中性粒细胞0.84，淋巴细胞0.14，单核细胞0.02。

【检查】舌无苔，质绛缺津，手纹沉隐不显，脉濡数。

【辨证】麻毒内陷，正虚邪恋，气液大伤。

【治则】益气养阴，扶正祛邪，取甘润濡养法。

【方药】北沙参6 g，山药6 g，白扁豆6 g，金银花6 g，连翘6 g，天花粉4.5 g，黄芪4.5 g，石斛4.5 g，川贝母4.5 g。水煎服。

西药加用卡那霉素、输血浆。

4月24日二诊：服药1剂，体温由39℃降至38℃，精神转好，纳食渐佳，仍咳嗽喘急，大便褐稀，1日夜6次，小便仍少，舌质淡红，无苔，较昨有津，手纹暗紫红，欠润活，脉细数，两肺仍有少许水泡音，前方既效，稍事加减。按上方加白芍3 g，黄芪改为6 g。水煎服。

西药：同前处理。

4月26日三诊：服药2剂，病情减轻，体温晨33.5℃、夜37.9℃，咳嗽有痰，精神见佳，纳食恶心、呕吐，有口疮不能吮乳，大便1日夜减为4次，褐绿黄黏，小便不多，睡眠不安，舌质淡红，中有薄白苔少津，舌下有溃疡，手纹沉细紫暗，脉沉细数，两肺仍有少许水泡音，继用二诊方去金银花，加橘络1.5 g，竹叶2 g，甘草2 g。水煎服。

西药：继用链霉素、卡那霉素、制菌霉素，输血浆，静滴葡萄糖。

服药有效，守方不更，终以清养气液、润肺化痰之剂全功。

【按语】小儿肺炎多属中医“咳喘”“肺胀”范畴，尤其麻疹肺炎属于外感温病，故传变多按温病规律而发展。因此，随着肺炎病情的变化，可出现温病卫、气、营、血变化规律。一般在卫气病轻，入营血病重。麻疹后肺炎临床出现热邪闭肺的证候，若不及时治疗，最易耗伤气液，导致正虚邪恋，阴竭阳脱。虽然临证热盛内闭者较多见，但阳虚暴喘欲脱者也有之，不容忽视。一般治疗早期宜宣解，病久宜清里或扶正清里，应慎用苦寒及温补。危重之时，阴阳两脱者，以救阴回阳为主，重在益气，一旦危象缓解，即可显现热炽壅肺征象，也有少数显现湿热互结、痰浊壅遏、肺炎迁延不愈者，应随之变法更方宣肺清里，或清泄湿热。后期则邪退正虚，应分辨阴虚还是阳虚，是肺虚或脾肺两虚，相应施治。例如病例1，吴老认为麻疹透表不顺，毒邪内陷，肺气郁闭，证候险恶，虽经中西医抢救，热退津复，然内伏湿热留恋气分，故午后低热，身发白痦，肺部啰音不消失，治应清气化湿，透邪泄热，兼顾气液，因而收效较快，获得痊愈。病例2吴老认为麻毒内陷，肺气郁闭，热迫大肠，故喘泻交作，久病迁延，气液大伤，导致正虚邪恋，攻补皆难，治应法取益气养阴，扶正祛邪，甘润濡养，以救其偏，如是治疗，有方有守，渐趋康复。

由此可见，上述病例虽都属麻疹肺炎，但病机不同，其症亦异，故临证虚实补泻，应随机应变，立法选方得当，才能获得满意疗效。

四、痄腮（1例）

病例：亓某，男，11岁，1961年4月7日初诊。

【病史】近3日右耳前腮部肿痛，牙痛，咀嚼不便，身无寒热，局部不红。

【检查】舌苔薄白，脉沉数。

【辨证】风热上扰结于少阳之络，病为痄腮。

【治则】疏风清热散结。

【方药】普济消毒饮加减。薄荷4.5 g，连翘6 g，赤芍6 g，炒栀子4.5 g，蒲公英6 g，蝉蜕3 g，菊花4.5 g，炒牛蒡子4.5 g，芦根6 g。水煎服。

4月10日二诊：服药3剂，腮肿渐消，牙痛轻，张口咀嚼较前灵便，舌苔薄白，上有红点（乳头突起），脉仍稍数。按上方去蝉蜕、菊花，加黄芩3 g，浙贝母6 g。水煎服。

服药3剂，诸症痊愈。

【按语】痄腮为小儿常见传染病之一，以发热、两腮肿痛为其特征，与现代医学流行性腮腺炎相符合。轻者仅见腮肿，患儿无所苦，重者可以高热。主要是外感瘟毒壅遏少阳、阳明之络，郁结不散，漫肿坚硬，甚则溃脓。如果瘟毒炽盛，高热侵脑，则可见神昏痉厥呕吐（并发病毒脑病）。一般治疗，初起多散风透表、清热解毒，普济消毒饮是常用方剂。倘若瘟毒内陷，可按温病卫气营血、三焦辨证，分别施治。本病例患儿右耳前腮部肿痛，局部不红，牙痛，咀嚼不便，其他无所苦，舌苔虽薄白，但脉沉数。吴老认为，风热之邪壅结少阳、阳明之络，为痄腮之轻证。因无寒热、咽喉肿痛等瘟毒炽盛之症，立方遣药应因人因证而异，故取普济消毒饮之意，去升麻、柴胡、僵蚕、玄参、黄连、板蓝根、马勃、桔梗，改用薄荷、连翘、菊花、芦根、炒栀子疏散上焦风热，蒲公英清热解毒，蝉衣、赤芍、炒牛蒡子通络散结、腮肿渐消。继以原方去蝉衣、菊花，加黄芩、浙贝母清热泻火，软坚散结，同样取得显著疗效。由此可见，吴老治今人之病，不拘泥于古方。随症施治，用药、配伍，变通灵活，是其特点。

五、哮喘（2例）

1. 哮喘（1例）

病例：彭某，女，3岁，1965年2月14日初诊。

【病史】患支气管哮喘已久，一月一发，时轻时重。现咳嗽，哮喘，动则加剧，畏寒怕冷，自汗盗汗，气短乏力，大便干，小便可，胃纳少，形体消瘦。

【检查】舌苔薄白，脉濡弱。

【辨证】久病脾肺两虚，营卫失调。

【治则】益气固卫和营。

【方药】拟玉屏风散加味。黄芪6 g，白术4.5 g，防风1.5 g，当归3 g，炒白芍3 g，牡蛎6 g，五味子（打）10粒。水煎服。

2月17日二诊：服药3剂，汗止，纳增，喘轻，舌脉同前。按上方去炒白芍，加川贝母3 g，甘草1.5 g。水煎服。

2月20日三诊：服药3剂，哮喘已平，纳食增加，大便正常，仍恶寒怕冷，气短乏力，舌苔薄白，脉沉缓。改用健脾益肺、补肾纳气之散剂，以巩固疗效。台参12 g，白术15 g，茯苓15 g，清半夏12 g，陈皮9 g，甘草9 g，麦冬15 g，五味子6 g，枸杞子12 g，百合12 g，海蛤粉12 g。共为细末，每服1.5 g，1日2次，白水送下。

久服散剂1年，病愈。

【按语】小儿气血未充，脏腑幼嫩，肝常有余，脾常不足，久病哮喘，肺肾必虚，气血不足，病也难愈。吴老对小儿哮喘既治其病，又根据小儿的特点，不害其稚阳，因势利导。参考明代张景岳治喘之法，灵活化裁，取效明显。《景岳全书·喘促》说："喘有夙根，遇寒即发，或遇劳即发者，亦名哮喘。未发时以扶正气为主，既发时以攻邪气为主。扶正气者，须辨阴阳，阴虚者补其阴，阳虚者补其阳。攻邪气者，须分微甚，或散其风，或温其寒，或清其痰火。然久发者气无不虚，故于消散中宜酌加温补，或于温补中宜量加消散，此等证候，当惓惓以元气为念，必致元气渐充，庶可望其渐愈，若攻之太过，未有不致日甚而危者。"此病例患儿，脾肺两虚，营卫失调，咳喘正发，畏寒汗出，阳气不足，必须益气，固卫和营，方用玉屏风散益气固卫，当归、炒白芍和营，加牡蛎、五味子纳气敛汗，后用六君子汤补益肺脾，加麦冬、五味子、枸杞子、百合、海蛤粉肺肾双调而收功。吴老对此哮喘症，从本治疗，调其营卫，益其肺脾，谨守病机，所以取效。如果一见咳喘，即投平喘止咳剂，不求其本，往往南辕北辙。吴老顾其小儿之特点，用药轻少通灵，缓图以愈。

2. 小儿痰喘（1例）

病例：陈某，男，2岁，1965年1月22日初诊。

【病史】近中咳嗽哮喘，1月发作2次。咳嗽频作，喉有痰鸣，胸高气壅，面赤唇红。不发热，身恶寒无汗，大便微干，小便黄，夜难安卧。

【检查】两颊赤红，舌苔薄白，手纹紫粗长，左轻右重，脉滑数。

【辨证】内有伏热，风寒外束。

【治则】宣肺定喘，降气化痰。

【方药】拟桑白皮汤合苏子降气汤加减。炒紫苏子2 g，清半夏3 g，橘红3 g，厚朴2 g，前胡2 g，炙麻黄1 g，炒杏仁3 g，甘草1.5 g，桑白皮2 g，黄芩1 g，通草1 g。水煎服。

1月25日二诊：服药3剂，咳喘大减，喉中痰鸣消失，夜能安卧，面赤已轻；大便仍微干，舌苔薄白，手纹淡紫而卧，脉仍滑。按上方去炙麻黄、前胡、甘草，加白前2 g，桔梗2 g，炒神曲3 g。水煎服。

服药3剂，痊愈。

【按语】小儿痰喘，临床多见，变化迅速，易虚易实。因有外感内伤不同，其证有寒热虚实之分。例如宋代钱乙说：“肺盛复有风冷，胸满短气，气急喘嗽上气，当先散肺，后发散风冷。”清代沈金鳌说：“金为火克，热被寒包，根因不一，辨析厘毫，肃清娇脏，永令坚牢。”又说：“哮证，古人专主痰，后人谓寒包热，治须表散，窃思之，大都幼稚多吃咸酸，渗透气脘，一遇风寒便窒塞道路，气急喘促，故多发于冬初。”由此可见，内伤饮食、积湿生痰、郁久化热，外感六淫之邪，肺失宣降，是小儿哮喘主要病机。治疗方面清代沈金鳌说：“必须淡饮食，行气化痰为主。禁凉剂，恐风邪难解也；禁热剂，恐痰火易升也。紫苏子、枳壳、青皮、桑皮、桔梗、半夏、前胡、杏仁、山栀皆治哮必用之药。”吴老认为本例症见面赤痰盛，为肺热、肺实之象，身恶寒，无汗，舌苔薄白是表邪郁遏未解之证，故而取沈氏之意，方用炙麻黄、炒杏仁、甘草宣肺达表，炒紫苏子、清半夏、橘红、厚朴、前胡、桑白皮行气化痰，黄芩、通草清热利湿，表里同治，药后显效。继守原意以清肺和胃之剂，出入加减，而获痊愈。由此可见，吴老对古人经验善师其意，诊断颇有见地，方药加减切合病情，故而取得良好疗效。

六、痢疾（1例）

小儿协热痢（1例）

病例：吴某，男，6个月，1959年2月10日会诊。

【病史】腹热发热已半月余，住院治疗效果不显著，大便色黄稀，镜检白细胞（++），红细胞少许。泻痢日20余次，胃不思纳，骨瘦如柴，睡时露睛，体温忽高忽低，午后热甚，体温常达39℃以上。邀中医会诊时正在输液。

【检查】舌苔薄黄，脉濡数，指纹紫红。

【辨证】协热痢。

【治则】清热化湿止泻。

【方药】拟葛根芩连汤加减。煨葛根1 g，黄连1 g，焦白术3 g，木香1 g，车前子1.5 g（布包）。水煎服。

2月11日二诊：服药1剂，泻止热退，精神好转，已能吃奶。化验大便正常。停药观察，饮食将息。

【按语】协热下利在小儿科常见。《伤寒论》云："太阳病，桂枝证，医反下之，利遂不止，脉促者，表未解也，喘而汗出者，葛根黄芩黄连汤主之。"表里双解，用治热泄，疗效可靠。

对此例病儿，吴老审证求因，用药严谨，遵《素问·至真要大论》"暴注下迫，皆属于热"之旨，诊为热泄。一般热泻当有心烦、口渴、小便不利等症，但此病不在夏秋季节，无汗，亦未作喘，可能与不断输液有关。午后热甚，状若阴虚，体温竟达39℃以上，日泻20余次，当属湿热下迫无疑，葛根芩连汤是首选方剂。但此病儿气血太弱、骨瘦如柴，难当重剂，药过病所，过如不及矣。吴老因人施治，变通化裁，药仅5味，而且剂量尤轻，竟获显效。因为热泄实则归阳明，虚则归太阴，故方用葛根黄连直清阳明之热，加焦白术、木香行气健脾，以益清阳，加车前子分利小便导湿外出，标本同治，祛邪不伤正。此方显示了吴老用药的特点，轻、少、通、灵，完全符合小儿科的用药规律。至于病因是外感时邪还是内伤饮食，辨证当参，但治病应从症，不可拘泥病因。吴老临证能通权达变，所以应手取效。

七、泄泻（7例）

1. 泄泻（5例）

病例1：张某，男，4岁，1962年1月13日初诊。

【病史】患儿3个月前患痢疾，屡治未愈。现1日泄泻4～5次，先血后粪，腹痛胀满，胃纳一般，两目干涩。

【检查】舌苔薄白露质，脉沉缓弱。

【辨证】先痢后泻，肾传脾，脾湿不运，热滞于肠。

【治则】调肝和血，健脾清热。

【方药】拟芍药甘草汤合香连丸加味。白芍6 g，甘草1.5 g，木香2.4 g，黄连1.5 g，炒山药4.5 g，白术3 g，地榆炭3 g，地黄1.5 g。水煎服。

1月16日二诊：服药3剂，腹胀痛已轻，大便次数减少；仍先血后粪，舌脉同前。药后有效，按原方去地榆炭，加白扁豆4.5 g，伏龙肝6 g，阿胶4.5 g。水煎服。

服药5剂，大便正常。

病例2：宋某，女，1岁半，1963年5月31日初诊。

【病史】自从麻疹后，3个月来，大便稀溏，水谷不化，食后作泻，腹胀，不思饮食，神疲倦怠，咽部红肿。

【检查】舌苔白厚，质红，脉沉缓弱。

【辨证】疹后失调，脾湿胃热。

【治则】应健脾止泻，清胃利咽。

【方药】拟芍药甘草汤合加味甘桔汤。炒白芍3 g，甘草1.5 g，桔梗1.5 g，炒山药4.5 g，炒扁豆3 g，茯苓1.5 g，陈皮1.5 g，黄连1.5 g，木香1.5 g，连翘1.5 g。水煎服。

6月3日二诊：服药3剂，大便次数减少成形，咽肿已轻，胃纳增加；消化尚差，烦躁不安，舌苔薄白，质红，脉沉缓。按原方去茯苓、陈皮，加神曲1.5 g，竹叶0.9 g，灯心草0.9 g。水煎服。

病例3：孙某，男，7岁，1964年11月8日初诊。

【病史】泄泻两月余，现大便稀薄，量多色黄，1日4～5次，腹痛，纳少，小便可，喉中有痰。

【检查】舌苔薄白，脉濡缓。

【辨证】脾虚停痰泄泻。

【治则】健脾化痰止泻。

【方药】拟二陈汤加味。清半夏4.5 g，茯苓4.5 g，橘红4.5 g，白术3 g，白芍4.5 g，炒山药6 g，莲肉4.5 g，煨肉豆蔻1.5 g，木香1.5 g，车前子4.5 g。水煎服。

11月11日二诊：服药3剂，大便转好，1日2次，略稀，胃纳佳，舌苔薄白，质红，脉沉缓。按原方去车前子、木香，加煨葛根1.5 g，白扁豆6 g。水煎服。

病例4：高某，男，6个月，1964年8月8日初诊。

【**病史**】泄泻半月，大便暴下，黄稀，如鸡蛋花，带泡沫，1日4～6次，腹胀，小便黄，肛门红肿。现发热已5日，夜间可达39～40℃。身有汗。纳乳减少，不欲饮水。

【**检查**】舌苔薄白，手纹紫红粗长。

【**辨证**】内伤乳食，外感暑湿，内外交迫，清浊相混，泄泻不止。

【**治则**】先清暑解表退热，再健脾和中，升清降浊。

【**方药**】拟正气散加减。藿香1.5 g，苍术0.9 g，厚朴1.8 g，青蒿4.5 g，黄芩2.4 g，葛根1.8 g，荷叶3 g，炒扁豆3 g，茯苓3 g，六一散4.5 g。水煎服。

8月10日二诊：服药2剂，烧退；大便仍泄泻，小便短黄，舌苔灰白，手纹仍紫红粗长。暑邪虽解，湿热未清，应健脾利湿，改用平胃散加减。白术3 g，厚朴1.8 g，陈皮0.9 g，茯苓3 g，炒山药3 g，炒白芍1.8 g，葛根1.5 g，甘草0.9 g，车前子1.8 g。水煎服。

服药3剂，泄泻已止。

病例5：韩某，男，1岁，1961年8月16日初诊。

【**病史**】腹胀泄泻，便下奶瓣挟水，量多色黄，小便短少，面黄神倦，不思饮食。

【**检查**】舌淡苔白，脉缓弱，手纹右手淡红，左手暗淡。

【**辨证**】脾虚肠寒，运化失权。

【**治则**】温脾止泻。

【**方药**】拟葛术汤加减（经验方）。煨葛根3 g，炒白术4.5 g，炒扁豆6 g，炒山药3 g，煨木香1.5 g，煨肉豆蔻2.5 g，炒白芍4.5 g，车前子3 g，煨姜3片。水煎服。

8月18日二诊：服药2剂，泄泻已减，腹胀也轻，精神转佳。按上方加茯苓4.5 g。水煎服。

服药2剂，痊愈。

【按语】小儿腹泻是一种常见病，包括现代医学中的“单纯性消化不良”“中毒性消化不良”及“肠炎”，多因不节制饮食、气候寒温失调等原因而发病。如小儿食乳过量或辅食骤增、多食瓜果、生冷、油腻及不消化食物，或因春伤风、夏伤暑、秋伤湿、脾胃素弱、脾肾阳虚、受惊吓，或过服苦寒攻伐药物，损伤脾胃，都容易引起腹泻。临床常见的有伤食泻、风寒泻、湿热泻、脾虚泻、惊泻、风泻六种泄泻。其中风寒泻、湿热泻、伤食泻、脾虚泻均多挟湿。因脾主运化，胃主纳谷，脾胃功能障碍，升降气化失调，则水反成湿，谷反成滞。一般治疗多采用燥湿、利水、导滞、理脾之法。临证首先要分清寒热虚实，有无兼挟病症。治风寒泻重在温中，治湿热泻重在清热，治伤食泻重在导滞，治脾虚泻重在补脾。吴老认为小儿脾常不足，胃肠嫩弱，尤其泄泻消耗体液，易伤气阴，用药应慎重，中病即止。湿热泻、伤食泻虽多属实证，但不可过用清消，以免伤脾败胃；风寒泻、脾虚泻多属虚证，不可过用辛燥、峻补，以免助阳伤阴。况且腹泻根源在于脾胃、大小肠。脾胃不健，容易形成积滞，临证常有虚实互见，采用“消补兼施”或“寓消于补”时，要注意“补不碍滞”“消不伤正”。若小肠泌别失常，往往出现水泻、小便不利，可以采用分利止泻。但是湿热泻不宜过早分利，以免伤津耗液。大肠气虚传导失常，易成滑泄不禁，可采用收涩固肠；脾虚泻易致中阳下陷，泄泻不止，可采用升阳举陷。另外吴老根据肺主气、为水之上源、与大肠相表里，肝主疏泄、与大肠通气化的理论，对泄泻一证有时采用宣肺缓肝法以调大肠之传导。肺气宣则水道通调，膀胱通利，清浊自分。肝气缓则疏泄适宜，大肠化物以传糟粕。临证常用白芍缓肝，桔梗宣肺，这样正佐以成止泻之用，反佐以取调气之功。病例1患儿先痢后泄，吴老认为由肾传脾，脾湿不运，先血后粪，是热滞于肠，伤于血分，故方用芍药。敛阴和阳，配甘草缓急和中，加地黄凉血，以济脾阴，地榆炭清热止血，白术温阳健脾，炒山药培脾固肠，木香行气导滞，黄连苦燥固肠，药后泻减。后用黄土汤法，原方去地榆炭，加白扁豆、伏龙肝、阿胶共奏温健脾运，坚阴止血之效，病获痊愈。病例2患儿发于麻疹之后，吴老据其证候认为是麻后失于调养，热伤脾胃所致。脾虚聚湿则大便稀薄，水谷不化，不思饮食，神疲倦怠，胃中积热则食后作泻，腹胀、咽红肿，故应健脾止泻，清热利咽并治。药用炒山药、炒扁豆、茯苓、炒白芍、木香理脾和中缓急，黄连苦燥固肠，桔梗、甘草开提肺气，连翘清热散结，陈皮调和升降，药后小便增多，大便自固，泄泻而愈。病例3患儿症见脾虚停痰作泄。吴老认为不可见泄止泄，必先治其痰，以二陈汤健脾燥湿化痰为主方，酌加炒山药、莲肉、木香温脾和中，加煨肉豆蔻止涩固肠，加车前子利湿止泄，疗效显著。后加煨葛根以升清阳，诸症消失。最后以参苓白术丸补气健脾和胃渗湿，巩固疗效。病例4患儿是先伤乳食，后感暑湿，内外交迫，清浊相混，泄泻不止。吴老根据其证候，分析病机，应先辨别表里，清暑解表，以缓里急，然后健脾和中，升清降浊，以止泄泻。药虽平淡，寥寥数味，收效较快。病例5为脾虚肠寒泄泻，吴老认为脾喜燥，肠喜温，今脾虚阳陷，大肠虚寒则久泄不禁，治应温脾升阳，补不碍滞，方用煨葛根、炒白术、煨姜温脾升阳，炒扁豆清暑和中，炒山药培脾固肠，炒白芍和里缓急，煨木香行气导滞，煨肉豆蔻暖胃固肠，茯苓、车前子渗湿利水，其症痊愈。

由上可见，吴老治疗小儿泄泻，补脾益气为治本，清里导滞为治标，若体壮而病轻者，重在治标，若体弱而病重者，重在治本，根据辨证求因，权衡轻重，标本兼顾，除了宣肺缓肝辅助治疗外，更重要的是调理脾胃，治脾要和胃，治胃要健脾，胃气强才能纳食，脾阳振才能运化，所以立方用药，要升中有降，补中有消，善用佐使之药，祛邪而不伤正，因而疗效显著。

2. 脾虚久泄（1例）

病例：熊某，男，4岁，1961年9月16日初诊。

【病史】经常溏泄，1日数次，无腹痛。现食少腹胀饭后登厕，大便溏薄，1日2～3次，小便可，面黄消瘦，精神不振。

【检查】舌苔薄白，质淡红，唇内有虫斑，脉缓滑。

【辨证】脾虚胃弱兼有蛔虫。

【治则】健脾养胃为先。

【方药】拟参苓白术散加减。茯苓4.5 g，炒白术4.5 g，炒山药4.5 g，炒扁豆4.5 g，焦山楂炭3 g，炒神曲3 g，煨木香2 g，通草2 g。水煎服。

9月22日二诊：服药3剂，胃纳转好，腹胀消失，大便成形，1日1次，小便调，仍神倦、消瘦，舌苔薄白，脉缓。按上方去焦山楂炭、木香，加陈皮2 g，炒麦芽2 g。水煎服。

并配散剂常服，调理善后。台参15 g，炒白术30 g，茯苓12 g，炒山药12 g，黄连9 g，鸡内金18 g，厚朴9 g，陈皮9 g，使君子15 g，焦山楂炭12 g，炒麦芽12 g，甘草9 g。共研细末，每次3 g，早晚各1次，开水冲服。

【按语】小儿生长发育旺盛，需要营养较多，故脾胃负担较重，但由于小儿脏腑娇嫩，脾胃运化功能不足，若乳食不节，损伤脾胃，易导致消化不良、腹泻以及营养不良等症。《幼幼集成》说："若饮食失节，寒温不调，以致脾胃受伤，则水反为湿，谷反为滞，……而泄泻作矣。"临床辨证固然分伤食泻、湿热泻、风寒泻、虚泻、惊泻、风泻，但都与脾胃有关。因而治疗要详审病机，重在脾胃，因证用药，轻重得宜。吴老认为本例经常溏泄，脾胃受伤，症见食少腹胀，饭后登厕，大便溏薄，面黄消瘦，精神不振，是脾虚失运、化源不足之象，治疗应以脾胃为本。方用茯苓、白术、山药、扁豆健脾和中，焦山楂炭、炒神曲消食化滞，木香理脾暖肠，通草淡渗利湿、寥寥数味，平淡无奇，竟获显效，继以原方加减并配散剂，巩固疗效，兼驱蛔虫，渐趋康复。由此可见，吴老辨证详明，立法全面，处方精切，用药严谨，正如清代吴鞠通所说："稍呆则滞，稍重则伤，稍不对证则莫知其乡……"同时也说明小儿脏腑清灵，随拨随应，所以不过数日而久病获愈。

3. 腹泻脱肛（1例）

病例：高某，男，3岁，1966年11月7日初诊。

【病史】腹泻脱肛，病已2个月余，每次大便必然脱出，不痛不痒，便中常带白色黏液，胃纳好，多食则泻，1日5～6次，屡治未应。

【检查】舌苔薄白，指纹左红、右淡，脉细缓。

【辨证】肺脾两虚，中气不足。

【治则】补中益气，温脾升清。

【方药】拟补中益气汤加减。党参2.4 g，白术4.5 g，黄芪3 g，当归1.5 g，陈皮2.4 g，煨葛根1.5 g，干姜1 g，炙草3 g。水煎服。

11月29日二诊：服药3剂，脱肛转轻，一托即上，便中黏液消失，腹泻已愈，舌苔薄白，指纹不显，脉细。按上方去煨葛根，加升麻1 g，柴胡1.5 g，炒枳壳1.5 g。水煎服。

12月4日三诊：服药3剂，脱肛明显好转，偶有轻微脱出，移时可以自升，大便正常，胃纳颇佳。按二诊方继服，并拟外用方。五倍子15 g，焙研细末，每次便后，托敷肛门。

服药3剂后，痊愈，未复发。

【按语】脱肛，病在大肠，但与肺肾有关，《难经》说："出者为虚。"《张氏医通》说："肾虚则泄母气，肺热则大肠不收，故成脱肛。"大肠与肺相表里，肺脏蕴热则肛门闭，虚寒则肛门脱。小儿气血未壮，老人气血已衰，故多患此疾。吴老认为脱肛不外两端，一是气虚不能约束禁锢；一是蕴热，热则下迫脱出。虚者不痛不痒，热者每多绯赤肿痛。临床必须细审，随症治之。此例小儿脱肛，脉症合参，知其脾肺两虚，中气不足，而且里寒，所以选用补中益气合理中之法化裁，佐以葛根升麻、柴胡升举清阳，药尽8剂而获显效，最后外用五倍子粉，以收敛之，病告痊愈。同时，吴老对佐药的运用也一丝不苟，初诊时腹泻便中常带白色黏液，所以用葛根直走阳明，复诊时腹泻便黏消失，改用升麻、柴胡升举中气，恰中病情，宿恙悉除。

八、小儿便秘（1例）

病例：尹某，男，2岁，1963年8月20日初诊。

【**病史**】自从一年前肠粘连手术后，一直面色枯黄，身体消瘦，皮肤干燥，大便干结如栗，2～3日1次，小便可，手心热。

【**检查**】舌苔中白，尖边质红，手纹淡红细长。

【**辨证**】脾虚胃燥，津亏血少。

【**治则**】扶脾滋燥，益阴润肠。

【**方药**】拟麻仁丸加减。火麻仁3 g，炒杏仁2 g，沙参3 g，炒枳壳1 g，厚朴1 g，当归1.5 g，炒山药3 g，陈皮1 g，炒谷芽3 g。水煎服。

8月23日二诊：药后胃纳渐增，大便转润，唯夜间咳嗽少痰，舌苔中白厚，质红，手纹淡红细长，证属脾虽转好，然肺胃蕴热，失于清降。按上方去厚朴，加浙贝母4.5 g，炒知母3 g，枇杷叶3 g。并予散剂善后调养。火麻仁1.5 g，瓜蒌仁15 g，炒枳壳15 g，厚朴9 g，当归6 g，沙参15 g，炒山药15 g，白术12 g，陈皮9 g，炒神曲12 g，甘草6 g。共研细末，每次3分，早晚各1次，开水冲服。

服药后一切均好，精神亦佳。

【按语】小儿机体娇嫩，形气未足，稚阳未充，稚阴未长，况且大肠为多气多血之府，假若气虚则大肠传送无力，血虚津枯则不能滋润大肠，因而导致便秘。吴老分析本例肠粘连手术后便秘，属于化源不足，气血两虚。因小儿稚阴稚阳，易虚易实。易寒易热，应慎用大苦、大寒、大辛、大热及攻伐腻滞药，故选用麻仁丸润肠通便之意，去大黄苦寒，赤芍酸敛，以免伤正留滞，加当归养血润燥，沙参、炒山药益脾胃之阴，陈皮、炒谷芽调中和胃，配伍得宜，疗效显著。二诊去厚朴，加浙贝母、炒知母、枇杷叶清肺和胃，则咳嗽止，诸症除。由此可见，治疗小儿病应审证求因，详辨病机，用药配伍，轻少通灵，是为至要。

九、胁痛（1例）

病例：赖某，女，11岁，1960年12月14日初诊。

【病史】自今年2月份发现腹胀，胃脘痛，右胁痛拒按，疲劳，乏力，食欲不振，久治未愈，小便时黄，大便正常，西医检查肝大2 cm。

【检查】舌苔白厚，脉沉弦滑。

【辨证】肝郁脾虚，气滞食积。

【治则】疏肝理脾，行气散结。

【方药】拟香砂枳术汤加减。香附4.5 g，砂仁3 g，枳实4.5 g，白术6 g，半夏4.5 g，茯苓6 g，陈皮4.5 g，鸡内金4.5 g，白芍9 g，炒麦芽6 g。水煎服。

12月19日二诊：服药4剂，诸症均减，舌苔薄白，脉沉弦滑。按上方加片姜黄4.5 g，以行气通络。

服药9剂，诸症均愈。

【按语】胁痛与肝有关，因为肝脉布于两胁，《灵枢·五邪》篇说："邪在肝则两胁中痛。"肝主疏泄，气机郁结，肝失条达，络脉不通，可发胁痛。气滞日久，血络瘀阻，则痛拒按。《医林绳墨》说："胁痛之症，当左右分而治之，左胁痛者气与火也，右胁痛者痰与食也。"吴老对胁痛常按左肝右脾分别治疗。此例患者右胁疼痛拒按，当属气滞，而后痰结血凝，久治未愈。采用厥阴不治，求之阳明，肝病治脾之法，香砂枳术汤合二陈汤疏肝理脾，行气散结，服药10余剂，胁痛治愈。由此可见吴老治胁痛，并非专门选用止痛药物，也没用活血化瘀、攻坚破积之品，只用行气疏郁、和中健脾化痰等品取效。主要是因为气行则血行，痰化而结消，同时根据小儿的特点，肝常有余，脾常不足，采用实脾以制肝，既遵《金匮要略》之法，又能方随症变，如果徒用活血化瘀，攻坚破积，药过病所，反伤中气，病也难愈。

十、淋证（1例）

膀胱湿热

病例：丁某，女，11岁，1965年6月8日初诊。

【病史】尿频量多、尿道灼痛已多日，大便调，胃不思纳，午后乏力，夜卧不安，时有咬牙。尿液检测示尿蛋白（+），白细胞（+），脓细胞、红细胞各少许，西医诊断为“尿路感染”。

【检查】舌苔根部淡黄，脉沉缓滑。

【辨证】湿热下迫，气化不利，证属淋疾。

【治则】清热利湿。

【方药】拟导赤散合五淋散加减。地黄6 g，竹叶4.5 g，木通4.5 g，甘草3 g，炒栀子3 g，当归3 g，赤芍3 g，女贞子4.5 g，牛膝4.5 g。水煎服。

6月11日二诊：服药3剂，尿量增多，稍畅；仍灼痛，现口渴咽干痛，其他无变化，舌苔薄白，脉沉细缓滑，湿热上蒸则咽干痛，下迫膀胱则尿频灼痛。按上方去当归、牛膝、女贞子，加赤茯苓4.5 g，连翘6 g，桔梗4.5 g。水煎服。

6月15日三诊：服药3剂，尿灼痛止，咽痛已除，小便仍频，饮食可，晨起眼睑微肿，尿液检测蛋白正常，红细胞（+），脓细胞0～2，小圆细胞少许，舌苔淡黄腻，脉沉缓滑，湿热未除，阴虚未复，仍按初诊方去木通、竹叶、女贞子、牛膝、甘草，加赤茯苓4.5 g，知母3 g，黄柏3 g，六一散9 g。水煎服。

服药5剂，诸症消失，尿液检测结果正常。

【按语】湿热淋疾，病在下焦，《诸病源候论》载：“肾虚而膀胱热。”膀胱为水府，以通为用，湿热蕴结，气化不利，故小便频数短涩，滴沥灼痛，小腹拘急，常用清热利湿，是正治法，但诸脏腑气血密切相关。吴老认为，治淋宜用开郁行气、养血滋阴等法，方能收效。综观此例膀胱湿热（尿路感染），初用清热利尿剂、导赤五淋之法化裁，虽然稍有转机，但其疗效不够显著。因为湿热上蒸，口渴、咽痛，下迫膀胱，尿频灼痛，因此二诊方随症移，原方去当归、牛膝、女贞子，加赤茯苓、连翘、桔梗宣上清下，以清上焦气分之热，取效显著。三诊加知母、黄柏，坚清并用，以澄其源，诸症消失。吴老是参考元代人李东垣治淋之法，分在气、在血治之，渴与不渴辨之。如渴而小便不利，则热在上焦气分，宜淡渗以降肺火，以清膀胱之源。吴老法取李东垣，药因证用，既不拘于治淋之常法，也不泥于尿液检测的情况，谨守病机，通权达变，病乃痊愈。

十一、幼儿湿疹（1例）

病例：王某，男，40日，1964年12月17日初诊。

【病史】患儿面部起小米粒红点，作痒，渗水，两眉间较多，啼哭不休，烦躁，战抖，吐奶、吐舌，大便有奶瓣，小便一般，经医院确诊为幼儿湿疹。

【检查】舌苔白黏，质红，脉数，指纹暗紫红。

【辨证】脾胃失调，心经有热。

【治则】清热解毒，利湿消滞。

【方药】拟清热化湿汤加减。金银花1.5 g，连翘1 g，赤芍1 g，竹叶1 g，蝉蜕1 g，桔梗1 g，甘草1.2 g，灯心草1 g，炒麦芽1.5 g。水煎服。

服药3剂，湿疹全部消失，啼哭已止，大便转为正常。

【按语】现代医学幼儿湿疹，中医学称为胎赤。病因主要是脾胃不和，湿聚生热，热盛生风，发于皮肤所致。一般治疗应以清热解毒利湿为主。吴老认为，本病例患儿主要是哺乳不节，脾胃失调，心经有热，故方用竹叶、灯心草、甘草清心利湿，赤芍凉血散瘀，桔梗、蝉蜕散风止痒，金银花、连翘清热解毒，炒麦芽和胃消滞，药后而愈。可见，吴老立法用药，表里兼治，上焦如羽，非轻不举，中焦如衡，非平不安，药少量轻，疗效显著。

五官科

一、耳鸣（1例）

病例：冯某，男，52岁，1967年5月28日初诊。

【病史】两耳如蝉鸣已多日，头晕，口苦咽干，大便秘结，屡治未应，眠食尚可。

【检查】舌苔白厚，脉弦长有力。

【辨证】胆胃积热，气火上攻。

【治则】清胆和胃。

【方药】拟凉膈散加减。炒黄芩4.5 g，炒栀子4.5 g，连翘9 g，菊花9 g，知母9 g，天花粉9 g，石斛9 g，麦冬9 g，竹叶4.5 g。水煎服。

6月3日二诊：服药3剂，耳鸣大减，头晕咽干口苦消失，大便已通；唯小便短赤，口渴喜饮，舌苔转薄黄，脉沉弦，气火未平。仍按上方去炒黄芩、知母、竹叶，加黄柏4.5 g，竹茹9 g，陈皮4.5 g，炒谷芽4.5 g，木通4.5 g。水煎服。

服药3剂，耳聪渴止，小便清长。

【按语】肾开窍于耳，胆脉络耳，《黄帝内经》曰："一阳独啸少阳厥也。"啸即耳鸣，一阳为胆与三焦，脉皆络耳。《沈氏尊生书》曰："痰火上升，两耳蝉鸣。"风火痰气上攻，所以耳鸣，或如蝉噪，或如钟鼓，或如水激，不一而足。痰火升上者其鸣盛，须理痰清火，肾虚髓海不足者，其鸣微，宜益肾填精。吴老治疗耳鸣常常以此为辨。

此病例患者脉症合参，当属实证，所以拟用凉膈法化裁，加清热养阴以和肾胃，先清其中上二焦，以获症减，次清中下二焦，以澄其源，未出旬日，耳鸣已除，取效迅速，如响之应声。吴老师古人之法，而不拘于古人之方，理法明确，用药轻灵，气火清而真阴不伤，正气复而邪不留，稳健可法。

二、耳聋（2例）

1. 肾虚失聪（1例）

病例：谢某，男，36岁，1967年10月17日初诊。

【病史】久患头晕，继而耳鸣，渐成两耳不聪，病已6年。经各大医院检查，耳道鼓膜无病，最后确诊为神经性耳聋。经常失眠，善忘、头痛，心烦易怒，口苦咽干。腰酸腿软，小便频多。

【检查】舌苔白厚，脉沉弦数。

【辨证】肾阴亏虚，肝火上扰。

【治则】清热泻火以治其标，复元益阴再图其本。

【方药】拟清肝凉胆汤加减。当归9 g，酒龙胆4.5 g，柴胡3 g，炒白芍9 g，炒黄柏4.5 g，知母4.5 g，黄芩4.5 g，牛膝9 g，女贞子9 g，天花粉9 g，甘草3 g。水煎服。

10月25日二诊：服药5剂，听力显著增强，失眠健忘、烦急、尿频诸症均除，全身舒适，喜形于色，来函致谢，愿再乞方，以期巩固。再以大补阴丸加减，配合人参养荣丸交替服用。炒知母9 g，炒黄柏9 g，地黄9 g，龟甲胶12 g，沙蒺藜9 g，牛膝9 g，煅磁石9 g，女贞子9 g，石菖蒲6 g，枸杞子9 g。水煎服。

连服10余剂，恢复正常。

【按语】肾开窍于耳，胆寄窍于耳。临床常见耳聋，不外胆热肾虚两个方面。虚则补之，热则清之，是治疗常法。此例耳聋病已6年，屡治未应。吴老按肝之络会于耳中，胆、三焦之脉通于耳。肝胆之火，郁闭已久，下扰于肾，上盛下虚，虚寒并举，清热理气以治标，扶元益阴以治本。药用酒龙胆、柴胡、黄芩以清肝胆，知母、炒黄柏、牛膝、女贞子以滋补肾阴，当归、炒白芍养血和肝，法取泻火以存阴，坚阴以除热，竟获显效。最后以大补阴丸滋水涵木，加用通窍之品，阴中求阳，以扶少火，配合人参养荣汤培补后天，以收痊愈之功。说明治病求本，全凭审证。吴老遣方用药，考虑周详严谨，矢无虚发，而且稳健。

2. 耳聋（1例）

病例：王某，女，7岁，1965年1月22日初诊。

【病史】两耳不聪，左重右轻，头晕目涨，口苦心烦，已2月余，口唇疱疹，眠食尚可，大便调，小便黄热。

【检查】舌苔薄白微黄、质赤，脉沉弦滑。

【辨证】肝胆湿热上扰。

【治则】清利肝胆湿热。

【方药】拟龙胆泻肝汤加减。酒胆草1.5 g，当归4.5 g，木通4.5 g，炒知母3 g，石菖蒲0.9 g，甘草1.5 g，泽泻3 g，柴胡1.5 g，赤芍3 g。水煎服。

1月25日二诊：服药3剂，耳聋减轻，口唇疱疹消失，眠食均可，二便调，苔脉同前。按上方去木通、炒知母，加地黄3 g，炒车前子3 g。水煎服。

服药3剂，两耳已聪，诸症均除。

【按语】耳为肾窍，胆脉络耳，肾气充、胆气清则耳聪，肾气虚、胆火升则耳聋。耳聋多与胆肾有关，《伤寒论》中少阳病有耳聋，小柴胡汤和解少阳，耳聋可愈。至于老年肾虚耳聋法当滋肾，肝胆湿热上扰耳聋当清肝胆。《医林绳墨》说："肾虽开窍于耳，而耳之为病者，实系于手足少阳二经见症也。"《沈氏尊生书》说："左聋属足少阳之火，其源起于忿怒；右聋属足太阳之火，其源起于色欲，左右俱聋属足阳明之火，其原起于醇酒厚味，然三者之病，由于忿怒者更多，以肝胆之火易动也。"此病例为7岁幼女，两耳不聪，左重右轻，头晕目涨，口苦心烦，口唇疱疹。吴老参其脉症，知为肝胆湿热上扰，用龙胆泻肝法，先清少阳。初诊不用黄芩、栀子，是防其苦寒太过，影响脾胃，加炒知母、石菖蒲滋阴开窍，二诊去炒知母、木通，加地黄、炒车前子清滋兼利，护其稚阴未充、稚阳未长，祛邪不伤正，扶正不碍邪，因势利导，取效而愈。

三、鼻病（6例）

1. 鼻衄（3例）

病例1：张某，女，67岁，1967年2月19日初诊。

【病史】鼻衄经常发作，今连续2次大出血，心烦易怒，头晕，目眩，口鼻咽干，饮食一般。

【检查】舌苔黑黄有裂纹，脉沉弦数。

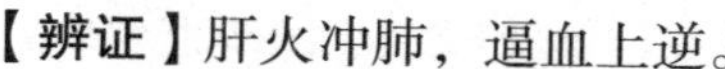

【辨证】肝火冲肺，逼血上逆。

【治则】清肝肃肺，滋阴降火，止血散瘀。

【方药】拟豢龙汤加减。石决明15 g，牡蛎9 g，夏枯草9 g，石斛9 g，麦冬9 g，白茅根15 g，黑芥穗1.5 g，牡丹皮6 g，茜草根9 g，玄参9 g，赤芍9 g，黑山栀4.5 g。水煎服。

2月22日二诊；服药3剂，鼻衄已止，鼻干不润，头晕目眩大减，舌苔淡黄，脉沉弦，余热未清。按上方去黑芥穗，加薄荷3 g。水煎服。

2月25日三诊：服药3剂，鼻衄未再发作，晨起鼻干涕黏，偶带血迹，余症渐平，舌苔薄白，脉沉弦缓。按二诊方去玄参、牡蛎、薄荷，加藕节炭9 g，牛膝9 g。水煎服。

服药3剂，痊愈。

病例2：宋某，女，70岁，1965年5月29日初诊。

【病史】患者于1965年5月22日晚观剧归来，突然头晕作痛，右鼻衄血如注，经中西医治疗，每日仍断续不止，至同月26日住院。西医检查血压170/96 mmHg，心率规则，A2呈金属性音调，鼻中隔右侧有出血点，如泉水样涌出，血小板计数130×10^9/L，出血时间30秒，凝血时间2分钟，血红蛋白95 g/L，红细胞计数3.6×10^{12}/L，白细胞计数8.5×10^9/L，中性粒细胞0.71，淋巴细胞0.27，嗜酸性粒细胞0.02。鼻衄、高血压病，给予降压灵、碘油纱布条及明胶海绵填塞法，仍断续不止，于5月29日邀诊。

昨夜连续衄血3次，血量较多，衄前右鼻颏跳动，衄后头面汗出，纳食正常，口干少饮，二便调，夜寐安，血压已降至142/90 mmHg，其他无所苦，面黄神清，起坐如常。

【检查】舌苔前剥，质红，有裂纹，后部薄白，脉沉弦数有力。

【辨证】肝阳偏亢，气动火升，循经上冲，伤及阳络，血行清道，而从鼻出。

【治则】清肝安冲，降气止血。

【方药】拟豢龙汤加减。羚羊角（冲服）1.5 g，牡蛎9 g，石斛9 g，北沙参9 g，麦冬9 g，牡丹皮6 g，荆芥炭3 g，茜草炭6 g，牛膝9 g，白茅根15 g，炒紫苏子6 g，赤芍6 g，童便（冲服）半杯。水煎服。

6月1日二诊：服药2剂，鼻衄已止，眠食如常，二便均调；仍面黄微虚，唇淡少泽，舌苔前剥，质红，有裂纹，后部薄白润，脉沉细弦缓。气火虽降。肝阳未平。按上方去羚羊角、炒紫苏子，加石决明15 g，夏枯草9 g。水煎服。

6月4日三诊：服药3剂，面虚已减，鼻干无涕，唇少泽，爪甲苍白，四肢串麻，其他无所苦，舌苔同前，脉沉细弱（西医检查：血压130/90 mmHg，血小板计数210×10^9/L，出血时间1分钟，凝血时间45秒，血红蛋白85 g/L，红细胞计数3.6×10^{12}/L，白细胞计数7.2×10^9/L，胆固醇226 mg%）。系衄后气阴大伤，营卫不和。治宜清平甘润，滋养气阴。归地养荣汤加减。当归6 g，地黄6 g，炒白芍6 g，北沙参9 g，玉竹15 g，丹参9 g，扁豆9 g，炒山药9 g，麦冬6 g，石斛9 g，枇杷叶9 g，炒谷芽6 g。水煎服。

服药5剂，面虚消失，唇淡转红，四肢微麻，可以步履行动，出院休养1年后，随访未再鼻衄。

病例3：潘某，女，42岁，1960年4月15日初诊。

【病史】近月常头晕，鼻中出血，曾跌倒撞破头皮，屡经治疗鼻血未愈。现头晕目眩，鼻塞口渴，恶心少食，失眠，精神不振。

【检查】舌苔黄厚，脉沉弦。

【辨证】肝郁化火，阳明热盛，上循其经，迫血妄行。

【治则】应先降冲泻火。因畏服汤药，用单方治之。

【方药】酒炒大黄45 g，共研细末，每服9 g，1日2次，白水送下。

4月23日二诊：服药后，鼻血已止，仍头晕目眩，不能左右顾盼，不能骑车，胃纳已佳，舌苔薄黄，脉同前。肝胃余热未清，给予当归龙荟丸，1日2次，每次1丸，连服6日。

4月29日三诊：头晕目眩大减，鼻衄未发，眠食均可，舌苔淡黄，脉弦缓。服药有效，按二诊方再服5日。

以后随访，痊愈。

【按语】鼻衄的病因病机历代医家各有阐述，一般认为鼻为肺窍，鼻根上接太阳经脉，鼻孔下夹阳明经脉，内通于肺，以司呼吸，与自然界大气相通，故宜通不宜塞，宜息不宜喘，宜出气不宜出血。太阳经外主皮毛，内合于肺。若太阳经表邪郁闭，肺气壅塞不得发越于外，迫邪上受，充斥清道，损伤脉络，血溢肺窍而为鼻衄，其症多有外感之鼻塞、头痛、寒热等表证，治宜泄肺清热。若肺火壅盛，肺阴被耗，血热妄行，上循肺窍而衄者，其症多有鼻干孔塞，头昏痛，气喘，治宜养阴清肺。阳明经主燥气，若饮酒过度，阳明热盛，或恣食肥甘，胃热熏蒸，或六淫之邪，上循其经，迫血妄行，而为鼻衄，其症多有鼻燥口臭，口渴引饮，烦躁，治宜清热凉血，润燥滋降。另外肝火偏旺，冲逆上扰，迫血妄行者，也不少见，其症多头痛眩晕，口干口苦，性急善怒，治宜清肝泻火。吴老指出，临床肝火犯肺而鼻衄者较为多见，豢龙汤能清肝肃肺，滋阴降火，化血散瘀，确有功效。方中羚羊角药价昂贵，可更换其他药物代替，若用于清镇，代以生石决明，若用于降气安冲，代以紫苏子。如病例1为肝火冲肺，逼血上行而鼻衄，吴老治以豢龙汤去羚羊角、沙参、牛膝、藕节，加石决明、黑山栀、赤芍、玄参清镇滋降，服药3剂，衄止症减，再服3剂而愈。病例2患者因活动突然头晕作痛，右鼻衄血如注，虽经中西医治疗未止，每当衄血前，右鼻頞跳动，衄后头面出汗，口干少饮。吴老认为阳明经络上交鼻頞，而冲脉上隶阳明，下连肝肾，今据其脉症，可知平素肝阳偏亢，一时气动火升，循经冲上，伤及阳络，血溢清道而鼻衄。前服中药凉血止血，为何不效？是因缺少降气安冲之药。遂以豢龙汤去薄荷炭、川贝母、藕节，加炒紫苏子降气安冲，赤芍敛阴和营，童便滋阴降火，药后衄止。终以归地养荣汤清平甘润，滋养气阴而痊愈。病例3系肝郁化火，阳明热盛，上循其经，迫血妄行。吴老只用酒大黄1味不是下胃中之气，而是降冲泻火，抑阳和阴，使气顺而血不逆，且无留邪之弊。后用当归芦荟丸是泻肝清胃，平其气火，安其冲脉，因而病愈。

由上可见，吴老治疗鼻衄，辨证察经，重在肝、肺、胃、冲，审因施治，用药灵活，不拘古方，因而疗效显著。

2. 鼻渊（1例）

病例：夏某，男，40岁，1964年1月9日初诊。

【病史】头晕痛，鼻塞，流黄稠涕，不闻香臭已年余，遇冷则剧，口干，二便调。

【检查】舌苔薄白，中有裂纹，脉沉滑。西医确诊为过敏性鼻炎。

【辨证】肺胃湿热久积，上蒸清窍，发为鼻渊。

【治则】先调肺胃。

【方药】拟清肺饮加减。沙参9 g，连翘9 g，炒栀子4.5 g，炒蔓荆子3 g，浙贝母9 g，竹茹9 g，陈皮4.5 g，桔梗6 g。水煎服。

1月13日二诊：服药4剂，头痛晕减，涕色白黄，便调，舌脉同前。按上方去陈皮、桔梗、沙参，加辛夷4.5 g，赤芍9 g，天冬6 g，石斛9 g，天花粉9 g，桑白皮4.5 g。水服。

2月4日三诊：连续服药20余剂，病情逐渐好转，头晕痛止，鼻息畅通，也知香臭，黄涕不多，胃纳不甘，舌苔薄白腻，脉沉滑。原方加调胃剂再服。辛夷6 g，白芷3 g，桑白皮9 g，连翘9 g，赤芍9 g，黄芩4.5 g，炒栀子4.5 g，神曲4.5 g，焦山楂炭4.5 g，竹茹9 g，通草4.5 g，薄荷1.5 g。水煎服。

2月10日四诊：服药5剂，诸症均愈。按三诊方去焦山楂炭、神曲、薄荷、通草，加藿香4.5 g，滑石9 g，天花粉9 g，甘草3 g。水煎服。嘱再服5剂，以巩固疗效。

【按语】过敏性鼻炎，属中医学鼻渊范畴。因鼻为肺窍，喜清而恶浊，清浊不分，则窍隙闭塞。鼻之为病，与肺有关，肺为华盖，肺朝百脉，十一脏腑失调，均可影响到肺。《黄帝内经》曰："胆移热于脑，则辛频鼻渊。"肺主气，鼻为呼吸之门户，外感六淫，首先犯肺，均使清道不利。此例鼻渊，脉症合参，吴老认为，肺胃湿热久积，上蒸清窍，先调肺胃，法取清降，以澄其源。继用辛夷消风散宣窍，佐以清气，服药30余剂，久病缓治收功。吴老对此病非常重视"肺为娇脏"，勿伤其气，用药轻灵，取"上焦如羽，非轻不举"之意，调其宣降，且不伤正，平淡之中，而收良效。

3. 鼻塞（2例）

病例1：岳某，女，12岁，1964年7月29日初诊。

【病史】鼻塞声重已2～3年，屡治未愈。头两侧痛，大便秘结，数日一行，胃纳尚可，夜眠亦佳，经检查除有慢性炎症外，别无所见，滴鼻剂用之无效。

【检查】舌苔薄白，脉沉细弦数。

【辨证】肺热上蒸清窍，肠气不调，传送失灵。

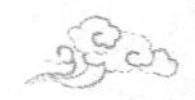

【治则】清热降气为法。

【方药】凉膈散加减。辛夷3 g，连翘9 g，炒栀子4.5 g，炒黄芩3 g，杏仁9 g，浙贝母9 g，知母6 g，赤芍9 g，薄荷4.5 g，枳壳4.5 g，火麻仁9 g，竹叶4.5 g。水煎服。

服药3剂，大便畅通，头痛亦减，鼻塞明显好转。按上方再服3剂。恢复正常。

【按语】鼻为肺窍，肺与大肠相表里。肺失肃降蕴热上蒸，清窍不利，所以鼻塞；下移大肠，传导不利，所以便秘；上扰清阳所以头痛。吴老法取凉膈散化裁，既清中上之蕴热，又助大肠之传导，上开下利，加辛夷通肺窍，药味精炼，剂量轻平，有治上焦如羽，非轻不举之意，数年沉疴，霍然而愈，说明脏腑相关，经络相通，指导临床，确有实际意义。患者2～3年来外用滴鼻剂疗效不够显著，因为只见局部、忽视整体。中医学的整体观念，从此病例的治疗中可以证实矣。上病下取，下病上取，因为有机整体，一气相通。

病例2：郭某，女，36岁，1965年11月26日初诊。

【病史】久患鼻塞无涕，不闻香臭，嚏时头痛，夜睡张口，口干咽燥，眠食尚可，大便偏干，西医诊断为过敏性鼻炎。

【检查】舌苔淡黄，脉缓平。

【辨证】肺胃蕴热，上蒸鼻窍。

【治则】辛凉清宣通窍。

【方药】拟辛夷清肺散加减。辛夷4.5 g，防风3 g，杏仁泥9 g，桑白皮9 g，连翘9 g，炒栀子4.5 g，赤芍9 g，竹叶4.5 g，炒枳壳4.5 g，通草3 g，白芷4.5 g。水煎服。

12月5日二诊：服药10剂，鼻塞大减，白天鼻息畅通，夜间半塞半开，可以闻到气味，但容易打喷嚏，大便正常，舌苔薄白，脉沉缓。肺窍虽通，余热未清。按上方去桑白皮、竹叶、炒枳壳、白芷，加黄芩4.5 g，竹茹9 g，桔梗3 g，陈皮4.5 g，甘草3 g。水煎服。

服药5剂，诸症均除。

【按语】鼻为肺窍，外邪犯肺，鼻塞不利，常兼喷嚏，清涕声重；内热上蒸，鼻塞无涕，甚者火郁清道，不闻香臭，鼻痈、鼻鼽、鼻渊、脑漏，往往由此而生。吴老认为鼻为肺气之门户，温邪上受首先犯肺，常从鼻道侵入，且足阳明胃经起于鼻，交頞中，若阳明热蒸侵害清道，也可致鼻病，因此鼻病多与肺胃有关。此病例患者久患鼻塞，西医诊断为过敏性鼻炎，虽然不闻香臭，但有喷嚏且无浊涕血水，知其不是鼻痈、鼻渊诸疾，所以不用苍耳子散、辛夷消风散、川芎茶调散等方，而取辛凉宣降肺胃法，竟获卓效，沉痼之疾得以痊愈。清代吴鞠通说："治上焦如羽，非轻不举。"吴老即师此法自拟辛夷清肺散加减，方药灵活，既畅其气，且清其热，凉血消风导邪外出，宿疾除而未反复，由此说明对于方药从症、不从病因之道，吴老有独特之奥。

四、喉痹（6例）

1. 湿热上蒸（2例）

病例1：田某，男，41岁，1962年4月4日初诊。

【病史】原有头晕、腰痛、失眠、健忘，口腔糜烂，咽部疼痛，咳嗽气急，病已年余，西医诊断为神经症、肺气肿、牙龈炎、咽炎。经中西药物治疗，有所好转，胃纳尚可，二便亦调。近数日来，咽痛复发，吞咽困难，两眼红丝满布，口苦咽干不欲饮，大便秘结，小便短赤，心烦少寐，再服西药疗效不显，改用中药治疗。

【检查】舌苔黄厚腻，质红，脉沉弦数。

【辨证】湿热上蒸。

【治则】清热泻火，利湿和中。

【方药】拟凉膈散加减。连翘9 g，炒栀子4.5 g，炒黄芩4.5 g，竹叶4.5 g，薄荷4.5 g，滑石9 g，甘草3 g，炒牛子4.5 g，桔梗4.5 g，赤芍9 g，酒大黄3 g。水煎服。

4月10日二诊：服药5剂，咽痛大减，吞咽无碍，目赤亦退，二便通利，唯觉肛门灼热痛，舌苔转薄黄，脉沉弦长，证属湿热下驶，法取因势利导，宣上清下。按上方去竹叶、薄荷、大黄，加牡丹皮6 g，炒枳壳4.5 g，玄参9 g。水煎服。

连服5剂，诸症均愈，随访半年，并未复发。

病例2：徐某，男，48岁，1966年5月18日初诊。

【病史】素有喉病，时发时愈，医院诊断为慢性喉头炎。近期发作，咽喉干燥，刺痛如灼，夜难入寐，妨碍饮食，口渴便干，中西药物双管齐下，治疗3～4

日不见好转，前来求治。

【检查】舌苔两旁深黄，质红，中剥，脉沉细数。

【辨证】脾胃两热，上蒸于喉。

【治则】清三焦，利咽喉，散结解毒。

【方药】拟凉膈散加减。炒栀子4.5 g，连翘9 g，薄荷2 g，桔梗6 g，甘草3 g，赤芍9 g，玄参9 g，石斛9 g，天花粉9 g，山豆根2 g。水煎服。

5月25日二诊：服药5剂，咽喉疼痛已好，大便转溏，腹中隐痛，舌苔灰黄，脉沉细滑，余热未清。按上方去赤芍、山豆根，加炒白芍9 g，炒扁豆9 g，芦根9 g。水煎服。

服药3剂，诸症痊愈。连续观察三个月，一直很好。

【按语】喉痹之名，是咽喉肿痛诸病之总称。痹者闭也，不通之义。有因外感，有因内伤。咽喉是肺胃之门户，风热邪毒从口鼻直袭咽喉，风寒伤及营卫，邪郁壅于咽喉，可发喉痹。内伤脏腑必耗气血，劳伤过度，损及肝脾，津血被耗，阴虚火炽，上蒸咽喉，亦发喉痹。一般外感喉痹发病快，病程短，多有外感症状；内伤喉痹先有脏腑不和，尔后咽喉肿痛，发病较慢，咽部干涩。吴老治以上二例喉痹的患者，虽然症状有所差异，但审其病机均属湿热上蒸所致，所以均拟凉膈散法加减化裁，以清中上二焦，获取显效。所不同者前例偏湿，所以药偏苦燥，后例偏燥，所以药偏凉润，议守病机，各司其属，药因证用，法随证转，机圆法活，稳妥取效。

2. 火热上干（3例）

病例1：张某，男，47岁，1966年5月11日初诊。

【病史】咽喉经常疼痛，近因外感，疼痛加重，而且干痒、口苦，大便干。

【检查】舌苔灰黑，质红，脉细数。

【辨证】肺胃两热，上壅咽喉。

【治则】清气散热。

【方药】拟凉膈散加减。桔梗6 g，甘草3 g，炒栀子4.5 g，连翘9 g，黄芩4.5 g，薄荷1 g，赤芍9 g，橘红4.5 g，炒牛蒡子4.5 g，石斛9 g，麦冬9 g，竹茹9 g。水煎服。

5月14日二诊：服药3剂，咽喉干痛作痒已止，舌苔中剥，边灰白，脉沉细。按上方去石斛、赤芍，加玄参9 g，滑石9 g。水煎服。并拟丸方常服。

丸药：连翘24 g，黄芩15 g，炒栀子15 g，赤芍15 g，薄荷12 g，玄参24 g，桔梗18 g，橘红18 g，半夏9 g，石斛15 g，炒牛蒡子12 g，滑石18 g，甘草15 g。共为细末，炼蜜为丸，如梧桐子大，早晚各服20丸，以善其后。

病例2：王某，女，34岁，1966年3月14日初诊。

【病史】口咽干，喉咙作痛，胸脘痞闷，渴欲饮水，大便干如羊屎，腹痛，胃纳呆少，口中乏津，舌伸不利，月经将届。

【检查】舌苔薄黄干，脉沉实有力。

【辨证】阳明实热，化燥伤津。

【治则】通腑泻热，润燥利咽。

【方药】拟养阴利咽汤加减。桔梗9 g，连翘9 g，炒栀子4.5 g，姜厚朴4.5 g，枳壳4.5 g，杏仁9 g，陈皮4.5 g，石斛9 g，火麻仁9 g，白芍9 g，天花粉9 g，甘草3 g。水煎服。

3月18日二诊：服药3剂，咽干痛止，口中津复，眠食均可，月经来潮，暂停药物。

病例3：彭某，女，9岁，1965年1月14日初诊。

【病史】咽喉红肿干痛，唇赤，但不发热，咳嗽，口苦咽干，心烦纳减，小便不利。

【检查】舌苔薄黄，脉沉弦。

【辨证】肺胃热升，上干咽喉。

【治则】清泻肺胃。

【方药】拟凉膈散加减。桔梗4.5 g，甘草3 g，连翘6 g，赤芍3 g，黄芩1.5 g，炒栀子4.5 g，杏仁泥3 g，薄荷0.9 g，竹叶3 g。水煎服。

服药3剂，咽喉痛止，诸症均除。

【按语】咽喉为肺胃之门户，《重楼玉钥》说："喉咙为息道，咽中下水

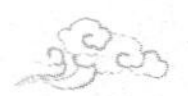

谷。”金代张从正说：“喉以候气，故喉气通于天；咽以咽物，故咽气通于地。”从经络分布来看，除足太阳膀胱经外，其余十一经皆通于咽喉，因此，脏腑诸病均可影响到咽喉，特别是火热上蒸，气血痰浊瘀阻，临床最为多见。吴老常用古人的说法“走马看咽喉”，形容咽喉疾病不容忽视。

以上三例咽喉痛的病例均属火热上干，吴老认为，病同症异，必须同病异治。病例1、病例3肺胃两热，同用加减凉膈散法，但兼症不同，佐药亦异。病例1兼见咽干痒，口苦，大便干，有伤津之势，故佐以麦冬、石斛、橘红、竹茹、炒牛蒡子等清润宣化；病例3兼见咳嗽心烦，小便不利，肺失宣降，故佐以杏仁泥、竹叶宣肺清利除烦。病例2阳明实热化燥伤津，法取清咽利膈通腑泻热以存津。吴老用药，治上不犯中，顾护中气，标本同治，药随症移，获取良效。

3. 阴津亏虚（1例）

病例：周某，男，46岁，1962年6月22日初诊。

【病史】咽部充血，后壁有颗粒状炎性肿物，外披黄白色黏液，病已2年。经西医确诊为慢性咽炎。咽干欲饮，甚则作痛，声音嘶哑，胃纳可，便溏尿黄。原有过敏性肠炎、肺气肿、支气管炎病史。

【检查】舌质红，脉沉细滑数。

【辨证】津液久伤，责在肺胃，病属喉痹。

【治则】滋阴清热利咽。

【方药】拟玄麦甘桔汤加味。玄参9 g，麦冬9 g，桔梗6 g，甘草3 g，天花粉9 g，牡丹皮4.5 g，浙贝母9 g，赤芍9 g，竹茹9 g，陈皮4.5 g，石斛9 g，炒山药9 g。水煎服。

6月26日二诊：服药3剂，咽中转润，仍觉疼痛，眠食及二便同前，舌苔未变，脉沉细滑。按上方去浙贝母，加川贝母9 g，牛蒡子3 g。水煎服。

6月29日三诊：服药3剂，咽痛好转，有痰易吐，味咸色黑，大便稀，舌苔白，质红，脉沉缓。按二诊方去牡丹皮、石斛，加川楝子4.5 g，炒谷芽6 g。水煎服。

7月2日四诊：又服药3剂，咽痛、黑痰味咸均消失，舌苔薄白，脉沉缓。再清热养阴，润喉利咽，调理善后。按三诊方去川楝子、谷芽，加地黄9 g，白芍9 g。

水煎服。

【按语】中医学喉痹，是咽喉肿痛诸病的总称，概括了现代医学急性咽炎、慢性咽炎、急性喉炎、慢性喉炎、急性扁桃体炎、慢性扁桃体炎、急性化脓性扁桃体炎、慢性化脓性扁桃体炎等。《素问·阴阳别论》曰："一阴一阳结，谓之喉痹。"一阴一阳者，是指少阴少阳藏君相二火而言。火者痰之本，痰者火之标。痰火上犯，津血被耗，壅结于咽喉，即发为喉痹。此例喉痹，脉症合参，吴老认为津液久伤，损及肝肾，虚火上炎，痰结肺胃，按阴虚喉痹治用玄麦甘桔汤加减，清热养阴，二诊加川贝母、牛蒡子化痰利咽，开合并用，服药9剂，2年喉痹竟收良效。吴老法用养阴而不滋腻，药取清凉而不过寒，佐以宣透而不伤津，正邪兼顾，疗效显著。

五、眼疾（10例）

1. 翳状胬肉（1例）

病例：王某，女，60岁，1962年5月7日初诊。

【病史】三个月来，左眼红肿疼痛，晨起多眵，瞳孔正中下方有翳状胬肉，如绿豆大，头痛便干，尿黄频数，两耳轰响，胃纳不甘，咽干不渴，易汗出。

【检查】舌苔薄黄腻，质红，脉沉弦长。

【辨证】肝肺热盛，湿浊上攻。

【治则】清肝泻肺。

【方药】还睛散加减。石决明24 g，赤芍9 g，木贼3 g，酒川芎1.5 g，桑白皮4.5 g，密蒙花9 g，草决明9 g，泽泻4.5 g，炒神曲4.5 g，当归9 g，酒胆草3 g。水煎服。

5月12日二诊：服药5剂，目赤消退，眼眵消失，头痛轻，胃纳少，恶心，大便仍干，小便黄减，耳鸣也轻，夜眠佳；仍出虚汗，舌苔转薄白，脉同前。按上方去桑白皮、当归，加荔枝核9 g，香附9 g。水煎服。

5月17日三诊：服药5剂，左眼已不红肿，翳状物渐薄，头痛、耳鸣均止，胃纳可；仍便干，自汗，舌苔薄白，脉沉弦。按二诊方去泽泻，加菊花9 g，蝉蜕3 g。水煎服。

5月22日四诊：服药5剂，左眼胬肉基本消失；胃中又感痞胀，头晕恶心，易汗，大便仍干，舌脉同前。肺实肝热已减，中焦湿热未清。拟凉膈散加减。连翘18 g，竹叶12 g，薄荷9 g，炒栀子9 g，炒黄芩9 g，清半夏18 g，陈皮9 g，菊花12 g，川芎6 g，蝉蜕6 g，香附18 g，姜厚朴12 g，炒枳壳12 g，火麻仁30 g。共研细末，神曲糊丸，如梧桐子大，早晚各服30丸。

药后诸症均愈。

【按语】翳状胬肉与胬肉攀睛不同。胬肉攀睛起自目眦血轮，而翳状胬肉只在风轮与气轮，重者也可掩盖水轮。胬肉攀睛多因心肺二经之风热壅盛，络脉瘀阻所致，临床常用泻心汤、金花丸、栀子胜奇散等，以清心肺二经之风热。翳状胬肉不连血轮，且无尖锋，多由中焦湿热上犯，肝热肺实所致，所以必须清肝泻肺，和中化湿。此例翳状胬肉，吴老根据左眼红肿多眵、便干、耳鸣、尿黄，口干不渴之症状，判断其胬肉病在风轮，波及气轮，尚未遮掩瞳神，知其中焦运化失调，肝热肺实，湿浊上攻，法取还睛散加减，标证消除，继用荔枝核、香附法取温通，但不助热，随症选用菊花、蝉蜕之清散，以获胬肉消失之效。最后治本，再以凉膈散化裁，清化湿热，而收痊愈之功。

由此可见，吴老治眼病，分经辨证，丝丝入扣，方药精纯，从容取效，用药不过15剂，代替了手术之割烙，深受病者欢迎。

2. 暴风客热（1例）

病例：朱某，女，18岁，1962年2月18日初诊。

【病史】外感风热，表邪已差，余热不尽，上攻于目，近3～4日来，两眼胞睑红肿羞明，眵泪多作痒，白睛暴赤，头痛恶心，纳食呆少，尿赤便干，两眼涩痛，入夜尤甚。

【检查】舌苔薄黄，脉弦数实。

【辨证】暴风客热。

【治则】轻清双解法。

【方药】拟羌活胜风汤加减。羌活3 g，赤芍9 g，蒺藜9 g，陈皮4.5 g，竹茹9 g，石决明12 g，清半夏6 g，炒车前子9 g，炒黄连1.5 g，蝉蜕3 g。水煎服。

2月22日二诊：服药3剂，两眼赤肿羞明眵泪、干涩疼痛均消失，食欲亦增，二便畅通，舌脉同前。按上方再服。

服药3剂，诸症均除。

【按语】白睛疾患，暴风客热，临床常见多因风热外袭，上攻于目，猝然而起。《审视瑶函》说："暴风客热忽然猖，脾胀头疼泪似汤，寒热往来多鼻塞，目中砂涩痛难当。"此例暴风客热，吴老脉症合参，赤肿羞明眵泪作痒，知属风热上攻无疑，必须疏散在上之风热，根据"郁热因势发之"之理，选用羌活胜风汤加减化裁，果然有效。法取疏风清热轻清双解，既与五轮八廓之说不悖，又从整体情况出发辛苦并用，表里两清，慎用寒凉，避其清热有余、疏风不足之弊，酌加和中渗利之品，以收祛湿之效。特别是目中砂涩疼痛，必有淤滞，吴老首选羌活以发散之，法取"其高者而越之"和"高巅之上，惟风可到"之旨，风行瘀开，每收卓效。确与一般用药方法不同。如果只看到"肝开窍于目"，风热上攻，误用龙胆泻肝法，病必不除。吴老治疗目疾确有独特得之奥。

3. 视瞻昏渺（1例）

病例：董某，女，34岁，1962年5月15日初诊。

【病史】双目视力昏蒙，右眼尤重，有如烟云笼罩，景物难分。右眼珠涨痛，外观端好，瞳孔正常，头鬓痛，大便干，心烦，口苦，咽干，胁痛，腰膝酸软，胃纳不香，经期后延，小便短赤。

【检查】舌苔薄白淡黄，脉沉弦涩。

【辨证】肝热上攻，肾水被耗，青盲证。

【治则】疏风清热，滋肾养肝。

【方药】拟泻肝散加减。菊花4.5 g，龙胆3 g，石决明18 g，羌活3 g，赤芍9 g，密蒙花9 g，车前子9 g，茺蔚子9 g，蒺藜9 g，枸杞子9 g，肉苁蓉9 g。水煎服。

5月24日二诊：服药9剂，眼珠未涨，头鬓仍痛，大便调，胁痛止，视昏同前，舌苔薄黄，脉同前。按上方去羌活，加沙参9 g，白芷3 g。水煎服。

6月4日三诊：服药6剂，头鬓痛减，视昏无变化，舌质淡红，苔灰白。脉沉细涩，表症已除，当从本治，改服下方。羊肝（竹刀去筋络）1具，黄连30 g，干地黄30 g，枸杞子30 g，茺蔚子30 g。共研细末，以羊肝捣合为小丸，每晚服40粒。

连服三料，两眼视力基本正常。

【按语】目为肝窍，全赖肾水滋养。气血虚损则目疾昏花。阴阳得其平则眸子睛明，阴阳失其和则睛光昏暗。《审视瑶函·识病辨症详明金玉赋》曰：“夫血化为真水，在脏腑而为津液，升于目而为膏汁，得之则真水足而光明，眼目无疾；失之则火邪盛而昏矇，翳障即生。是以肝胆亏弱目始病，脏腑火盛珠方痛……黑花茫茫肾气虚，冷泪纷纷肾精弱。”又曰：“血少神劳精气衰，则瞻视昏渺。”吴老治青盲，旨在肝肾。此病例患者，目珠涨痛，头鬓疼痛，知其肝热上攻，急则治标，方用泻肝散加减取效。视昏未复，缓则治本，改用黄连羊肝丸滋肾养肝，以明目，选用血肉有情之羊肝，以胜金石草木，以阴配阳，使精气上荣于目而神光再现，缓图而收功。吴老治眼病，病势进则祛邪务尽，当机立断，病势衰则从容扶正，稳妥收功，祛邪不伤正，扶正不碍邪。

4. 胬肉攀睛（1例）

病例：王某，女，50岁，1962年4月28日初诊。

【**病史**】左眼肿痛，视力模糊，自内眦角到黑睛胬肉，色兼白黄，头尖而薄，状如脂膏而韧，涩痒不适，两胁胀闷，胃纳欠佳，夜间少眠，过去有偏左头痛史。

【**检查**】舌苔中剥，舌尖赤，脉沉弦数。

【**辨证**】胬肉攀睛，风热上壅。

【**治则**】祛风清热养阴。

【**方药**】拟栀子胜奇散加减。石决明15 g，菊花4.5 g，蒺藜9 g，木贼草4.5 g，草决明9 g，炒栀子4.5 g，石斛9 g，桔梗4.5 g，陈皮3 g，密蒙花9 g。水煎服。

5月7日二诊：服药4剂，左眼肿痛已轻，胃纳欠佳，大便微溏，夜眠不安，头鬓胀痛，舌苔黄，中剥，脉沉弦，胬肉变化不大。按上方去草决明、炒栀子、陈皮，加川芎、羌活各3 g，车前子9 g，炒茺蔚子9 g，蝉蜕4.5 g，川芎1.5 g。水煎服。

5月17日三诊：服药6剂，头痛已止，胬肉变薄，涩痒已愈，胃纳尚少，舌脉同前。按二诊方加陈皮4.5 g，神曲4.5 g。水煎服。

自5月21日连续复诊6次，随症选用柏子仁、谷精草、天花粉、通草等品加减化裁，共服药25剂，经检查左眼胬肉完全消退，视力正常，眠食均佳，病告痊愈。

【按语】胬肉攀睛，病起两眦，多因心肺风热上壅或脾胃湿热蕴蒸所致。元代倪维德说："阴跷脉入鼽，属目内眦，合于太阳阳跷而上行。故阳跷受邪者，内眦即赤，生脉如缕，缕根生于胬肉，胬肉生黄赤脂，脂横侵黑睛，渐蚀神水，此阳跷为病之次第也。"倪氏认为胬肉病属奇经。清代黄庭镜提出胬肉分尖头、齐头两种。齐头浮于风轮易治，尖头深蚀神珠难治。吴老诊此胬肉攀睛，头尖而薄。按风热上壅，选用栀子胜奇散加减，祛风清热，初诊虽无显效，但治疗原则无误。二诊加用川芎、羌活，川芎直走太阳阳跷，佐以清热疏风等品而取卓效，治疗及时，控制得宜，使邪未侵瞳神，而逐渐消退。吴老对眼病的治疗造诣颇深，只用轻清上行之品数味便可代替手术。深受病者欢迎。

5. 椒疮（1例）

病例：李某，男，36岁，1961年8月16日初诊。

【病史】两眼睑内颗粒色赤而坚，摩擦疼痛，怕光，视力减退已1年多。今年三月出现全身无力，两胁痛，便溏纳呆，西医诊断为肝炎。近1个月来，心前区疼，心悸，经检查心脏正常。

【检查】舌苔薄白，脉沉细弦。

【辨证】肝脾湿热上攻，风毒内蕴。

【治则】先调肝脾。

【方药】丹栀逍遥散加减。当归9 g，炒白芍9 g，白术9 g，茯苓9 g，炒栀子4.5 g，牡丹皮4.5 g，柴胡3 g，桑白皮4.5 g，龙胆草3 g，枳壳4.5 g。水煎服。

8月19日二诊：服药3剂，平妥，眼病同前。按上方去桑白皮、龙胆，加木贼1.5 g，蒺藜9 g，炒茺蔚子9 g。水煎服。

8月22日三诊：服药4剂，两眼摩擦已减，疼痛消失，脘胀，舌苔淡黄，脉左关独大。按前方加减。石决明12 g，蒺藜9 g，炒茺蔚子9 g，草决明9 g，炒白芍9 g，砂仁3 g，炒神曲4.5 g，制香附9 g，泽泻4.5 g，陈皮4.5 g。水煎服。

8月26日四诊：服药4剂，两眼摩擦感大减，胃纳转好，脘胀消失，舌苔白厚而黄，脉沉弦细。按三诊方去泽泻、陈皮，加青皮4.5 g，柴胡4.5 g，炒麦芽4.5 g。水煎服。

8月31日五诊：服药5剂，两眼摩擦疼痛均愈，但视力未增，舌苔正常，脉缓平，肝胃已和。再议丸药调治。石斛夜光丸，每晚服1丸，以待视力恢复。

【按语】椒疮即是现代医学的沙眼，是常见的传染性眼病。多因肝脾湿热复感风毒壅滞胞睑而成。《审视瑶函》说："血滞脾家火，胞上起热疮，泪多并赤肿，沙擦最难当，或疼兼又痒，甚不便开张……胞间红瘰瘰，风热是椒疮。"吴老认为，此病最宜内清外散，胜于割治出血。必要时可用点药外治，缓图收功，此例椒疮久病，视力减退已一年余，脉症合参，知其肝脾湿热上攻，风毒内蕴，先调肝脾，以清风毒之渊薮，继用清散，以取速效，如果本末倒置，先散后清，风毒必不除，湿热也难化，吴老先用丹栀逍遥散以清肝脾，直捣风毒之巢穴，继用木贼、蒺藜、炒茺蔚子之清散，使风毒无处停留，只是用药先后不同，使一般常用之方药发挥了疗效，说明吴老独有见解。

6. 赤丝虬脉（1例）

病例：翟某，男，35岁，1964年1月23日初诊。

【病史】两眼白睛赤丝纵横满布，不痛不痒，自觉昏蒙，心慌气短，头昏少眠，胃纳反酸，二便调。

【检查】舌苔淡黄，脉沉，寸弱，关滑。

【辨证】肝热上扰，蕴伏血络，赤丝虬脉。

【治则】法宜清降。

【方药】退赤散加减。石决明15 g，菊花6 g，桑白皮9 g，桔梗6 g，郁金4.5 g，香附9 g，茯苓9 g，赤芍9 g，牡丹皮4.5 g，陈皮4.5 g，炒黄芩4.5 g，通草4.5 g。水煎服。

1月27日二诊：服药4剂，眼中赤丝无变化，心悸减，胃纳佳，夜寐欠佳，舌脉同前。按上方去香附、牡丹皮、黄芩，加丹参9 g，蝉蜕3 g，蒺藜9 g，竹茹9 g。水煎服。

2月1日三诊：服药5剂，赤丝消退，头部清爽，夜寐欠佳，饮食二便均正常，舌苔转薄白，脉沉缓滑。

按二诊方去郁金、通草、蒺藜、蝉蜕、丹参，加龙胆3 g，炒酸枣仁9 g，清半夏9 g，炒栀子4.5 g，枇杷叶9 g。水煎服。

服药6剂，诸症痊愈。

【按语】赤丝虬脉与赤脉传睛、暴风客热、天行赤眼有所不同，治疗也不一样。虽然都是白睛赤脉，但赤脉传睛必起子眦部。暴风客热为白睛赤壅胀痛，羞明，热泪，胞睑红肿。天行赤眼为白睛多赤，羞明流泪，痛痒交作，眵多黏结。赤丝虬脉为赤丝纵横，起自四周，绕在风轮，虬蟠卷曲，条缕分明，常无痛痒，若经久不愈，干涩昏蒙，赤脉伸展，形成血翳包睛，则为难治。吴老认为，此病是热郁血滞所致，必须凉散化瘀。如此例赤丝虬脉，两眼白睛赤丝纵横，不痛不痒，自觉昏蒙，参之脉症，知为肝热上扰，蕴伏血络，法宜清降。初诊佐以黄芩、桑白皮清肃上焦。二诊继用丹参，佐以赤芍活血化瘀，加蝉蜕、蒺藜清中兼散，减黄芩以避其寒凉凝滞，赤丝消退。三诊又用炒栀子、酒龙胆清热泄降，以防邪热复升，诸症获愈。此例可见，吴老用药步步为营，有条不紊，退赤之法与善后之方，加减进退，胸有成竹，因而疗效满意。

7. 枣花外障（1例）

病例：张某，女，31岁，1961年10月6日初诊。

【病史】右肋间痛，视力不佳，已两个月。经常头痛，口干，腰痛。西医检查，眼底正常，右眼角膜圆钱状浸润，波及瞳孔，左眼角膜散在薄翳。视力右眼0.1、左眼0.2，诊断为流行性角膜结膜炎。

【检查】舌苔薄白，脉沉缓。

【辨证】肝肾不足，血虚失荣，为枣花内障症。

【治则】养肝滋肾和血法。

【方药】拟羚羊角饮子加减。石决明15 g，蒺藜9 g，草决明9 g，密蒙花6 g，菟丝子9 g，当归9 g，桔梗3 g，天花粉9 g，石斛9 g，炒白芍9 g。水煎服。

10月11日二诊：服药5剂，视力好转，浸润渐退，头也清爽，左肋痛止，胃纳睡眠均佳，舌苔薄白，脉缓平。按上方去密蒙花、菟丝子、桔梗、天花粉、石斛、炒白芍，加菊花9 g，赤芍9 g，泽泻4.5 g，炒麦芽4.5 g。水煎服。嘱服6剂，若无变化，可以常服。

三个月后，云翳消失，视力好转，左眼0.2、右眼0.5。

【按语】中医各科，眼科最难。明代《审视瑶函》说："证候不明，愚人迷路，经络不明，盲子夜行。"五脏六腑之精皆上注于目，目疾虽微，但与五脏的

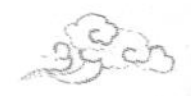

关系密切。吴老治目病，非常重视脏腑气血之虚实寒热，辨经络、查其本、审证候、求其因，既参古人之经验，又有自己的见解，临床解决了许多眼病。此例枣花外障一病，据《审视瑶函》说："枣花四围起，湿热脑中停，古称如锯齿，不必拘其形，生来多不觉，慢慢入风轮，燥暴并贪酒，劳瞻竭视睛，损伤年日久，干涩每昏疼，圈圆围已极，始悔不光明。"吴老认为，此例右眼角膜圆钱状浸润波及瞳孔，左眼角膜散在薄翳，视昏头痛，口干，腰痛，左肋间痛，知其病在肝肾，精血失荣，仿羚羊角饮子，以石决明代羚羊角（因其价昂），去熟地黄、黄芩，嫌其滋腻苦寒，改用草决明、密蒙花清润明目，虑细辛之过散，改用蒺藜，清散缓图，既师前人之法，又不泥于前人之方，药与证合，疗效满意。

枣花障一病，原属中医眼科传统的内障疾病。本例外障角膜云翳，其形与枣花完全相似，故名枣花外障。

8. 如银障（1例）

病例：古某，女，60岁，1961年10月9日初诊。

【病史】右眼微透光，左眼瞳孔青白可辨五指，眼科诊断为白内障。视力右眼0.1、左眼0.3，胃纳、二便均正常。

【检查】舌苔薄白，质红润，脉沉弦，尺寸沉弱。

【辨证】肾气不足，肝失所养。

【治则】益肾养肝。

【方药】石斛夜光丸法。石斛9 g，石决明9 g，炒白芍9 g，当归9 g，谷精草9 g，炒茺蔚子9 g，潼蒺藜9 g，炒菟丝子9 g，陈皮9 g，炒谷芽4.5 g。水煎服。另外，每日服石斛夜光丸1丸。

12月10日二诊：服汤药5剂，丸药2个月，翳障变薄透明，视力好转，右眼0.2、左眼0.5，胃纳很好，大便干，小便调，舌脉同前。仍服石斛夜光丸60粒，每日早晚各服1粒。

服药后，饮食起居可以自理。

【按语】如银障也称圆翳内障，现代医学叫白内障，是瞳孔中间出现白色翳障。病因为肝肾两亏，或脾失运化，精气不能上荣，以致视物昏蒙，日久瞳色变白，仅辨三光，甚则完全失明。金针拨法可以重见光明，内服药物也有疗效。吴老常以药物汤丸并用治疗此病。但必须审其新久，察其虚实，辨证施治。

此例白内障，右眼微透光，左眼仅辨五指，参其脉症，为肾气不足，肝失所养。法取滋肾养肝，配合石斛夜光丸常服，2个月视力好转，翳障透明，全身舒适，饮食起居可以自理。吴老认为，治此病虽然取效缓慢，有时可代替手术治疗，但是必须有方有守、假以时日、持之以恒，否则中途改方，往往前功尽弃，确属经验之谈。

9. 云雾移睛（1例）

病例：苗某，男，40岁，1960年6月3日初诊。

【病史】1949年患目疾，经手术治疗，愈后复发。最近眼涨，视物不清，有黑花相隔，如蚊蝇飞扬，左重右轻，二便正常。

【检查】舌苔薄白，脉沉弦数，两尺俱弱。

【辨证】肝盛肾亏，云雾移睛。

【治则】清肝滋肾。

【方药】拟杞菊地黄汤加减。熟地黄9 g，泽泻4.5 g，炒山药9 g，茯苓9 g，山茱萸9 g，牡丹皮4.5 g，枸杞子9 g，菊花9 g，潼蒺藜9 g，炒车前子9 g，石决明9 g，草决明9 g。水煎服。

6月7日二诊：服药3剂，无变化，仅觉口干。按上方去潼蒺藜、石决明、草决明，加麦冬9 g，五味子0.9 g。水煎服。

6月10日三诊：服药3剂，视力有进步，舌苔同前，脉转沉细弦。按二诊方加蕤仁9 g。水煎服。

6月21日四诊：又服10剂，眼涨消失，黑花仍有，舌脉同前。按三诊方加肉苁蓉9 g，覆盆子9 g。水煎服。

7月1日五诊：继服10剂，眼中黑花明显减退。余无不适，按四诊方加草决明9 g。水煎服。服10剂后，按此方另取5付，水糊为丸，如绿豆大，每晚服9 g。

10月6日六诊：服上药后，黑花消失，有时微感眼涨，仍按四诊方加羌活1.5 g，炒菟丝子9 g，夏枯草6 g。水煎服。

服药10剂，痊愈。一年后追访，未再复发。

【按语】云雾移睛一证，外观与正常人无异，唯病人自觉眼前有幻象飘动，多属肾阴不足，水不涵木，阳升风动，迫血外溢，瘀阻络脉，或痰湿内聚，痰热郁蒸，上害肝窍所致。吴老认为，肾虚是本，精血亏耗，不能养肝，所以眼前黑花浮动。按水能内鉴，火能外照之理，养神壮水，佐以清肝，缓图可愈。

此病例患者是飞蚊症，脉症合参，知其肾亏肝盛，拟用杞菊地黄汤加味，清肝滋肾，药后平和，经用麦冬、五味子，取麦味地黄之法而取效。最后佐以肉苁蓉、覆盆子、草决明等品，敛阴益阳以收功。该患者后期眼涨症状未消，吴老加用羌活、夏枯草，因为夏枯草清肝治脾虚睛痛、冷泪不止、羞明等症，羌活升举下焦之清阳，以定风旋赤痛。《眼科百问·药性赋》说："羌活治赤眼……夏枯草明目。"《审视瑶函》用羚羊羌活汤治眼见黑花蝇翅之原意，即在于此。吴老治眼病，深得古人之经验，而且有独到之处。

10. 能远怯近症（1例）

病例：王某，女，37岁，1960年5月3日初诊。

【病史】自1952年发现视力模糊，经西医诊断为"视神经萎缩"，近来1米内也看不清，但远处景物一般可见。月经量少。

【检查】舌苔薄白，脉沉细。

【辨证】阴精不足，责其无水。

【治则】养神壮水。

【方药】拟地芝丸加减。地黄60 g，天冬30 g，炒枳壳30 g，菊花30 g，女贞子30 g，菟丝子30 g。共研细末，神曲糊为丸，如梧桐子大，每晚服40丸。

6月10日二诊：服药一料，自觉视力较好，月经量也较前增多，舌苔正常，脉缓平。按上方加茺蔚子30 g。再配丸药。服法同前。

7月14日三诊：服药后，视力有进步，月经正常，舌脉同前。按二诊方加石决明24 g，谷精草24 g。再配丸药，制法、服法同前。

服药后，视力不论远近都比较清楚。

【按语】能远怯近症，远看比较清楚，近看模糊，虽与老年花眼有相似之处，但也有别。前人认为，此证是肾水亏耗，阴不足而阳过盛，阴被阳灼，光华不能敛集于近处，必须壮水之主，以制阳光。《审视瑶函》说："目能视远，责其有火；不能近视，责其无水。"吴老认为，近视乃火少，远视因水虚，水能内鉴，外暗内明，火能外照，内暗外明。根据此理，分别益火或壮水，从本治疗。

此例视神经萎缩，近视模糊，但远处景物一般可见。患者为37岁的女性，如果说是老年花眼，似嫌不妥。脉症合参，知其阴精不足，光华外散。经用地芝丸加味，养神壮水，未及半载，视力显著恢复。吴老根据阴阳刚柔之理，调整水火盛衰之疾，理法明，而且疗效优，使后学者有所遵循。

六、左耳门肿（1例）

病例：姜某，男，46岁，1962年1月17日初诊。

【病史】因迁延性肝炎休养。近2天左耳门上方突然红肿作痛。据西医检查为感染，注射青霉素无效。同时右胁下隐痛，动则气短，胸闷，夜眠不宁，胃纳不甘，饮水不多，大便秘，3日1次，小便调。

【检查】舌苔薄黄，质红润，脉左沉细弦缓，右濡细。

【辨证】肝胃不和，气郁生热，外感风邪。

【治则】急则治标，先疏风散结，清宣上焦。

【方药】取加减凉膈散之意。荆芥3 g，防风5 g，金银花9 g，连翘9 g，炒栀子4.5 g，竹叶4.5 g，桔梗4.5 g，甘草3 g，清半夏9 g，陈皮4.5 g，赤芍9 g。水煎服。

服药3剂，左耳前红肿消失。

【按语】左耳门上方红肿，现代医学认为系感染所致，中医学则认为诸阳经会于头面部，左耳门上方为少阳经循行之处，其红肿乃风热搏结少阳所致，治疗方面，应按《黄帝内经》“风淫所胜，平以辛凉，佐以苦甘”之旨，疏散风邪，发越郁热。吴老因此法取凉膈散之意，方用荆芥、防风疏散风热，金银花、连翘、炒栀子、赤芍解毒散结，清泄少阳，竹叶、桔梗开泄心胸之热，甘草缓其急迫，清半夏、陈皮辛开苦降，和胃调中，因其充阳明腑症，故弃芒硝、大黄之咸苦，以护胃气，避免伤正。由此可见，吴老治疗本病，理、法、方、药，丝丝入扣。

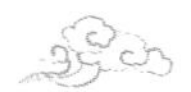

七、面颊痛（1例）

病例：孙某，男，48岁，1964年7月28日初诊。

【病史】自1956年即患面颊左侧痛，左颊车穴部位疼痛尤甚，经常阵阵发作，痛如锥刺，难忍欲哭。曾在济南各医院确诊为三叉神经痛，屡治无效，影响工作。近来病情加重，剧痛不已，不能张口，吃纳不便，痛时流泪，左上牙龈肿，右下牙龈痛甚，小便黄。

【检查】舌质红，披黄苔，有裂纹，脉沉细滑数。

【辨证】胆胃郁热，循经上炎，久病入络，伤阴耗血。

【治则】泻胆清胃，佐以滋阴降火。

【方药】拟胆胃凉润汤加减。酒龙胆3 g，炒栀子4.5 g，连翘9 g，竹叶4.5 g，赤芍9 g，炒知母9 g，玄参9 g，麦冬9 g，炒紫苏子3 g，枇杷叶9 g，陈皮4.5 g，甘草3 g。水煎服。

8月3日二诊：服药5剂，左侧面颊痛大为减轻，偶有隐痛，不再阵痛，口也能开，龈肿痛已止，舌苔黄减，仍有裂纹，脉同前，证属胆胃余热未清。再以前方加减，改为丸药常服，以期痊愈。玄参30 g，炒知母18 g，龙胆草15 g，赤芍15 g，青皮15 g，连翘25 g，当归15 g，天花粉15 g，黄芩15 g，怀牛膝15 g，炒紫苏子15 g，甘草12 g。共为细末，炼蜜为丸，如梧桐子大，早晚各服40丸。

随访，病员携丸药回原籍，服用丸药一料之后，病已痊愈，下地劳动，至今年余未再复发。

【按语】现代医学三叉神经痛，一般无明显的神经系统阳性体征，发作多呈间歇性、阵发性面部剧痛，疼痛部位限于三叉神经分布区内，很少有两侧同时受累者。发作时可伴有疼痛，侧面肌抽搐、流泪、流涕及流涎等，疼痛持续数秒或数分钟后自行缓解，每日可发作数次或数十次，重者夜间也可发作。一般治疗多用针灸、耳针、三叉神经封闭，严重者可考虑外科手术。在中医学中，按其证候类似面颊痛。根据经络学说，面部是诸阳经之会，三叉神经分布区是属于足少阳胆经、足阳明胃经经历之处，故凡胆火上炎、胃热上攻，或风热相搏，阻于经络，不通则痛。吴老分析本病例患者疼痛的部位在颊车穴，为辨证的关键。因此处是胆胃两经之分野，知其病机是胆胃郁热。循经上炎，久病入络，伤阴耗血，故取“热淫于内治以咸寒，佐以苦甘”之旨，“气有余便是火，降气则降火”之意，方中用炒紫苏子、枇杷叶降气泄热，合玄参咸寒沉降，治胃经火逆，酒龙胆、炒栀子、连翘清泻胆热，加麦冬、炒知母、天花粉滋阴降火，当归、赤芍养血和营，青皮、陈皮行气疏郁，竹叶、甘草导热下行，药后初效。二诊复加黄芩直折上焦郁火，怀牛膝引经达下，配丸药缓治，渐趋痊愈。由此可见，吴老审证求因，药因证用，既不用虫药搜剔，也不用风药疏散，竟以清滋之法，获得卓效，是其独到之处。

八、牙痛（4例）

病例1：张某，女，38岁，1966年2月6日初诊。

【**病史**】两侧牙龈萎缩、疼痛已年余，常有齿龈出脓，寒热俱作，心烦易怒，屡治未效。

【**检查**】舌苔薄白，脉沉弦。

【**辨证**】肾虚肝热，伤及胃络。

【**治则**】滋肾缓肝，清胃益阴。

【**方药**】玉女煎法化裁。玄参9 g，炒知母6 g，牛膝4.5 g，当归9 g，赤芍9 g，连翘9 g，石斛9 g，天花粉9 g，竹叶4.5 g。水煎服。

2月9日二诊：服药3剂，右侧牙痛已止，左侧未愈，并未出脓，亦无寒热，胃纳好，二便调，舌脉同前。仍按上方加龙胆3 g，醋青皮4.5 g。水煎服。

服药5剂，牙痛消失，长期未复发。

病例2：王某，女，44岁，1965年7月13日初诊。

【**病史**】左侧上下牙痛难忍，昼重夜轻，左侧腮颊浮肿，大便秘结，心烦少寐。

【**检查**】舌苔中黄，边赤，脉沉滑数。

【辨证】风热上扰，肝胃火升。

【治则】清热泻火，疏风散热。

【方药】拟消风散加减。荆芥3 g，防风4.5 g，赤芍9 g，酒龙胆4.5 g，当归4.5 g，连翘9 g，天花粉9 g，炒栀子4.5 g，杏仁9 g，炒知母9 g，青皮、陈皮各4.5 g。水煎服。

7月18日二诊：服药6剂，面颊肿胀已消，左牙疼痛已减；大便仍干，舌苔薄黄，脉沉滑数。按上方去杏仁、荆芥、防风，加川芎3 g，桔梗6 g，通草4.5 g。水煎服。

服药5剂，牙痛痊愈。

病例3：赵某，男，44岁，1965年6月15日初诊。

【病史】右侧上下牙痛，身重便干，胃纳呆少，尿频，口干不欲饮，少眠。

【检查】舌苔浮黄，脉沉缓弱。

【辨证】胃热脾湿，湿热中阻。

【治则】清热化湿，和中。

【方药】拟竹叶石膏汤加减。竹叶4.5 g，生石膏9 g，沙参9 g，清半夏6 g，当归9 g，川芎3 g，天花粉9 g，连翘9 g，枳壳4.5 g，炒山楂炭4.5 g。水煎服。

6月18日二诊：服药3剂，牙痛明显减轻，大便已调，尿频转好；但仍少眠，舌脉同前。按前方加减。沙参9 g，炒山药9 g，茯苓9 g，陈皮4.5 g，清半夏9 g，竹茹9 g，炒砂仁3 g，木香3 g，炒神曲4.5 g，炒麦芽4.5 g，甘草3 g。水煎服。

服药4剂，诸症均愈。

病例4：姜某，女，40岁，1964年10月10日初诊。

【病史】左侧牙痛，头面肿胀，牙龈有两个小脓疱，咽痛，左胁疼痛，眠食均可，月经正常，病已2年。

【检查】舌苔薄白黄，脉沉弦。

【辨证】肝胃积热，上攻牙宣溃脓。

【治则】疏风清热。

【方药】拟习用牙痛方加减。荆芥3 g，防风4.5 g，酒龙胆4.5 g，醋青皮4.5 g，赤芍9 g，连翘9 g，桔梗4.5 g，甘草3 g，竹叶4.5 g，炒栀子4.5 g，玄参9 g。水煎服。

10月13日二诊：服药3剂，脓肿消，牙痛止。按上方去荆芥、防风，加川牛膝9 g，当归9 g，地黄9 g。水煎服。

服药6剂，1个月后来诉，药后即痊愈。

【**按语**】肾主骨，齿为骨之余。虽然齿是后天所生之骨，但也与肾有关。龈为胃之络，胃属阳明，阳明主肌肉。因此牙痛一病，主要与肾胃有关。李时珍说"齿者肾之标，骨之余。"《证治准绳》又说："阳明实则齿坚牢，阳明虚则齿浮动。所以齿痛乃阳明经有风冷湿热之邪，乘虚而入，聚而为液为涎，与齿牙间之气血相搏击而痛也。"因而，肾衰则牙豁，精固则齿坚，液满则齿白，疳痒则齿蛀，胃火盛则齿肿，脾热盛则齿痛，肾水竭则齿枯，肾精虚则齿落。牙痛一病，临床常见，原因不同，表现各异，临证必须仔细辨之，如《医林绳墨》说："肾虚而牙痛者，其齿枯；阴虚而牙痛者，其齿涸；血虚而牙痛者，其齿痒；火热而牙痛者，其齿燥；虫蚀而牙痛者，其齿黑；风热而牙痛者，其齿肿……大抵暴病，宜乎清热驱风……久病多宜滋养血。"吴老治疗牙痛有独到的经验，他认为风痛多兼肿胀，火痛多不可忍，虫牙痛多时痛时止，虚性牙痛多隐缓，实性牙痛多剧烈，寒性牙痛多恶冷。如病例1为牙龈萎缩，久病阴虚，方用炒知母、玄参、石斛、天花粉养阴清热，牛膝益肾，归芍养血，二诊按左属肝胆，加醋青皮、龙胆滋中兼清而取效。病例2为风热上扰，肝胃火升，腮颊浮肿，方用荆芥、防风、连翘以疏风邪，按左属肝胆加栀子、酒龙胆以清热，当归、川芎、赤芍以养血，竟获风热除而肿胀消、阴血复而疼痛止。病例3为脾胃湿热中阻，身重、纳少，方用竹叶、生石膏利湿，以后清热，按右属脾胃加清半夏、陈皮、炒砂仁、炒山楂炭以和中化湿，当归川芎行血而痛愈。病例4为肝胃积热上攻，牙龈溃脓，按左属肝胆，方用炒栀子、酒龙胆清热泻火，加荆芥、防风、当归、赤芍凉血疏风，甘草、桔梗利咽而获愈。可见，吴老治疗牙痛是在继承前人经验的基础上，结合自己的临床实践施治，有丰富的经验。

九、口舌病（4例）

1. 黑舌（1例）

病例：刁某，男，54岁，1966年5月28日初诊。

【病史】舌病已2周，苔干黑呈条状，无津，舌尖有红点，口不知味，咽干，有时烦躁，大便干，右胁作痛。

【检查】舌苔黑干，脉沉细滑数。

【辨证】心胃积热，耗液伤津。

【治则】清热养阴。

【方药】拟导赤散加减。地黄9 g，竹叶4.5 g，甘草3 g，石斛9 g，天花粉9 g，连翘9 g，炒栀子4.5 g，麦冬9 g，炒枳壳3 g，知母6 g。水煎服。

5月3日二诊：服药3剂，药后良好，舌干减轻，苔黑已变为灰黄，稍有津液，口能知味，大便稍干，脉沉缓滑。按上方去竹叶、栀子、甘草、知母，加竹茹9 g，陈皮4.5 g，桔梗4.5 g，玄参9 g，乌梅4.5 g。水煎服。

6月3日三诊：服药3剂，舌上津复，苔已转灰白，眠食均可，脉沉缓。效不更方，继服。

服药3剂，痊愈。

【按语】舌为心之苗，又为脾之外候，脾和则知五味，心胃热结，舌苔干焦黑，为津液不足，所以《医林绳墨》说："生津之法在乎滋阴，阴精上行则火自降。"此例舌苔无津、干黑呈条状，口不知味，参之脉症，吴老认为系心胃积热，耗液伤津，法宜滋阴清热，舍增液承气而选导赤化裁，开其下行之路，先清其火，继用酸甘化阴，以复其津，竟获显效。

由此可见，吴老既不拘于一法，也不泥于一方，上病治下，下病治上，随机应变，灵活施治。

2. 舌疳（1例）

病例：安某，男，45岁，1962年9月6日初诊。

【病史】素有失眠、头晕、便溏、泄泻宿疾，遇烦劳、感寒、冷食必发。

1962年6月赴京开会，饮食不慎，曾犯腹泻，返济后即发现舌面左旁有一绿豆大的白珠突起，遂延医用内外兼治，日久不效，舌部白珠脱落，底面扩大。经耳鼻喉科会诊，疑为舌白斑病，收住院治疗。吴老于1962年9月6日应邀会诊。症见舌强灼痛，言语不便，纳谷化迟，口干欲饮，气短乏力，精神欠佳，面色赤，偶有失眠，小便黄热，大便溏灼，1日2～3次。

【**检查**】舌苔薄白，舌面左旁有黄豆大白点，中剥质红，裂横纹13条，脉两关沉数，寸尺较弱。

【**辨证**】素体阳虚，水火不济，脾虚失运，湿热蕴生，复因思劳伤脾，心营过耗，心火独亢，循经上行，结于舌部，发为舌疳。本病系本虚标实，燥湿并见。

【**治则**】应清心泻火，运脾理气。然湿宜苦温，燥宜甘润，法当兼顾。

【**方药**】拟芩连二陈汤加味。炒条芩9 g，炒黄连4.5 g，清半夏9 g，陈皮6 g，茯苓9 g，甘草3 g，霍石斛9 g，天花粉9 g，当归9 g，赤芍9 g，薄荷4.5 g。水煎服。

上方出入加减，治疗3个月余，舌软痛除，言语流利，大便成形，诸症减轻，舌部白点消失，底面缩小，裂纹减少。同年12月26日经西医耳鼻喉科、口腔科会诊检查：白斑消失，舌面上皮已长好，质软无溃疡。

12月31日外感发热，全身失和，愈后舌疳加重，底面扩大，中剥质绛，裂纹加深，舌强灼痛，咽干舌燥，脉沉细数。证属外邪虽解，内热未清。原方养阴清热之品，出入加减。炒黄芩9 g，黄连4.5 g，陈皮6 g，霍石斛9 g，天花粉9 g，当归9 g，赤芍9 g，地黄9 g，麦冬9 g，玄参9 g，甘草3 g，薄荷4.5 g。水煎服。

迭进前剂，诸症消失，舌面渐趋平复，至1963年3月头晕发作，目涨干涩，心烦不安，舌面尚无变化，脉沉弦有力。证属风阳上扰、郁火上炎。

用初诊方去茯苓、当归、薄荷，先后加石决明、天麻、龙胆、炒栀子等潜阳息风、清热泻火，不日而安。

1963年5月28日偶因饮食不节，胃脘胀痛，肠鸣腹泻，口干喜饮，纳呆化迟，舌疳转重，中剥质绛，底面扩大如黄豆大，裂纹深长，舌强灼痛，言语、咀嚼均感不便，脉滑数。证属饮食不节，传化失常，湿热内蒸，上行于舌。改以原方佐健脾和中之品，出入加减。炒黄连4.5 g，陈皮4.5 g，茯苓9 g，山药9 g，莲肉6 g，白芍9 g，香附9 g，炒砂仁4.5 g，霍石斛9 g，天花粉9 g，炒神曲4.5 g，甘草3 g。水煎服。

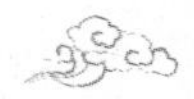

连服6剂，泄止痛除，饮食恢复，更换初诊方，舌渐恢复，至同年8月5日偶得外感，身痛发热，咽干鼻塞持续三日。更以清化方剂，邪解热退，唯头昏不爽，心烦不眠，舌疳变化，犹如既往，脉沉细弦数，证属心肾不足，胆虚热扰。改以龙牡温胆汤加减。龙齿9 g，牡蛎9 g，黄连4.5 g，清半夏4.5 g，陈皮4.5 g，茯苓9 g，竹茹9 g，麦冬9 g，霍山石斛9 g，百合9 g，紫苏叶1.5 g，甘草3 g。水煎服。

上方以珍珠母、炒酸枣仁、制远志等出入加减，6剂后诸症均退，眠食均安。改服初诊方，继续治疗，节饮食、慎起居，体力渐充，症状消失，舌部旧痕明显缩小，质软、色红、遗有裂纹2条，于1964年3月5日出院。后经随访已恢复工作。每遇过劳，稍有复发，再服原方旋即消失。

【按语】现代医学“舌白斑症”，似属于中医学“舌疳”范畴。如《中国医学大辞典》记载舌疳：“初如豆，次如菌，头大蒂小，疼痛红烂无皮，朝轻暮重……若失于调治，以致焮肿，突如泛莲，或有状如鸡冠、舌体短缩、不能伸舒、妨碍饮食言语……”就本病例临床所见，此可能为“舌疳”早期证候，未能做病理检查证实。舌疳生于舌本，因其形状如菌，故又称舌菌。舌为心之苗，脾脉系舌本，所以本病发生多与心脾两经有关。吴老认为本病例患者素体心肾不交，心火独亢，脾虚失运，湿热内生，若心脾积热，循经上行，结于舌本，则成舌疳。因其证表现本虚标实，燥湿并见，故立方用药必须兼顾，以免温则助热，寒则伤阳、滋阴助湿、燥湿伤阴之弊。吴老方用黄芩、黄连清热泻火，半夏、陈皮、茯苓健脾理气，畅和中焦，佐以石斛、天花粉润燥益阴，当归、赤芍养血和肝，薄荷辛散，可作舟楫，载药上行，直达病所，因而取得显著疗效。至于加减其他药味，当属各随病机，通权达变。另外，治疗期间多次因饮食不节，起居不慎，病情反复，可见加强护理、配合治疗非常重要。

3. 口糜（1例）

病例：迟某，男，32岁，1966年6月16日初诊。

【病史】口腔糜烂溃疡已年余，蔓延及唇舌，口无完肤，赤烂疼痛，妨碍语言、饮食，口涎频流，心烦少寐，小便短赤，大便偏干，屡用外治无效。

【检查】舌质红绛，苔黄厚腻，脉沉滑数。

【辨证】心脾积热，湿滞不化。

【治则】清热利湿。

【方药】拟导赤散合清胃散加减化裁。生石膏12 g，酒黄连1 g，地黄9 g，木通4.5 g，竹叶9 g，甘草3 g，当归9 g，连翘15 g，牡丹皮4.5 g，升麻1.5 g，桔梗6 g，莲子心6 g。水煎服。

外用西黄散，每次1.5 g，吹患处。

6月21日二诊：服药5剂，糜烂明显好转，疼痛消失，口涎已止，眠食均可，小便仍黄，大便干，舌赤，苔薄黄，伏热未尽，湿仍未化。再按上方去升麻，加知母4.5 g，炒栀子4.5 g。水煎服。

【按语】心脾开窍于舌口。心与小肠相表里，脾与小肠通气化，小肠湿浊不化，蕴而为热，上灼心脾，发于口舌浸淫糜烂。吴老选用导赤散合清胃散加减，清胃以除脾热，泻小肠以除心火，从本澄源而收热退湿化之效，方中苦辛并用，取其清散、甘淡并用，而达渗利，桔梗、升麻以走上，生石膏、甘草以走中，木通，竹叶以走下，三焦同治，湿去而热无所附。古人云："治湿不利小便非其治也，治湿不行三焦亦非其治也。"吴老治湿法取三焦，有其独到之处，也正是一般容易忽略之处。

4. 唇风（1例）

病例：李某，女，33岁，1961年9月1日初诊。

【病史】唇肿干裂疼痛，心悸胸闷，头痛目涩，二便调，月经正常。

【检查】舌苔黄，脉弦缓。

【辨证】肝脾失调，风热相搏。

【治则】先养血疏风清热。

【方药】拟三物汤加味。当归9 g，地黄9 g，赤芍9 g，石决明12 g，天麻4.5 g，蒺藜9 g，旋覆花9 g，郁金3 g，炒栀子4.5 g，香附9 g，白薇4.5 g。水煎服。

9月4日二诊：服药3剂，唇肿已消，仍干裂，头痛止，舌苔薄白，脉缓，风热已减，再和肝脾。按上方去石决明、蒺藜、旋覆花、白薇、天麻、郁金，加珍珠母12 g，炒酸枣仁9 g，牡丹皮4.5 g，茯苓9 g，陈皮4.5 g。水煎服。

9月7日三诊，服药3剂，唇肿未再发，但仍觉干，其他如常，苔脉正常。按二诊方加半夏9 g，白茅根12 g。水煎服。

服药6剂，一切正常。

【按语】脾开窍于口，其华在唇。风热上扰，唇多肿痛，常用双解通圣散有效。吴老认为，唇肿多因风火，但不可过用苦寒直折，必须清散，因为《黄帝内经》说“火郁发之”。此病例患者唇肿干裂疼痛，吴老按其风热化燥，法取三物养血，佐以疏风清热以治其标，药获初效。唇肿消退之后，再和脾胃，缓则治本，以期水精四布五经并行。

由此观之，吴老独取养血息风，佐以清散，按其标本缓急，遣方用药，既有原则，而又灵活。

十、窍痒症（1例）

病例：齐某，男，48岁，1964年8月25日初诊。

【病史】久苦耳目口鼻等窍作痒，甚则面部也痒，右胁内也痒，恶风畏光，否则痒重，并有头晕、头痛，耳鸣，嗜睡，饮食减少，食冷脘痛即解溏便，里急后重，屡治不愈。

【检查】舌苔灰白质淡有纹，脉沉细无力。

【辨证】脾肾两弱，肝肺失养，营卫不足，血燥风痒。

【治则】益气养血，润燥止痒。

【方药】拟滋燥养荣汤合生脉散、封髓丹加减。生地黄、熟地黄各6 g，当归9 g，白芍9 g，秦艽9 g，甘草3 g，党参6 g，麦冬9 g，五味子3 g，茯苓9 g，炒山药9 g，黄柏4.5 g，砂仁4.5 g。水煎服。

10月27日来信述：上方连服30余剂，窍痒大减，诸症也轻，要求丸药常服。

丸药方：生地黄、熟地黄各15 g，当归24 g，白芍18 g，秦艽18 g，甘草12 g，党参24 g，麦冬18 g，五味子12 g，茯苓18 g，炒山药18 g，黄柏12 g，砂仁12 g，菟丝子18 g。共为细末，炼蜜为丸，如梧桐子大，早晚各服20丸。

以后随访，痊愈。

【按语】窍痒症，临床少见，属中医学血燥范围。心主血，血化生精。若精血内夺，则燥从风生。《黄帝内经》说：“诸痛痒疮，皆属于心。”故燥在血脉，多见风痒，治疗应滋燥养营，忌用风药。吴老认为，本病例患者虽有耳目口鼻作痒，甚则面部、右胁内也痒、头晕痛、耳鸣等精血久虚血燥风痒之症，但兼见饮食减少，食冷脘痛便溏，恶风喜暗，舌淡，脉沉细无力等脾不健运，阳虚卫弱之候。头为诸阳经之会，风邪伤正，故诸窍及面遇风、光痒加重，用药应营卫气血兼顾。方用生地黄、熟地黄、当归、白芍、甘草、秦艽养营润燥，党参、麦冬、五味子益气固卫，滋液生津，茯苓、炒山药、砂仁、黄柏培脾坚肾，共奏益气养血、和营固卫之效。由此可见，“气为血帅，血随气行”“有形之血，生于无形之气”，确有道理。

皮肤科

一、脱发（2例）

病例1：李某，男，51岁，1965年6月1日初诊。

【**病史**】两个月前，头皮作痒，搔之脱发，眉须稀疏，略有脱落，血压偏高，头眩晕，目干涩，夜眠不宁，咽干喜饮，大便干燥，经多方治疗效果不显。面色褐赤，形体健壮，声音洪亮。发呈花斑脱落，眉须稀少。

【**辨证**】阴虚阳亢，精血不足。

【**治则**】滋阴和阳，凉血润燥。

【**方药**】拟三物汤合柏莲丸加味。地黄9 g，当归9 g，赤芍9 g，玄参9 g，炒知母9 g，天花粉9 g，菊花9 g，牛膝9 g，连翘9 g。水煎服。

丸药方：侧柏叶60 g，当归30 g，墨旱莲 30 g，天花粉30 g，玄参15 g。共为细末，炼蜜为丸，如梧桐子大，早晚各服20丸。

7月9日二诊：服药月余，头皮痒减，发生大半，呈斑点分布，色黑白相兼，最初脱痕尚未生发，眩晕消失，夜眠甚佳，饮水也少，舌脉同前，按上丸药方去天花粉，加何首乌30 g。共研细末，水糊为丸，如绿豆大。早晚各服6 g。

药后良好，发眉丛生，继续巩固。

病例2：谭某，男，34岁，1962年9月15日初诊。

【**病史**】1957年得慢性肝炎。1961年7月13日始头部点状脱发，逐渐扩大，甚至眉须及阴毛全部脱落，作痒畏冷，经医院诊治稍有效果。现头发甚少，眉须缺如，夜卧多梦，惊悸不安，自胸腹至臀部有白斑作痒，饮食、二便均正常，面色褐黄。

【**检查**】舌苔淡黄裂纹，质边赤，脉沉细弦长。

【**辨证**】肝肾不足，冲任失养，血虚风热，皮毛不荣。

【**治则**】滋补肝肾，荣养毛发，疏风清热，除斑止痒。

【方药】拟加减首乌散化裁。丹参30 g，肥玉竹30 g，地黄30 g，何首乌30 g，石菖蒲15 g，苦参18 g，蔓荆子12 g，荆芥穗12 g，威灵仙24 g，菊花30 g，山茱萸15 g。共为细末，炼蜜为丸，如梧桐子大。早晚各服20丸。

10月29日二诊：连服药丸二料，头发满生，眉须渐复，夜眠转好，饮食如常，白斑未退，舌苔薄黄，脉沉细涩。按上方去菊花、蔓荆子、苦参，加巴戟肉24 g，阿胶15 g，侧柏叶15 g。共为细末，神曲糊为丸，如梧桐子大。早晚各服20丸。

服药后，毛发重生，余症也平，白斑渐退。1963年3月16日追访，已如常人。

【按语】脱发症，临床常见有呈圆形斑点而脱者，也有由头痒屑多，大片稀疏渐至光秃者，现代医学皮科称为斑秃、脂溢性脱发。中医学认为，毛发荣悴与肝肾冲任盛衰关系密切。冲任二脉下连肝肾，上隶胃心，毛发生长，有赖于精血足，冲任脉盛。若肝肾不足，精血虚少，冲任脉衰，毛发失荣，则易脱落而不生。故吴老治疗圆形脱发，用滋补肝肾，以养冲任，并佐以凉润，而治疗头痒屑多、毛发稀疏渐至光秃者，用内外兼治，内用滋阴凉血，益肾润燥，外用疏散风热，去屑止痒洗剂，获取良效。病例1为阴虚阳亢，为精血不足所得，吴老滋阴和阳、凉血润燥用汤剂，滋肝肾养冲任用丸剂，如此汤丸并进，发眉复生。病例2系肝肾不足、冲任失养、血虚风热、皮毛不荣，导致毛发脱落、白斑作痒，吴老以滋补肝肾、荣养毛发、疏风清热、除斑止痒功效的方剂，配丸药常服，久病缓治取效。

从上可见，吴老治疗本病，理法虽取源于古人，但立方用药却别有见解。侧柏叶、墨旱莲、何首乌、玄参等，药走奇经以养冲任，上荣毛发，实践证明，用之治疗脱发，确有疗效。

二、头皮作痒（1例）

病例：郝某，男，44岁，1964年10月5日初诊。

【病史】2个月前，因工作紧张左侧偏头痛，继而引起头顶压痛，后脑及颈项起红疹作痒，反复发作，西医检查无异常发现。现头顶压痛，昏沉不清，视物头痛，目珠涨痛欲坠，夜卧不安，心烦燥热，疲劳乏力，胃纳正常，口苦咽干，口干欲饮，二便调。

【检查】舌苔薄白，脉沉弦。

【辨证】肝火上炎，兼太阳风热。

【治则】凉肝泻火，疏散风热。

【方药】拟桑芎散加减。桑叶9 g，菊花9 g，赤芍9 g，川芎3 g，炒栀子4.5 g，黄芩4.5 g，天花粉6 g，陈皮3 g，连翘9 g，茯苓9 g，竹叶4.5 g，桔梗6 g，防风3 g。水煎服。

10月10日二诊：服药6剂，诸症均减，唯午后头部不爽，舌脉同前。按上方去桔梗，加炒枳壳4.5 g。水煎服。

服药5剂。头部已爽，按二诊方去赤芍，加焦山楂炭4.5 g，嘱常服。

经随访，已康复。

【按语】头皮起疹作痒，临床比较少见，中医书籍少有论述记载，一般多以病变部位、性质，辨证察经，立法用药。诸阳经络上会于头面，厥阴肝经上额，连目系，与督脉交会于巅。若风热上攻，肝火上炎，胆热上逆，血虚不荣，湿热熏蒸，涉及诸经，皆可致病。治疗应分别选用疏风清热，凉肝泻火，清胆泄热，滋燥养营，清化湿热等。吴老认为，本病例患者症见肝火上炎，兼有太阳经风热，法应同治，疏风清热，药宜清轻升散，凉肝泻火，应取苦寒泄降。故方用桑叶、菊花、川芎、赤芍、连翘、竹叶疏散风热，黄芩、炒栀子苦寒泻火，桔梗、陈皮调和升降，如此上下分消，风平火熄，邪退病愈。

由此可见，吴老辨证用药，因人、因症灵活机动，有其特长，方虽平淡，药剂不重，但疗效显著。

三、瘖瘟（2例）

病例1：刘某，女，20岁，1957年10月15日初诊。

【病史】平素胃壮能食，近几日突然全身起皮片，色红隆起，作痒，时有腹痛，曾请医治疗，药后皮片扩散更多，奇痒。遇热加重，影响饮食、睡眠。现皮片融合，面部及四肢浮肿，尤以眼睑为甚。腹痛，烦躁不安，大便秘结，2日未行，小便短赤。

【检查】舌红苔白厚，脉浮滑稍数。

【辨证】阳明积热于内，风热外侵皮毛，表里不和，而发瘔瘤。

【治则】宣散风热，解肌清胃，润燥降浊。

【方药】拟凉血消风散加减。荆芥3 g，防风3 g，蝉蜕4.5 g，炒牛蒡子4.5 g，地黄9 g，当归9 g，赤芍9 g，牡丹皮4.5 g，生石膏9 g，苦参9 g，火麻仁9 g，竹叶4.5 g。水煎服。

服药1剂，症退而愈。

病例2：李某，男，8岁，1962年2月22日初诊。

【病史】春节期间发热起荨麻疹，初色红转淡，作痒不已。后烧退，自汗，皮疹散在，右肩臂及两腿沉痛，大便溏薄，1日3～4次，尿黄，胃纳尚好。

【检查】舌尖红，苔薄白，脉沉缓滑。

【辨证】脾失健运，阳虚卫弱，风寒外束，营卫失和。

【治则】温运脾阳，调和营卫。拟三白汤合桂枝汤加味。

【方药】白术5 g，茯苓5 g，白芍5 g，桂枝2 g，甘草1.5 g，陈皮3 g，桑寄生3 g，炒神曲3 g，生姜3片，大枣2个。水煎服。

2月26日二诊：服药4剂，荨麻疹已消，诸症尽除，效不更方，继服3剂，巩固疗效。

【按语】瘔瘤是一种常见皮肤病，俗称“皮片”，现代医学称为“荨麻疹”，是以皮肤上发疹，形如麻疹或大如豆瓣成块、成片，遇风易发而定名。又因时隐时现，所以又名“瘾疹”。临床分急、慢性两种。急性者1～2周可愈，慢性者可反复发作数月至数年。病因多由体虚外感风热、风寒之邪，或因胃肠有实热，又复感外邪，使表里不和，郁于皮毛腠理之间所致，或因体质差异，吃鱼、虾等食物过敏，或肠内有寄生虫，也易发病。一般风热者多见疹块色赤，遇热则剧痒，舌质红，苔薄黄，脉浮数，治宜散风清热利湿；风寒者，多见疹块色白，剧痒，恶风怕冷，得热则轻，舌苔薄白，脉浮紧，治宜祛风散寒，调和营卫；胃肠有实热者，多见发热，瘙痒、脘腹痛，小便赤热，大便秘结，或热迫泄泻，灼肛、便黑，舌苔黄燥，或黄白厚腻，脉滑数有力，治宜祛风解表，清泄里热。吴老认为，卫气行于皮表，为肺之所主，营气行于脉中，为心之所主。胃肠属阳明，为多气多血之腑，若人之营卫失调，风热侵犯皮表则风伤肺卫皮肤作痒。热伤营血，瘔瘰色红，遇热加剧，治宜疏风、清热、凉血；若素体肺虚卫弱，腠理不密，风寒袭表，营卫不和，则瘔瘰色白，恶风、怕冷，治宜温经散寒，调和营卫，或益气固表；若伤饮食，热积阳明，脏腑气血失调，由内致发，则瘔瘰色红，片大痒剧，脘腹痛，小便赤热，大便干燥，或热迫泄泻，灼肛，便黑，治宜祛风凉血，清泄里热。病例1为阳明积热，复感风热，因表里不和而发瘔瘰。吴老用荆芥、防风、蝉蜕、炒牛蒡子、竹叶宣散风热，生石膏解肌清胃，地黄、当归、赤芍、牡丹皮凉血活血，火麻仁润燥通便，药证相符，一剂而愈。病例2瘔瘰发病于春节期间，先内伤饮食，后外感风寒，经治疗而未愈，是因脾胃未调，中气不应，营卫失和所致。吴老认为脾主运化，生中气而统血，贯注四旁，输运上下，为胃行其津液，而主一身之营卫。若脾能健运，则中气立，而营卫不失其和，诸症悉平。今观本例证候，可知其病因病机之所在，故以三白汤加陈皮温胃健脾，桂枝汤调和营卫，加桑寄生通络祛湿，炒神曲化食消积，药尽6剂而愈。

可见吴老辨证有法，用药得宜，故可获得良效，否则不加辨证，执方就病，则难中病取效。

四、卫虚身痒（1例）

病例：宋某，男，78岁，1965年4月29日初诊。

【病史】高年肢麻，右重左轻，活动不灵，但衣食尚可自理，近来发现全身作痒，易汗恶风，但无疹瘔，胃不欲纳，清涕频流，夜间少眠。二便常调。

【检查】舌苔灰黄润，脉浮缓。

【辨证】气血不足，卫虚身痒。

【治则】益气养血，和中固卫。

【方药】拟归芍四君汤加味。沙参12 g，白术9 g，茯苓9 g，甘草3 g，五味子3 g，麦冬3 g，当归9 g，白芍9 g，焦山楂炭4.5 g，神曲4.5 g，炒僵蚕6 g。水煎服。

5月12日二诊：服药5剂，身痒顿减，右腿筋挛，肢冷，大便干，清涕已少，舌苔灰黄厚，脉缓弱，气血未复。按上方去甘草、五味子、麦冬、焦山楂炭、神曲、僵蚕，加清半夏9 g，陈皮4.5 g，黄芩4.5 g，香附4.5 g，肉苁蓉9 g。水煎服。

6月4日三诊：服药9剂，身痒已除，自汗恶风，右臂筋急，活动不便、胃纳均好转，舌苔白厚腻，脉缓弱，法宜固卫止汗，养血舒筋。再拟玉屏风散加减。黄芪12 g，白术9 g，防风3 g，当归9 g，白芍9 g，牡蛎9 g，清半夏9 g，茯苓9 g，陈皮4.5 g，党参6 g，姜厚朴4.5 g，甘草3 g。水煎服。

【按语】营行脉中，卫行脉外，卫气却御诸邪，捍卫诸部。《素问·痹论》曰："卫者，水谷之悍气也，其气慓疾滑利，不能入于脉也，故循皮肤之中，分肉之间，熏于肓膜，散于胸腹。"卫气之循行，昼行于阳，夜行于阴，一日一夜五十周于身。《灵枢·本脏》曰："卫气者，所以温分肉，充皮肤，肥腠理，司关合者也。"卫气不和则汗出恶风或身痒。由于卫气虚衰，腠理不固，风邪易入，浮游于皮肤之间，故浑身燥痒不息，此即无风不痒也。《灵枢·刺节真邪》曰："……虚则寒。搏于皮肤之间，其气外发，腠理开，毫毛摇。气往来行，则为痒。"此病例患者卫虚身痒，易汗恶风，脉浮，吴老法取归芍六君益气养血，以取止痒之效，原因何在？盖营卫之生成，皆源于水谷，虽然营出中焦，卫出下焦，如果化源断绝，而营卫之虚，势必难复。此例卫虚，已登高龄，阳衰于上，肾衰于下，全赖后天水谷之滋养。吴老取法于中，益气养血，独有见地。如果肆用风药止痒，必然重耗其阴，卫亦难复。药用六君益气和中，归芍养血，看起来似乎消极，其实发挥了积极作用，超出了一般疏风镇静止痒诸方，缓用取效。身痒除后，自汗恶风未止，再用玉屏风散加味。说明治病必须权衡正气之盛衰，正不虚者，旨在祛邪，正气大虚，扶正为先，因人制宜十分重要，如果操之过急，往往事与愿违，欲速则不达，必须阴阳在握，运巧在心，才能事半功倍。

五、疠疡风（1例）

病例：张某，女，39岁，1960年3月9日初诊。

【病史】产后5个月前胸、后背、两胁及腰、髋、臀股部出现散在棕灰兼暗紫色圆圈，如铜钱大，难以数计，不痛不痒，也不高起皮肤，除经常失眠之外，别无他恙。因正在哺乳期，月经未潮，饮食二便如常。

【检查】舌苔薄白，脉沉缓。

【辨证】风热袭表，湿阻血行，肺气失宣，发于肤表。

【治则】宣肺行滞调血。

【方药】拟旋覆花汤加减。旋覆花9 g，赤芍9 g，当归9 g，泽兰叶9 g，香附6 g，桔梗4.5 g，连翘9 g，栀子皮4.5 g。水煎服。

服药2剂，全部消失，一切正常，随访到次年秋季，再未复发。

【按语】肺主皮毛，卫气所居，温养腠理肌肉，启闭汗孔，防御外邪侵袭。若肺虚卫弱，风寒或风热之邪袭表，肺先受之，腠理开泄，入络犯经，发为肤病。疬疡风一病，临床比较少见，所以一般常忽视。一旦遇之，往往胸无成竹。《沈氏尊生书》曰："颈项胸前腋下，自生斑点相连，色灰白而圆或紫，不痛不痒，由风邪积热，居于肺腑，久之不散，流溢皮肤，为疬疡风，宜乌蛇散。"元代滑伯仁说："脉者，血之波澜，发斑者，血散于皮肤，故脉伏也。"吴老认为此例患者虽然产后5个月发病，但是正气未衰，风热挟湿侵袭皮腠，失于宣发，阻于血络，久则不愈，成为疬疡风病。因而治病必伏其所主，先其所因，取行水下气，血行风灭之法，以旋覆花散风行水下气，佐以当归、赤芍、泽兰叶、香附行滞调血，桔梗、栀子皮、连翘散结清热，药不过8味。而且剂量尤轻，恰中病情，2剂获愈。实践证明药贵精不贵多，"轻可去实"，确有指导临床意义。

六、皮肤黑斑（1例）

病例：赵某，女，42岁，1962年4月28日初诊。

【病史】原有肝炎，基本平复，眠食均可，唯皮肤黑斑，颜面颈项四肢手足尤甚，干枯无光泽，月经提前，白带仍多，西医诊断为色素沉着。

【检查】舌苔薄白，脉沉缓左手反关。

【辨证】素体肝郁脾虚，湿滞血瘀，风邪袭表，营卫失调。

【治则】发表利湿，行气解郁，和营化瘀。

【方药】拟萍苓四物汤加味。浮萍1.5 g，茯苓9 g，蝉蜕3 g，当归9 g，赤芍9 g，地黄9 g，酒川芎3 g，制香附9 g，郁金4.5 g，红花4.5 g，桃仁4.5 g，肥玉竹12 g。水煎服。

5月10日二诊：服药8剂，面部黑斑已淡，腰酸无力，舌脉同前。按上方去郁金、香附，加苦参6 g，威灵仙6 g，何首乌9 g。水煎服。

5月17日三诊：服药7剂，面部黑斑逐渐消退，颈项四肢也显著好转，舌苔灰白根黑，脉沉缓细。按二诊方去地黄，加桂枝1.5 g。水煎服。

5月30日四诊：继服10剂，皮肤黑斑已退，颜面除两鬓角尚未退净外，其余均正常。大便微溏，舌苔淡黄，脉沉缓。按三诊方去苦参、威灵仙、川芎，加郁金4.5 g，香附9 g，茵陈9 g。水煎服。并拟丸方常服。浮萍60 g，茯苓60 g。共研细末，以神曲糊为小丸，每服9 g。

药服尽，皮肤黑斑全退，面色光泽。

【按语】皮肤黑斑病，一般多见于面部，现代医学称为面部色素沉着，全身性黑斑病则临床比较少见。此例皮肤黑斑，不独在面，颈项四肢均有黑斑，中医书籍缺少明确记载。吴老认为此病例患者素体肝郁脾虚，湿滞血瘀，复感风邪袭表，营卫失和，内外相因，而生此病。如《素问·皮部论》说："百病之始生也，必先于皮毛，邪中之则腠理开，开则入客于络脉，留而不去，传入于经，留而不去，传入于府，廪于肠胃。邪之始入于皮也，溯然起毫毛，开腠理；其入于络也，则络脉盛色变。"因此吴老初用萍苓四物汤加味发表利湿，行气解郁，和营化瘀，而收初效，继以苦参燥湿，威灵仙通络，何首乌养血，桂枝、茵陈通阳化湿，出入加减，获得显效，最后用萍苓丸而痊愈。考浮萍，陈藏器《本草拾遗》中记载"为膏敷面皯"。李时珍《本草纲目》记载："浮萍其性轻浮，入肺经达皮肤，所以能发扬邪汗也。"张山雷说："不仅专入气分，而亦必兼清血热。"茯苓健脾利湿，先升后降，"茯苓逐水煖脾，除湿热，开腠理"。姚僧垣《集验方》用茯苓治面皯雀斑。由此可见吴老重用浮萍配茯苓，达皮肤，开腠理，使郁开血行而全身黑斑逐渐消退，方药简捷，疗效显著，同时也说明了药因证用、方与法合、贵精而不贵多，是吴老行医之特点。

七、皮肤疱疹（1例）

病例：万某，男，80岁，1961年6月1日初诊。

【病史】入夏皮肤作痒起疱疹，色红破溃出水，干燥裂口作痛，随气温升高而加剧，右腿足浮肿，胃纳一般，大便偏干，小便短少。

【检查】舌苔白厚，脉沉缓细弱。

【辨证】风湿相搏，阻卫伤营。

【治则】疏风利湿，清热养营。

【方药】拟四妙散加减。当归9 g，炒白芍9 g，白鲜皮9 g，黄柏4.5 g，白术6 g，薏苡仁9 g，泽泻6 g，金银花9 g，连翘9 g，防风3 g，木通3 g。水煎服。

6月5日二诊：服药3剂，身痒大减，疱疹消退，皮肤裂口作痛，右腿肿轻，仍大便干燥，舌苔底白浮黄，脉沉缓滑。风湿已解，营虚血燥。拟滋燥养营为法。地黄9 g，当归9 g，白芍9 g，秦艽6 g，白鲜皮9 g，黄柏4.5 g，火麻仁9 g，薏苡仁12 g，泽泻9 g，陈皮4.5 g。水煎服。

服药4剂，诸症渐平。

【按语】暑为夏之主气，夏日炎热则暑气大行。因暑邪多与湿合，故夏病多兼湿。夏季四肢起红色疱疹，融合成片作痒，随气温升高而加剧，类似现代医学夏季皮炎，多由暑湿蕴蒸肌肤，或风湿相搏，阻伤卫气所致。一般治疗用清暑化湿或疏风利湿之剂，均能取效。吴老认为本病例患者系年老体弱，脾不健运，气虚湿困，复感风邪，从而风湿相搏，阻卫伤营，燥湿并见。治应分清标本主次，遣方用药，故先以四妙散加泽泻、木通、薏苡仁、白鲜皮健脾燥湿，防风、金银花、连翘疏风清热，当归、炒白芍养血和营，取祛风先养血之意。后因患者呈现皮肤干裂、大便干燥、津液不足等营虚血燥之候，改以滋燥养营而安。由此可见，临证燥与湿可以互相转化，也可同时并见，治贵权变，不可只执一端。

八、痒疹（1例）

病例：朱某，男，44岁，1963年12月5日初诊。

【病史】于7日前全身起红斑疹，发痒热痛，腰酸腿痛，大便调，小便黄，胃纳一般，不欲饮水。

【检查】舌苔薄白，质红，脉沉细滑数。

【辨证】风热袭表，营卫失调。

【治则】疏风泄热，清营凉血。

【方药】拟荆防导赤汤加减。荆芥4.5 g，防风4.5 g，炒僵蚕9 g，竹叶4.5 g，炒牛蒡子4.5 g，地黄10 g，牡丹皮4.5 g，木通4.5 g，连翘10 g，赤芍9 g，甘草3 g。水煎服。

服药4剂，疹退痒止。

【按语】《黄帝内经》所说“诸痛痒疮，皆属于心”，是因心主血脉，与营卫气血有关。营行脉中，卫行脉外，为后天所生，而气血是先天所成。由于营即血的部分功能，卫即气的部分功能，可知营卫与气血既有区别，又有联系。吴老认为痒疹之所成，其痒是风邪侵袭肌表，卫气受阻所致，即“风胜则痒”，而其红肿痛是热郁伤营“不通则痛”之表现。可见痒疹与营卫失调有密切关系。本病例证候为风热袭表，营卫失调，故以荆芥、防风、炒僵蚕、炒牛蒡子、连翘散风疏表，赤芍、牡丹皮清营凉血，合地黄、竹叶、木通、甘草导赤泄热，药后显效，疹退痒止。

九、风痒（1例）

病例：李某，女，46岁，1965年12月7日初诊。

【**病史**】素有阴道瘙痒症，近因汗出当风，复感外邪，全身作痒，腹背四肢瘖瘰（风疹块）满布，搔之不止，心烦意乱，入夜尤甚，影响睡眠，服药（苯海拉明、扑尔敏等）疗效不佳，药止复痒，病已多日，胃纳可，二便调，面色淡黄，身体肥胖，无痰。

【**检查**】舌苔薄白，脉沉细缓弱。

【**辨证**】湿热下注，外感风邪，表里同病风痒症。

【**治则**】内热外透，表里同治。

【**方药**】拟消风散化裁合外洗方。炒荆芥3 g，防风3 g，炒僵蚕9 g，净蝉蜕3 g，赤芍9 g，地黄9 g，金银花9 g，炒黄柏6 g，木通3 g，苦参9 g。水煎服。

外洗方：蛇床子15 g，枯矾6 g。水煎熏洗坐浴，日数次。

服药3剂，全身痒止，外洗连用1周，阴痒亦愈。

【**按语**】风为百病之长，善行而数变。湿为浊邪，缠绵难愈。风病散之可愈，湿邪淡渗芳化，往往难治，尤其是内有湿热，外感风邪，风湿相搏，比较棘手。此例患者风伤血脉，全身作痒，湿热下注，久病阴痒，表里同病。吴老法取内清外透、消风散加减以除风痒，外洗方以治阴痒，方简药赅，疗效显著，说明药贵精而不贵多，全在配伍恰当。此例患者身体肥胖，多挟湿浊，内服方外疏风

热，内清湿浊，并行不悖，外用方祛湿止痒以杀虫，可谓恰中病情。

十、发斑（1例）

病例：许某，女，20岁，1960年10月14日诊。

【病史】口鼻流血2日不止，四肢皮肤紫红斑点，肘膝以下尤甚，舌面血泡破溃出血，午后发热38.6℃，腰痛，尿短赤，大便2日未解，面色黄，精神萎靡，全身皮肤散在出血点，压之不褪色，右三角肌外侧有3 cm×3 cm瘀斑，左小腿胫前下部有4 cm×4 cm瘀斑，鼻前庭有血痂，上唇右侧有小血疱，舌面有4 cm×2 cm海绵样血块，牙龈发白，压之流血，心律整，121次/分，肝肋下1横指，无叩痛，脾未触及，两肾区有叩痛。化验血红蛋白52 g/L，红细胞计数2.09×10^{12}/L，白细胞计数9.1×10^{9}/L，中性粒细胞0.76，淋巴细胞0.18，单核细胞0.03，嗜酸性粒细胞0.03，出血时间30秒，凝血时间2分钟。尿蛋白（++++），红细胞（++++），血小板计数210×10^{9}/L，凝血酶原时间12秒，止血带试验（+），西医诊断为过敏性紫癜。用西药链霉素、青霉素、凝血药、维生素、苯海拉明、葡萄糖酸钙、胃蛋白酶、白色合剂、三溴合剂、促肾上腺皮质激素，输血300 mL，治疗2日效果不显著，邀请中医会诊。

【检查】舌绛无苔，脉芤而数。

【辨证】血热妄行肌衄。

【治则】清热凉血止血。

【方药】拟犀角地黄汤加减配合治疗。地黄12 g，牡丹皮15 g，白芍9 g，黄芩9 g，藕节9 g，艾叶炭6 g，玄参12 g，阿胶9 g，小蓟炭9 g，侧柏炭9 g，白茅根30 g，仙鹤草12 g。水煎服。

10月16日二诊：服药2剂，血止，体温下降，舌润无苔质绛，脉弦数。按上方去藕节，加当归9 g。水煎服。

10月20日三诊：服药4剂，显著好转，出血点大部消失，眠食均佳，舌润无苔，脉缓弱。仍按二诊方去黄芩、小蓟炭、侧柏炭，加黄芪9 g，白术6 g。水煎服。

10月25日四诊：服药4剂，一切症状完全消失。化验检查显示血红蛋白96 g/L，红细胞计数3.0×10^{12}/L，白细胞计数7.4×10^{9}/L，中性粒细胞0.69，淋巴细胞0.3，单核细胞0.01，血小板计数210×10^9/L，凝血时间正常。尿液检测正常。按三诊方继服。

10月27日五诊：服药2剂，痊愈出院。

【**按语**】过敏性紫癜属中医“发斑”范围。因为脾统血，脾主肌肉，所以临床一般常用归脾汤，或吃红枣、花生米等，往往有效。吴老认为脾不统血，也须审证求因。肝疏泄太过，肾失温煦，热伏冲任，均可影响及脾。脾失统摄，血不循经，必须谨守病机，按其标本缓急随症治之。

此病例患者出血较重，症见血热妄行，必须凉血止血以治其标。缓解之后加用当归、白芍、黄芪、白术缓肝理脾益气摄血，中西药物配合治疗，并行不悖，取得卓效。

十一、缠腰火丹（2例）

病例1：李某，男，12岁，1963年8月6日初诊。

【**病史**】于5日前，全身乏力不适，腰部瘙痒刺痛，以为感冒，服药不效，症状逐渐加剧，发热肢痛，腰部起水疱，红肿疼痛，烦躁不安，胃不思纳，口苦少饮，大便干，小便黄热，体温38.6℃。

【**检查**】腰部有簇集的水疱，大小不等，疱周基底发红，疱液透明，呈腰带状排列，部分有破溃，触之刺痛，舌苔黄黏厚，脉洪数。

【**辨证**】肝胆湿热，外感毒邪。

【**治则**】清热化湿解毒，内外兼治。

【**方药**】拟外敷竹冰散，内服龙胆泻肝汤加减。

① 竹杆梢5个（每个约3寸长），冰片1 g。先把竹杆梢焙成炭，研成细末，再兑入冰片研匀，用香油调涂患处，1日2次。

② 连翘9 g，柴胡6 g，龙胆6 g，黄芩6 g，炒栀子5 g，木通3 g，当归6 g，赤芍6 g，生大黄（后入）6 g，甘草3 g。水煎服。

8月9日二诊：药后烧退，疱疹已收敛，部分结痂，纳食转好，大便畅行，小便仍黄，舌苔白黏，脉滑缓。外敷药仍继续涂，内服药去生大黄、木通，加薏苡仁9 g，竹叶3 g。水煎服。

药后3日痊愈。

病例2：黄某，男，60岁，1962年5月3日初诊。

【病史】左胁皮肤起疱疹，红肿作痛，难忍，局部灼热，不能抚摸，下引腰部亦痛，周身沉紧，心烦少眠，大便尚可，胃纳一般，西医诊断"带状疱疹"，治疗未显效。

【检查】舌苔中白兼黄，质边红，脉沉弦数。

【辨证】肝胆湿热，蕴阻经络。

【治则】清泄肝胆，佐以淡渗。

【方药】拟凉膈散加减。金银花9 g，连翘9 g，炒栀子5 g，黄芩5 g，赤芍10 g，当归10 g，牡丹皮5 g，蝉蜕3 g，桔梗5 g，甘草3 g，竹叶5 g，通草5 g。水煎服。

5月5日二诊：服药4剂，腹部疱疹已渐消退，疼痛减轻，身紧已除，心中懊侬，虚烦少眠，余无变化舌苔淡黄质边红，脉转弦滑。按上方去通草、桔梗，加淡豆豉5 g，薄荷3 g。水煎服。

服药2剂，痊愈。

【按语】缠腰火丹多春秋季发病，是以皮肤上生水疱，每多缠腰而取名，俗称"蛇串疮"，现代医学称为"带状疱疹"，多由肝胆湿热，外感毒邪所致，发病部位多见于肋、腰腹部。疱疹出现前局部有灼热刺痛感，继而皮肤突然发红起水疱，伴有发热、倦怠、食欲不振等症。水疱大小不等，簇集而生，小如绿豆，大如黄豆，累如串珠，聚集排列如带状，基底发红。水疱透明，5～6日后转成浑浊，逐渐干燥结痂。亦有部分水疱破裂后糜烂成片，半月余结痂脱落。一般愈后不复发，不留瘢痕。如病例1，吴老认为外感毒邪，必须外用竹冰散清热解毒，内有肝胆湿热则宜用龙胆泻肝汤加减，泻火利湿，疏肝凉血，因此内外兼治，疗效迅速，短日可愈。竹杆梢味性寒，能清热透发，并含有硼、钙、硅、钠等多种矿物质及苷类，焙炭存性，且有收敛作用，冰片为龙脑树精，外科疮疡痈肿、热郁不散，多用此发达，二者合用佐以香油清润，对本病确有良效。病例2虽有肝胆湿热，但兼见心中懊侬、虚烦不眠之上焦伏热证。曾记得前人何廉臣所言，肝胆部分从膈下而上，上至胸，旁至胁，皆清气与津液往来之所，今上焦伏热，气不下行，应治以轻而扬之，引而越之，故先以加减凉膈散加蝉蜕、通草轻宣膈上之热，佐当归、赤芍、牡丹皮凉血清营，药后症减，后用栀子、豆豉汤之意，以除虚烦懊侬，加薄荷轻扬达表，药证相合而获得痊愈。

由此可见，治病贵在通常达变，不可胶柱鼓瑟，贻误病情。

十二、皮肤瘙痒划痕症（1例）

病例：平某，女，40岁，1961年6月6日初诊。

【病史】近半年来，全身皮肤干燥作痒，搔之即起红线，遇风则重，两目干涩，有时充血，久治不愈。平日饮水较多，纳食尚可，大便干燥，小便色黄，月经正常，面色赤，两目眦有溃烂，现全身皮肤有红线痕，高于皮肤。

【检查】舌苔薄白润，脉沉细。

【辨证】胃肠湿热，复感风邪，素体阴血不足，津亏液少，风热相搏，郁于皮毛。

【治则】散风清热，凉血润燥。

【方药】拟荆防四物汤加减。荆芥3 g，防风3 g，蝉蜕4.5 g，蒺藜9 g，连翘9 g，金银花9 g，赤芍9 g，地黄9 g，黄芩4.5 g，天花粉9 g，牡丹皮3 g，火麻仁9 g。水煎服。

6月11日二诊：服药4剂，皮肤瘙痒划痕已减轻，目眦仍有溃烂，舌脉同前。按上方继服。

服药4剂，诸症均好，痊愈。

【按语】皮肤瘙痒划痕症，是以皮肤瘙痒，搔之皮肤高起、色红，有痕如红线为主症，现代医学多认为系皮肤过敏。中医学认为，肺主皮表，心主血脉，若风热相搏，郁于皮毛，或风热伤及皮肤，或因血热、血燥、湿热郁于血分，都可致病。治疗方面，因风热者应散风清热，因血热者应凉血清热，因血燥者应滋燥养营，因湿热者应清化湿热，分别施治。吴老认为，本病例患者除皮肤瘙痒划痕外，兼见两目干涩、充血、目眦溃烂、饮水较多、大便干燥等症，因而可知内由阴血不足、津亏液少，外因风热相搏、郁于皮表而发病，故方中以荆芥、防风、蝉蜕、蒺藜、连翘、金银花、黄芩散风清热，地黄、赤芍、牡丹皮、天花粉、火麻仁凉血润燥，药后而愈。由此可见，体质不同，病变多端，不可徒执成方，应审慎辨证，法随证转，药因证用，机动灵活，才能疗效显著。

附　录

吴老临床常用方剂应用

1. 苏子降气汤

苏子降气汤源自《太平惠民和剂局方》，有降气平喘、止嗽化痰、利胸快膈、通秘和中、纳气归元之效。吴老临床数十年中，用苏子降气汤，既不用肉桂，也很少用沉香，随症佐以疏表、清热、降逆、平喘、止咳、祛痰、化湿、润燥、缓肝、温肾、消食、逐饮等品，不拘一法，不执一端，因证化裁，归纳了“苏子降气十三法”，理法精深，方药灵活，既有原则，又有运巧，可补前人之所未备，为后学者之典范。

【方药】紫苏子、橘红、厚朴、半夏、前胡、当归、肉桂、甘草、生姜（一方无肉桂有沉香）。

【主治】痰喘咳嗽，上盛下虚，痰涎壅盛，肺实较急，痰发而有余，肺胀气粗，若不能容，胸膈满闷，但以呼出为快，标实本虚，标本兼顾。

【用法】水煎服。

【加减】

感冒发热、鼻塞咳嗽：原方去当归、沉香，加荆芥、薄荷、杏仁、桔梗。春天可加川芎、旋覆花；夏天可加黄芩、黄连、生石膏；秋天可加天冬、桑白皮；冬天去荆芥、薄荷，加麻黄。

内伤咳嗽、喘息痰白：原方去半夏、前胡，加白前、贝母、天花粉、桑白皮、桔梗。

咳嗽痰清如沫，左胁痛肩背痛：原方去沉香，加青皮、青黛、左金丸。

咳嗽痰少，右胁痛：原方去沉香，加白术、白芍、生姜，或加黄连、石膏、益智仁。

咳嗽牵引腰背作痛，口干咽咸：原方去半夏、前胡，加天冬、补骨脂、枸杞子、五味子、细辛。

久嗽痰红：原方去半夏、前胡、沉香，加紫菀、栀子、瓜蒌仁、降香、知母、贝母。

久嗽痰白：原方去半夏、前胡、沉香，加蛤粉、青黛、诃子、款冬花、知母、贝母。

晨嗽痰多：原方去半夏、前胡、沉香，加桑白皮、地骨皮、海浮石、桔梗、杏仁。

午前咳重痰黄：原方去半夏、前胡、沉香，加竹茹、神曲、生石膏。

夜嗽痰白：原方去半夏、前胡、沉香，加知母、贝母、阿胶、天冬、麦冬、白前、百部。

一般痰喘：原方去当归、前胡，加白前、桑白皮、杏仁、枳壳，有热加黄芩、栀子，喘甚加蛤蚧尾。

食积作嗽、胸满、噫酸或发热：原方去当归、沉香，加瓜蒌、青黛、神曲、左金丸。

哮喘：原方加桑白皮、杏仁、桔梗、栀子，甚者加麻黄、葶苈子、白芥子。

2. 抑气汤

【方药】茯苓、香附、陈皮、甘草。

【主治】妇人气盛血衰、变生诸症。吴老用此方合四物汤（当归、地黄、白芍、川芎），以菟丝子易甘草调经，确有疗效。

【用法】水煎服，或配丸药常服。

【加减】

血虚：去生地黄，加熟地黄、丹参。

血热，月经提前，量多，色紫：去川芎，加黄芩、牡丹皮，或加黄连、黄柏。

血虚而热，月经提前，量少、色淡：加地骨皮、牡丹皮。

气实血瘀，月经错后，量少、色紫、腹痛：去陈皮、白芍，加赤芍、桃仁、红花、青皮、枳壳。

经行乳胀：加青皮（或橘叶）、柴胡。

血虚而寒，月经错后，色淡：去生地黄，加肉桂、黄芪、熟地黄。

经行腹痛，气滞者：去陈皮，加青皮壳、延胡索、紫苏梗。

血瘀者：加桃仁、红花、牛膝；血寒者加吴茱萸、生姜。

闭经：气郁者加紫苏梗、枳壳、肉桂、泽泻；血瘀者加桃仁、红花、肉桂、泽泻。

血热妄行，量多、色红：去川芎、陈皮、菟丝子，加黄芩、黄柏或黄连、炒椿白皮。

湿重带下：加白术、山药、白芷炭、椿白皮、肉桂。

3. 治牙痛方

【方药】当归、白芍、地黄、连翘、牡丹皮、青皮、荆芥、防风。

【主治】风火、湿热、龋齿等牙痛及牙龈脓肿。

【用法】水煎服。

【加减】按其疼痛部位分经用药。痛在左侧属肝胆，左上尽末牙痛加羌活、龙胆散泻并用，以清肝胆；左下尽末牙痛加栀子、柴胡升降并用，以清肝胆；痛在右侧属脾胃，右上尽末牙痛加枳实、大黄或生石膏、白芷通腑泻热，以清阳明；右下尽末牙痛加白术、竹叶或桔梗、黄芩升阳益脾，以清太阴；痛在上门牙属心，加麦冬、黄连养阴滋液，以清心火；痛在下门牙属肾，加知母、黄柏清泄肾热，以壮肾水；龋齿痛加骨碎补、槟榔补骨益肾。

4. 圣术煎

【方药】白术、陈皮、附子、肉桂。

【主治】温肾健脾，化气利水。适用于脾肾两虚之水肿、小便不利者。

【用法】每日1剂，水煎分2次服。

【加减】热在下焦小便不利者去附子，加知母、黄柏；腹痛下利清谷者加干姜、茯苓。

5. 四物汤

【方药】熟地黄（血热改生地黄）、当归、白芍、川芎。

【主治】一切营血虚滞，血虚发热，妇女月经不调，脐腹作痛，崩中漏下，血瘕块硬，以及痈疽溃后等，凡属血液亏少均可应用，有补血、和血、调经作用。

【用法】每日1剂，水煎分2次服。

【加减】春天加防风倍川芎、白芍；夏天加黄芩倍白芍；秋天加天冬倍地黄；冬天加桂枝倍当归。

阴虚潮热：去川芎、白芍，加银柴胡、青蒿、地骨皮、知母。

阴虚发热：去川芎，加玄参、麦冬、牡丹皮。

寒热往来：加柴胡、黄芩。

肝火上炎：去川芎，加牡丹皮、栀子、黄芩。

心火偏旺：去川芎，加黄连、栀子、麦冬。

血虚气弱：加台参、黄芪。

气盛血虚：加茯苓、香附、陈皮、甘草。

气血两虚：加台参、白术、茯苓、甘草。

血虚眩晕：加菊花、牡蛎、童便。

精血虚眩晕：加枸杞子、菊花、黄精、桑椹。

血虚眉棱骨痛：加酒炒黄芩。

头风眩晕：加防风、羌活。

血虚肢节疼痛：加秦艽、羌活。

血虚风燥：去川芎，加秦艽、防风、黄芩、甘草。

内燥血枯：去川芎，加天冬、麦冬、瓜蒌、桃仁、红花。

血虚肝郁气逆胁满痛：去熟（生）地黄，加枳壳、姜黄、青皮、肉桂。

血虚小腹冷痛：加阿胶、艾叶，或加延胡索、小茴香。

血寒少腹冷痛：加吴茱萸、生姜、橘核。

血虚身半以上自汗盗汗：加炒酸枣仁、麦冬。

行经血热而瘀：加牡丹皮、蒲黄、五灵脂。

行经肝郁气逆血热而瘀：加泽兰、牡丹皮、香附、炒栀子。

肝郁血寒行经腹痛：加艾叶、香附、甘草。

行经血寒而瘀：加艾叶、香附、桃仁、红花、牛膝。

血热行经先期：加黄芩、黄连、山药。

血虚行经后期：加台参、白术、香附、红花、牛膝。

血实行经腹痛：加桃仁、红花、香附、泽兰。

血寒经未行先腹痛：去白芍，加茯苓、陈皮、半夏、香附、炮姜或吴茱萸、续断、牛膝。

血虚经过腹痛：加台参、黄芪、续断、炮姜、肉桂。

行经腰背腹疼痛：加茯苓、香附、青皮、牛膝、红花、吴茱萸、菟丝子、甘草。

行经暴下：去川芎，加黄芩、黄柏或黄连、樗白皮、龟甲、香附。

行经淋漓不止：去川芎，加蒲黄炭、贯仲炭、海螵蛸。

行经不畅：加肉桂、泽泻。

行经肝气横逆，心烦易怒，乳胀腹痛，全身不适：白芍改赤芍，加柴胡、延胡索、川楝子、青橘叶（青皮）、王不留行。

行经外感，热入血室：去白芍，加柴胡、黄芩、半夏、香附、白薇、生姜、大枣。

赤白带下：加白芷、香附、肉桂、青皮。

肝热冲逆：加龙胆、牡丹皮、栀子、柴胡。

血中阳虚：加黄芪、白术、肉桂。

血中阴虚：加龟甲、阿胶、知母、黄柏。

气不摄血：去川芎，加升麻、黄芪、棕榈炭。

因怒伤肝：加台参、柴胡、黄芩、甘草。

忧悲伤肺：加苏叶、黄芩、五味子、阿胶、甘草。

因恐伤肾：加续断、杜仲、黄柏、五味子。

思怒积久伤脾：加台参、白术、陈皮、茯苓、香附、甘草。

喜乐太过伤心：加黄连、黄芩、麦冬、白术、炙甘草。

6. 温胆汤

【方药】半夏、枳实、竹茹、陈皮、茯苓、甘草。

【主治】心胆虚怯，触事易惊，呕吐虚烦，气郁生痰，涎与气搏，变生诸症，或短气乏力，自汗，痰气上逆，虚烦不眠，惊悸、怔忡等症。

【用法】水煎服。

【加减】一般感冒加紫苏叶、香附；失眠不寐加远志、酸枣仁、合欢皮；脘腹胀满加白术、厚朴；胃脘作痛加香附、栀子、砂仁、九香虫；食欲不振加神曲、麦芽，或加木瓜、乌梅、豆豉；腹胀、大便干燥加杏仁、黄连、大腹皮；脾虚加人参、白术；肝旺加白芍、龙骨、牡蛎；左胁痛加郁金、柴胡；右胁痛加姜黄、肉桂；胸膈痞满加薤白、瓜蒌仁，或加杏仁、桔梗；腹痛加白芍、川楝子；癫痫、狂症加磁朱丸。

注：如现症口渴无苔，去半夏换天花粉，利胸膈用枳实，宽胃肠换枳壳。

7. 乙癸丸

【方药】巴戟天、山茱萸、炒山药、茯苓、牡丹皮、沙参、麦冬、砂仁、黄柏、菟丝子、炙甘草、泽泻。

【主治】传染性肝炎恢复期，或肝硬化腹水消失后脾肾两虚者。

【用法】共研细末，炼蜜为丸，如梧桐子大，每晚服30丸。

【加减】右胁隐痛，腹胀不已，去黄柏、砂仁、菟丝子、牡丹皮、炙甘草，加白芍、木瓜、鸡内金、香附、炒麦芽。

8. 和肝丸

【方药】连翘、白芍、香附、炒枳壳、炒麦芽、炒山药、白术、青黛、甘草。

【主治】预防肝炎，能和肝清热，健脾化滞，平妥有效。

【用法】共为细末，神曲糊为丸，如绿豆大，每次服30丸，早晚各1次，小孩减半。

9. 归芍和胁饮

【方药】当归、白芍、炒枳壳、甘草、香附、姜黄、黄芩、青皮。

【主治】无黄疸性肝炎，右胁胀痛，脘满少食，四肢无力，肝脏胀大，大便或干。

【用法】水煎服。

【加减】恶心欲呕加陈皮、竹茹，小便不利加通草，食入不化加神曲、麦芽。

10. 清肝凉胆汤

【方药】当归、川芎、白芍、柴胡、牡丹皮、栀子、龙胆、枳壳、麦芽。

【主治】传染性肝炎，右胁胀满，烦躁，口苦，四肢倦怠，大便干，小便黄。

【用法】水煎服。

【加减】左胁痛加郁金；脘腹胀满加厚朴；口渴加天花粉、麦冬，小腹痛加延胡索、青皮。

11. 三白汤

【方药】白术、茯苓、白芍。

【主治】脾虚泄泻。

【用法】水煎服。

【加减】肾阳虚加烟肉豆蔻、补骨脂、菟丝子；胃气痛加丹参、檀香、砂仁；调胃加陈皮、砂仁、神曲；腹胀加大腹皮、厚朴；疏郁加香附、炒荔枝核；胁痛引背加姜黄、香附。

12. 逍遥散

【方药】柴胡、白术、茯苓、当归、白芍、甘草、薄荷。

【主治】血虚劳倦，五心烦热，肢体疼痛，头目眩晕，心悸颊赤，口燥咽干，发热盗汗，纳少贪眠，血热相搏，月经不调，脐腹作痛，发热似疟。又主室女血弱，阴虚荣卫不和，疲劳潮热，肢体羸瘦，渐成骨蒸等症（上述症状有1～2条者，即可应用此方）。

【用法】水煎服。

【加减】疏郁清热加牡丹皮、栀子；骨蒸加知母、桑白皮、地骨皮；咳嗽加紫菀、冬花；热痰加贝母、瓜蒌，湿痰加半夏、橘红；消化不良加山楂、神曲；口渴加麦冬、天花粉；胸中灼热加栀子、黄连；心悸加远志、酸枣仁；吐血加阿胶、牡丹皮、地黄；自汗加黄芪、酸枣仁；久泻加山药、黑姜；遍身痛加羌活、防风；气怒，胸膈痞闷加枳实、青皮、香附；小腹痛加香附、延胡索、青皮；郁怒伤肝，眼目昏花加龙胆、黄连、栀子；经闭不通加桃仁、苏木、茺蔚子；左腹有块作痛（属血分）加三棱、莪术、桃仁、红花；右腹有块作痛（属气分）加木香、槟榔。

13. 胶红饮

【方药】阿胶、当归、红花、冬瓜仁。

【主治】妇人血崩漏下，有祛瘀生新之效。

【用法】水煎服。

【加减】流血过多，气随血脱者加人参、白术，有热者加细茶。

14. 加减凉膈散

【方药】连翘、黄芩、栀子、薄荷、桔梗、甘草。

【主治】上中焦热邪炽盛，面赤唇焦，口舌生疮，胸膈烦热，咽痛吐衄，烦躁口渴，便秘尿赤。

【用法】水煎服。

【加减】心热加黄连；咽痛加赤芍、桑叶；心中懊侬加淡豆豉；吐血衄血去桔梗，加降香、紫苏子、白茅根；湿痰加半夏、橘红，燥痰加瓜蒌、贝母；便秘加杏仁、郁李仁；小便赤浊加滑石、萆薢、竹叶；烦渴加生石膏、知母。

15. 银菊汤

【方药】金银花、菊花。

【主治】湿热伤气，下利白黏。

【用法】水煎服。

【加减】夹有表证加葛根、藿香；湿重于热加桔梗、白芷、薏苡仁；热重于湿加六一散或加生石膏、甘草；腹痛里急加白术、木香、厚朴。

注：金银花配菊花有调和肝脾及化湿之功，可缓肝之刚、益脾之柔。用银菊汤水煎服治疗高血压动脉硬化有良好的效果，说明药物配伍的协同作用不能株守，这是中医处方的优势。

16. 脱发方

【方药】侧柏叶、墨旱莲、地黄、何首乌、黑芝麻。

【主治】脱发（斑秃）。

【用法】水煎服或配丸剂常服，每日2次，每次9 g。

【加减】肾阴虚甚加枸杞子、女贞子；血虚加当归、丹参；血热加赤芍、牡丹皮；脂溢过多加防风、苦参；头皮赤痒甚加桑叶、蒺藜。

17. 消颐散

【方药】大黄、赤小豆、白及、地榆。

【主治】痄腮，有清热、解毒、收敛、消肿等作用。

【用法】共为细末，每次取适量，用水、醋各半煮沸，乘热伴药末如糊状敷之，每日更换2次。

18. 小儿遗尿方

【方药】①补骨脂、广木香、白芍、白蔹、茯苓、炒栀子、白术；②鸡肝、肉桂。

【主治】遗尿。①方适用于膀胱有热者；②方适用于膀胱有寒者。

【用法】共为细末，每次服1.5 g ~ 3 g。

19. 痔疮方

（1）内服方

【方药】当归、地黄、赤芍、炒槐角、地榆、炭黑、荆芥穗、黄芩、黄连、炒枳壳、甘草。

【主治】痔疮，可清热、解毒、凉血。

【用法】水煎服。

（2）外用方

【方药】苦参、防风、荆芥、槐花、荜澄茄、枯矾。

【主治】痔疮，可祛风、止痛、消肿。

【用法】水煎后熏洗。

20. 枳朴二陈汤

【方药】枳壳、厚朴、半夏、陈皮、茯苓、甘草。

【主治】腹部手术后气滞，肠鸣音恢复迟缓者。

【用法】水煎分2次服，连服2～3日，得矢气（放屁）后停服。

【加减】脘腹胀满，恶心欲吐，久无矢气去甘草，加枇杷叶；脾虚湿重加苍术；平素脾胃不健中气虚弱加台参。

21. 苎麻粥

【方药】苎麻根、鲜山药、炒杜仲、糯米。

【主治】习惯流产、先兆流产。

【用法】先将苎麻根洗净泥土，同杜仲布包，鲜山药去皮切块，合糯米煮粥，熟后去药包，吃山药喝粥，每日1～2次，连服0.5～1个月。

注：若无炒杜仲，可用续断代替，无鲜山药，改用干山药（要洗净）也可。服药期间禁剧烈活动、房事。

22. 导赤散

【方药】地黄、竹叶、木通、甘草。

【主治】口舌生疮，小便赤涩频痛（适用于急性尿路感染、急性肾盂肾炎、慢性肾盂肾炎急性发作期）。

【用法】每日1剂，水煎分2次服。

【加减】小便热痛加赤芍、牡丹皮、炒栀子；血尿加小蓟炭、血余炭、白茅根；尿浑浊加茯苓、萆薢、黄柏、牛膝；久病腰痛去木通，加续断、菟丝子、山药、桑螵蛸。

23. 豢龙汤

【方药】羚羊角粉（冲服）、牡蛎、沙参、麦冬、石斛、夏枯草、川贝母、茜草根、荆芥炭、薄荷炭、牛膝、白茅根、藕节。

【主治】肝火冲肺鼻衄。

【用法】水煎分2次送服羚羊角粉。

【加减】潜镇滋降去羚羊角、沙参、川贝母，加石决明、玄参；降逆安冲去羚羊角、川贝母、薄荷炭，加紫苏子；凉血散瘀去牡蛎、薄荷炭，加赤芍、牡丹皮；滋阴降火加童便（冲入）。

24. 廓清饮

【方药】陈皮、枳壳、厚朴、茯苓、泽泻、大腹皮、莱菔子、白芥子。

【主治】湿热全身肿胀，肚腹大，色不变，适用于三焦壅滞之实证。

【用法】水煎分2次服。

【加减】头面肿胀重去白芥子，加紫苏梗、炒杏仁；胃脘胀满去白芥子，加白术、砂仁；腿足胀重去白芥子，加防己、牛膝、木通；湿重尿少加猪苓、炒车前子。

25. 八珍汤

【方药】台参、白术、茯苓、炙甘草、当归、地黄、白芍、川芎。

【主治】气血双补。适用于手术后创口感染，久不愈合者。

【用法】每日1剂，水煎分2次服，直至创口愈合。

【加减】心虚、惊悸、少眠、自汗、盗汗、咽干唇燥去川芎，加黄芪、麦冬、五味子、炒酸枣仁、远志；创口分泌物少，肉芽不生加黄芪、陈皮；创口有脓不净加黄芪、白芷、连翘；创口平复，皮不生长，久不愈合加黄芪、木蝴蝶；食欲不振加陈皮、焦山楂、炒谷芽。

26. 固经丸

【方药】黄芩、黄柏、龟甲、白芍、樗白皮、香附（童便制）。

【主治】阴虚血热所致之月经先期，频来、量多、淋漓不断，崩漏等症。有泻火而不伤阴之效。

【用法】每日1剂，水煎分2次服，连服3～6剂。

【加减】血热盛重用黄芩、黄柏，酌加地黄、牡丹皮、焦栀子；阴虚火旺重用龟甲、白芍，酌加知母、地黄、童便（冲入）；夹瘀酌加当归、红花、丹参；血虚酌加当归、地黄；肾虚酌加续断、山茱萸、墨旱莲、女贞子。

27. 五淋散

【方药】赤茯苓、赤芍、炒栀子、当归、甘草。

【主治】通治下焦阴虚，气化不利，膀胱有热，水道不通，淋漓急痛之膏淋、石淋、劳淋、气淋、血淋。

【用法】每日1剂，水煎分2次服。

【加减】石淋加滑石、海金沙，或加鱼脑石，或加金钱草；血淋加血余炭、牛膝、桃仁、牡丹皮；膏淋加萆薢、乌药、益智仁、山药；气淋加苏梗、香附、延胡索、川楝子；劳淋加黄芪、白术、台参、麦冬；病久腰痛加续断、桑螵蛸，或加菟丝子、枸杞子。

28. 大秦艽汤

【方药】秦艽、地黄、生石膏、川羌活、独活、防风、白芷、细辛、茯苓、白术、当归、白芍、川芎、黄芩、甘草。

【主治】中风形气俱虚，风中于络者，适用于半身不遂、新病未久者（血压不高者）。

【用法】水煎分2次服。

【加减】左半身瘫加丹参以养血；右半身瘫加台参以补气；痰多加竹沥水、姜汁。

29. 黄鹤丹

【方药】香附、黄连。

【主治】肝胃不和，气滞作痛。

【用法】水煎服。

【加减】郁热重加炒栀子、白芍；湿痰加半夏、陈皮；瘀血加酒洗当归、丹参；外感风邪加紫苏（紫苏梗亦可）、陈皮、葱白；气滞壅胀加半夏、厚朴；失眠加茯苓、百合。

30. 苓姜术甘汤

【方药】茯苓、干姜、白术、甘草。

【主治】腰部沉重，冷痛，四肢倦怠，妇女带下，小便自利等症。

【用法】水煎服。

【加减】补肝肾加杜仲、续断；通血脉加狗脊；止白带加白芷炭、芡实；有瘀血加没药。

胆 论

1. 胆的特点

胆为六腑之一，又称“奇恒之腑”，与其他诸腑不同。诸腑皆浊，唯胆独清（此清为精纯之意，并非清彻透明之清），中藏精汁，气凉味苦，有别于诸腑之气味。

胆主决断。“凡十一脏皆取决于胆”。《黄帝内经》有明文，如何取决，应加分析。盖胆属少阳，是阳之初生，少阳为枢，枢司开合。少阳介于太阳与阳明之间、三阳与三阴之间，处于中枢之地，具有转枢之功。

人身的气血，动则生阳，静则生阴，阴阳互根。十一脏腑的功能活动从枢机开始，枢机不利则出入之机停，开合之机废。出入开合的关键在枢。例如惊伤胆，惊则气乱，清浊相混，升降失调。心主神志，与胆通，非胆不断，故谓“胆主决断”。

临床往往偏重于胆汁助消化，而忽视少阳枢机的作用。胆虽不能凌驾于脾肾之上（因为肾为先天之本，脾为后天之本），但是精神气血、阳降阴升构成有机的整体活动，都是从少阳开始的。胆在脏腑之中参与决定性作用，故曰“凡十一脏皆取决于胆”。

人身的动力是少火，少火生气，肾中之元阳（命门火）是脏腑功能活动的根本动力。胆属少阳，少阳之火也是少火的一部分。阳动阴静，阴中之火宜潜藏默运，发陈于外即是少阳，所以说少阳属肾。少阳是阴阳生长发育之开端，此为春气之应，故《素问·四气调神论》有曰“春夏养阳”。五脏六腑皆禀气于胃，而胃气的敷布也离不开少阳的转枢。

由上述可见，胆在五脏六腑之中，确有独特的性能。

2. 胆与其他脏腑的关系

（1）胆与肝：一腑一脏，经络相通，为表里关系。胆寄于肝，紧密相联。肝主疏泄，非胆不动，胆所藏精汁来源于肝，下输小肠，以助消化。胆汁柔润，以济肝之刚，肝气至刚，以济胆之柔。胆失宁谧则疏泄失调。清浊相混，肝失疏泄则胆汁外溢，运化不周。

（2）胆与胃：均属阳腑，同气相求。胃气以降为和，除赖肺之肃降外，即倚胆之转枢，胆失条达则浊阴不降。脾胃同居中焦，中焦如沤，是气血营卫之发源地，中焦受少阳胆气方能取汁化赤而为血。胃喜温暖柔润，必须少火之温煦，少火之生发亦受胃气之资助。胆与胃相互促进，同气相求，则平若权衡；如失其调和，同性相斥，则反若冰炭。

（3）胆与脾：脾主升清健运，不仅受肾阳之蒸腾，并且借少阳之转枢。脾为后天之木，必须借少火之温煦，少火之气盛则水精能四布，少火之气衰则运化之机停，而少火又依赖于水谷精微的供养。脾主四肢，四肢为诸阳之本，阳属少阳，为诸阳之首。清阳上升实四肢，浊阴下降归六腑。少阳之气结（阳结）则肿四肢，少阴之气结（阴结）必便血。脾升胃降，才能运转，运转之枢就在少阳。

（4）胆与心：心为五脏六腑之大主，主明则下安，主不明则十二官危。心与胆气化相通，心喜清凉，胆喜宁谧，亦为同气相求。如胆移热于心，轻则惊悸，重则神昏。

（5）胆与命门：命门属肾，为肾之阳，是人身诸阳之根本，是功能活动的动力。阳气蒸腾才能腐熟运化水谷。胆为阳枢，是阳动之首，同气相求，发挥少火的作用。枢机运转，少火才能生气，如命门火衰则枢机不利。

（6）胆与奇经及阴维、阳维二脉：奇经八脉中，督脉督一身之阳，任脉任一身之阴，倚阴维、阳维二脉之维系。阳维脉从少阴起斜至太阳，所过诸穴都是阳经，以阴维阳。阴维脉从少阳起斜至厥阴，所过诸穴都是阴经，以阳维阴。维于阳者起于阴，维于阴者起于阳，阴阳互根，相互维系。少阳为诸阳之首，根起于阴，少阴为诸阴之始，根起于阳。少阳是二脉维系之始，少阴是二脉维系之基。

3. 胆病证治概述

（1）胆属少阳，其气火化，其性急，其脉弦。

外症：目赤目眩，耳聋，肩重，季胁胀满。

胆经本病：口苦，太息，惊悸，目昏，不眠。

胆经标病：寒热往来，胸胁痛，头额角痛，耳鸣，足小趾、次趾不用。

胆经邪热上逆：心胸烦热，呕渴咳嗽。

胆经邪热下迫：腹痛下利。

（2）《素问·通评虚实论》云："邪气盛则实，精气夺则虚。"胆病当分虚实。

胆虚证治：主症为头目眩晕、易惊、少寐、虚烦欲呕、时太息，舌淡少苔，脉沉细。治宜养心神、和肝胆，用酸枣仁汤或温胆佑以柴胡、青蒿、地骨皮之类。

胆实证治：主症为头晕目眩、耳鸣、口若、头侧及目眥皆痛、胸满胁痛不能转侧、易怒多寐、善太息，舌赤苔黄，脉弦实。治宜泻胆清热，用龙胆泻肝汤或蒿芩清胆汤，大实者加大黄。

（3）《伤寒论》少阳病提纲“口苦、咽干、目眩”都是胆火上走空窍，宜用柴胡、黄芩、牡丹皮、栀子以清胆火。

胆气通于口，胆之使为咽，胆脉起于目外眦，少阳诸病不论外感时病与内伤杂病，均以此为辨证依据。口、咽与目能开能合，有枢机之象，所以均从胆论治。

少阳病邪常居表里之间，寒热交争之处，所以少阳有经证、腑证之分。

少阳病的主方小柴胡汤有和解表里、拨转枢机之功，能使上焦得通，津液得下，胃气因和，这是少阳经证。黄芩汤主治太阳与少阳合病干呕下利，这是少阳腑证。

4. 时病（有关少阳温病）

（1）温病

外感温邪多与少阳有关，胆与三焦同属少阳。吴鞠通提出“三焦辨证”盖源于此。温与热只是轻重程度之不同，个人认为温病出自少阳胆经，热病出于阳明胃经，温热诸病又为临床所多见，治疗温热应该重视胆胃两经。

叶天士说“温邪上受，首先犯肺，逆传心包”，均从手经立论。温热诸病是广义伤寒的一部分，伤寒辨证多从足经立论。胆与胃均属足经，也是温热病的出发根源。

温热证治，首应护阴。阳明热盛宜存肺胃之津。少阳热病初起，不会立即耗伤肝肾之阴，温热病后期，则须注意顾护阴液。查其心营、肺卫、心包络之阴液存亡，常为诊断之依据。

温病初发于少阳，宜用柴胡、黄芩、栀子、牡丹皮、连翘以清解。邪渐入营，大忌风燥劫阴，宜清气凉营，重用生地黄，配犀角、连翘、薄荷、牡丹皮、金银花、栀子、钩藤、赤芍、石斛以清胆腑之热。邪入心包，火热炽盛，宜用大量生地黄、犀角、连翘心、金银花、菖蒲、赤芍、钩藤、栀子、牡丹皮凉血清热，继之以甘寒养阴为治。

少阳温邪不解，炽热移窜于阳明，症见耳聋颧赤、发热便秘，舌边赤中燥苔黄，脉弦数。此为少阳、阳明合病。治宜两阳兼解，仿大柴胡汤方义，用柴胡、黄芩、赤芍、连翘、枳实、大黄之类微下之，表里双解，温热自清。

若见舌苔黄中出现黑点，此为热毒胃火炽盛，症见烦闷恶心、壮热身痛，将有发斑之先兆。治宜解毒透斑，药用赤芍、牡丹皮、金银花、连翘、栀子、黄芩、生石膏、牵牛子、青蒿、薄荷、犀角、大青叶等。

少阳温热误治，失表失清，阳邪陷入太阴，症见舌红目赤，唇燥口渴，烦躁不宁，牙龈及齿缝出血或鼻衄，舌尖赤根黑，或边红中黑，或红中兼黑点。此乃少阳热毒炽盛，极欲发斑，但火郁而斑不得出，腠理闭塞以致阳邪陷入太阴。治宜化斑解毒，药用犀角、连翘、黄芩、山栀子、赤芍、鲜生地、金银花、鲜石斛、牵牛子、薄荷、牡丹皮等品以清透。

少阳温邪不解，上蒸心包，包络热重迫肺，肺气闭塞，肺窍不通，传入少阴。症见耳聋齿枯，舌焦唇干，午后热重，神昏郑声，舌尖红根紫或纯红起刺，脉弦细数。此为少阳火炽反逼少阴，病非轻浅。治宜急解少阳之郁，兼顾少阴之水，清解少阳而不伤肾阴。先清少阳之热，药用柴胡、黄芩、牡丹皮、栀子、鲜生地、连翘、黄连、青蒿、菖蒲、胡黄连；再滋少阴之津，药用六味饮、一阴煎或大补阴丸，以期神清、齿润、津复。

少阳热郁不解，窜入厥阴，表病及里。症见发热恶寒如疟状，手足乍寒乍热，烦满消渴，谵语神昏，二便不通，舌起红刺或黑中有红点，脉弦而数。治宜清散逆挽使邪从少阳而解，药用柴胡、黄芩、黄连、青蒿、山栀子、牡丹皮、鲜生地、钩藤、薄荷、竹茹以清散少阳，使邪外透。

【病案举例】

少阳温病（感冒，1例）

病例：赵某，女，22岁。

1950年6月5日初诊：感冒10余日未解，寒热往来，1日数发，胸脘满闷，胃纳呆少，口苦微渴，咽干痛，心烦热，全身酸楚，小便短赤，经停数月。舌苔淡黄，脉弦数。证属少阳温病，兼有上焦郁热。法宜和解清热，以小柴胡汤加减化裁。

处方：柴胡4.5 g，黄芩4.5 g，半夏9 g，炒山栀子4.5 g，连翘9 g，牡丹皮6 g，枳壳4.5 g，陈皮4.5 g，薄荷9 g，竹叶3 g，甘草3 g。3剂，水煎服。

6月9日二诊：服药后寒热已平，经仍未潮，腰腿酸软。脉转沉弦。仍宗前方，去连翘、竹叶，加香附9 g，当归9 g，川续断9 g，兼调月经，法宜缓图。

少阳热病（1例）

病例：刘某，女，64岁。

1965年9月4日初诊：胆囊切除术后40余日，午后寒热，身倦有汗，恶心厌食，头晕目眩，咽干，心烦，胸胁苦满，大便干黑4～5日1次，小便短赤。舌嫩绛无苔，脉沉细滑数。体温39.6℃，血常规：血红蛋白96 g/L、白细胞计数3.4×10^9/L、中性粒细胞0.66、淋巴细胞0.31、单核巨噬细胞0.08。证属邪侵少阳，肝胆热郁，拟和解清热法治之。

处方：青蒿9 g，地骨皮9 g，知母6 g，黄芩4.5 g，当归9 g，赤芍9 g，秦艽6 g，炙鳖甲6 g，半夏9 g，滑石9 g，甘草3 g。5剂，水煎服。

9月9日二诊：服药后寒热已平，身润有汗，白痦晶莹（体温37.1℃）。湿热外透，前方加薏苡仁9 g，竹叶4.5 g。3剂，水煎服。

9月12日三诊：诸症平复，病已近愈，气血未复，再议八珍汤加味，调善后。

（2）疟疾

疟疾属于传染性疾病，因其耗气伤血特甚，故名疟。病属少阳，寒热往来为正疟；热多寒少或但热不寒为瘅疟或温疟；但寒不热或寒多热少为牡疟；病久胁下癥块为疟母。正疟邪居半表半里，其脉弦。弦数为热，弦迟为寒，弦短伤食，弦滑多痰，虚弦无力气血两伤，弦转迟缓其病向愈。

证治：正疟初发，宜和解透达，小柴胡汤主之；连发数次不愈，酌加常山、槟榔、草果以截之；表实无汗，加桂枝、紫苏梗、秦艽、羌活，以透表发汗。

瘅疟但热不寒，宜白虎加桂枝汤主之；体虚酌加党参或沙参；津液不足，加天花粉、石斛、连翘、麦冬、生地黄、玄参，以清热生津。

温疟热多寒少，口苦咽干，小便赤涩，宜用清脾饮（《济生方》方）；如湿痰甚用截疟七宝丹（杨氏家藏方）以燥湿祛痰。

牡疟但寒不热，蜀漆散（《金匮要略》方）加生姜、附子主之；如寒多热少，宜用柴胡姜桂汤，以温散透邪。

久疟损气耗血，伤人必重，其体必虚，宜用何人饮（《景岳全书》方），气血双补；脾虚夹湿可用四兽饮（《简易方》方）扶正截疟。

疟母症积结于胁下，宜用鳖甲煎丸，缓消癥结。

【病案举例】

正疟（1例）

病例：王某，男，49岁。

1962年6月29日初诊：3日前患感冒，曾服桑菊饮加六一散2剂热渐平，但鼻部及上肢有红点隐现，今下午6时许先寒后热，口苦咽干，头晕涨痛，心烦不欲食，恶心欲呕，胸胁苦满，身有汗，小便黄。舌赤苔薄黄，脉沉弦小数。证属邪客少阳，欲发正疟。宜用清解为法。

处方：青蒿9 g，地骨皮9 g，柴胡4.5 g，秦艽4.5 g，黄芩4.5 g，竹叶4.5 g，竹茹9 g，橘皮4.5 g，滑石9 g，天花粉9 g，姜厚朴4.5 g，杏仁9 g，连翘9 g。1剂，水煎服。

6月30日二诊：服药后热退（体温36℃），仍头晕，身痛无力，纳少便溏，腹中隐痛。舌赤苔淡黄，脉沉弦缓。前方去杏仁、天花粉、连翘，加木香4.5 g，扁豆9 g，杭白芍9 g，甘草3 g。1剂，水煎服。

7月1日三诊：上午9时许全身恶寒，10时左右寒退热炽，口苦咽干，微汗欲吐，胃不思纳，尿黄便溏。苔薄黄，脉沉弦滑数。

处方：柴胡6 g，秦艽4.5 g，半夏9 g，甘草3 g，青皮4.5 g，知母4.5 g，浙贝母9 g，常山6 g，生姜3片，大枣2枚。1剂，水煎服。

7月2日四诊：7月1日夜12时热退，晨起津津有汗，全身无力，口苦咽干，两胁闷胀，胃不思纳。舌赤苔薄黄，脉沉弦小数。前方去半夏，加天花粉9 g。1剂，水煎服。

7月3日五诊：诸症均平，唯纳少便溏未除，再拟柴平汤加减化裁。2剂，水煎服。

9月13日再诊：前药服后，一切复常。但就诊前日下午又先寒后热，入夜热退，今中午又发恶寒半小时许，旋即发热，口苦恶心，不欲饮食。舌淡苔薄白，脉右缓滑、左弦。证属脾湿肝郁，正疟复发。

处方：柴胡4.5 g，半夏9 g，黄芩4.5 g，何首乌9 g，青皮、陈皮各3 g，炒常山

9 g，煨草果4.5 g，浙贝母9 g，知母4.5 g，甘草3 g，生姜3片，大枣3枚。

上方服2剂后疟止，随访半年未再复发。

疟母（脾大，1例）

病例：李某，女，42岁。

1963年7月5日初诊：左胁下硬块如拳，不痛不肿，皮色不变，胸满痞塞，胃纳呆少，呕吐吞酸，时时发热微恶寒。面色青褐，苔薄白，脉沉弦长。证属正虚邪实，血凝痰滞。久病疟母，攻之伤正，补之碍邪。法宜攻补兼施，肝胃并调，仿鳖甲煎丸之原意，缓消癥积。

处方：炙鳖甲9 g，台参9 g，柴胡4.5 g，赤芍6 g，清半夏9 g，黄芩4.5 g，干姜1.8 g，青皮6 g，姜川朴4.5 g，川黄连3 g，莪术6 g，甘草3 g。水煎服。

连服30余剂，诸症均减。用此方制丸常服3个月后再查，癥块消失。

5. 杂病（有关少阳病）

（1）黄疸

疸为湿病，湿侵少阳，枢机不利，从阳化热，湿热郁蒸，胆汁外溢，发为阳黄。从阴化寒，湿寒外疏，胆汁外溢，发为阴黄。

阳黄多见而易治，阴黄罕见治宜缓图。疸病的治法以渗泄为主，佐以甘平，则湿可除。阳黄偏热，可佐以寒凉，但慎勿太过，以免伤及中阳。阴黄偏寒，可佐以温热，亦当注意勿太过，以免耗伤真阴。

阳黄三方：麻黄连翘赤小豆汤（《伤寒论》方）、茵陈蒿汤（《伤寒论》方）、栀子柏皮汤（《伤寒论》方），为偏表实、里实和无表里症者而设。

阴黄三方：茵陈理中汤、茵陈四逆汤、茵陈术附汤（《医学心悟》方），为偏脾虚、偏肾虚与脾肾俱虚者施治。

湿邪病疸发为肿胀，当利小便，导邪外出，是治黄疸之关键。

疸病偏热，《治疸总方》化疸汤（茵陈、苍术、木通、栀子、茯苓、猪苓、泽泻、薏苡仁）是常用方剂。

疸病偏湿，《金匮要略》方之茵陈五苓汤（茵陈、白术、茯苓、猪苓、泽泻、桂枝）临床用之有效。

【病案举例】

病例：邹某，男，43岁。

1962年2月8日初诊：腹大如鼓，两腿肿胀，活动困难，小便不利，渴不欲饮，胃纳呆少，神倦乏力，无汗。西医诊为“肝硬化腹水”。面色苍褐，身目俱黄，苔黄厚腻，脉沉弦长。证属肝郁积聚，臌胀黄疸，水湿泛滥。治宜化气利水，拟茵陈五苓汤加味。

处方：茵陈30 g，白术9 g，茯苓9 g，猪苓9 g，泽泻4.5 g，木香9 g，桂枝4.5 g，陈皮6 g，枳壳6 g，砂仁4.5 g。6剂。水煎服。

上方连进6剂，小便通利，黄疸消退，水肿亦消大半。仍宗前方，随症化裁，连进60余剂，臌胀基本平复，起居如常，眠食均可。最后拟乙癸丸（经验方）常服而收功，痊愈出院。随访数年，未曾复发。

（2）不寐（失眠）

不寐与营卫有关。卫气昼行于阳，夜入于阴，营卫协调，阴阳相交，故能入寐。营卫贯通，气血交荣，此即《难经》所云“少壮寐而不寤”“营卫之行不失于常”。如果营卫不和，阳气不得入于阴，阴虚则目不瞑，所以不寐，此即《难经》所云“营卫之道涩……夜不得寐也”。

不寐之病，耗精伤神，心肾不交，此与少阳有密切关系。少阳为枢，枢机既是转阳至阴之机括，又是转阴至阳之枢窍。阳纳于阴，心肾相交，有赖中焦脾胃升降之牵和，脾升胃降更倚枢机之拨转。如果胆气耗伤则影响脾胃，升降失调，水精不能上奉，心失所养则难以入寐。影响肝肾，疏泄封藏失职，阴精不能上承，心神不安，亦难入寐。

足见不寐之机与营卫气血、脾胃肝肾均有不可分割之关系。现分述于下。

1）胆虚不寐。胆虚气怯，体弱阴亏，虚烦不眠。若心神不安，惊悸多梦，治宜龙牡温胆汤（《千金备急要方》方）加首乌藤、合欢花，调和胆胃，镇惊安眠。若心虚而热，心悸口干，宜用酸枣仁汤（《金匮要略》方）养心安神。心火上炎，心血不足，怔忡不眠，可用安神定专丸（《医学心悟》方）或朱砂安神丸（《兰室秘藏》方），清热养血，镇心安神。若心胆虚怯，昼夜不眠，宜用高枕无忧散（《古今医鉴》方），养心达胆。

2）胃不和则卧不安。胃失和降，脘闷纳呆，烦躁不眠。若苔黄腻，脉滑数，乃湿痰内生，升降失调，宜用调胃饮（沈氏养生方）或温胆汤，以和中化痰，调和胆胃。

3）肝肾阴虚。易惊善怒，虚烦不眠，宜用知柏地黄丸、朱砂安神丸，清热养阴，镇静安神。阴虚阳亢，虚眩难寐，用大补阴丸（丹溪方）加龙牡、茯神、远志或紫苏叶、百合引阳入阴。肝肾阴虚风阳内动，心神失藏，惊悸不眠，可用珍珠母丸（《普济本事方》方）、琥珀多寐丸（验方），滋阴宁神。

4）优思伤脾、心肾失交。心悸健忘，多梦易惊，头晕乏力，治宜归脾丸（《济生方》方）、琥珀养心丹（沈氏养生方）、益气安神汤（沈氏养生方），补益心脾，养血安神。

5）其他。老年不寐，多属气虚，宜用四君子汤加黄芪、酸枣仁；通宵不寐，多属虚热内扰，宜用安卧如神汤（沈氏养生方）；寐而即醒，多属心虚夹风，宜用鳖甲羌活汤（沈氏养生方）；怔忡不寐，多属心胆失调，宜用加味温胆汤（沈氏养生方）；惊悸不寐，多属血虚风动，宜用珍珠母丸（《普济本事方》方）；病后虚烦不寐，多属虚热未清，宜用黄连阿胶汤（《伤寒论》方）。

【病案举例】

病例1：王某，男，39岁。

1964年2月20日初诊：素患失眠多梦，近日通宵不眠，头涨痛，耳如蝉鸣，坐卧不宁，屡治未效，精神恍惚，善忘，便溏尿黄。苔黄燥，舌边赤，脉沉细数。证属湿热扰中，心肾不交。拟温胆汤增减治之。

处方：生牡蛎12 g，生龙齿9 g，天花粉9 g，陈皮4.5 g，竹茹9 g，茯神9 g，炒枳实4.5 g，霍山石斛9 g，炒酸枣仁9 g，生百合12 g，炒杭芍9 g。7剂，水煎服。

2月27日二诊：服药后夜寐时好时坏，多梦耳鸣已减，咽干微痛，唇干。苔淡黄，脉沉细小数。再进汗降，少佐和中。原方去生龙齿、炒枳实、炒杭芍，加炙龟甲9 g，细生地9 g，炒黄柏4.5 g，炒山药9 g，炒谷芽6 g。6剂，水煎服。

3月5日三诊：夜寐可有六七个小时，余均正常。仍按前方改用丸剂常服。

随访年余，已趋康复。

病例2：李某，男，47岁。

1963年6月21日初诊：从去年开始失眠，近来加重。最严重时21夜不能入睡，近8日来又通宵不眠，脱发，心悸，饮食不振，口渴，腰痛，大便时干。舌赤无苔，脉沉无力。证属肾虚胆怯，升降失调，中焦积热，心肾失交。宜先清热和中，交济心肾，暂拟安卧如神汤加味调治。

处方：茯苓9 g，茯神9 g，煅寒水石9 g，远志4.5 g，炒酸枣仁9 g，沙参9 g，炒山药9 g，石斛9 g，甘草3 g，朱砂（冲服）0.6 g。水煎服，连用15剂。

7月9日二诊：服药后睡眠有所好转，但朦胧不安，头晕沉涨，少食，唇干欲饮。苔色薄黄，脉沉细弦。证属中焦热减，仍阴不敛阳，按上方加珍珠24 g，黄连4.5 g，肉桂1.5 g。7剂，水煎服。

7月16日三诊：夜眠可达四五个小时，余症均减，按上方去肉桂，加麦冬9 g，水煎，常服。

1969年11月15日再诊：自前诊治后，睡眠一直很好。近因看电影又致2夜不眠。苔薄露质，脉沉缓弱。再拟滋阴潜阳法治之。

处方：炙龟甲24 g，生地黄12 g，炒黄柏9 g，炒知母4.5 g，霍山石斛9 g，麦冬9 g，炒酸枣仁15 g，柏子仁12 g，远志6 g，茯神9 g，百合15 g，紫苏叶2.4 g。水煎服。

连服10剂，已安卧如常。

（3）鼻渊

肺开窍于鼻，但鼻渊一病又属少阳。《素问·气厥》说："胆移热于脑，则辛頞鼻渊。"盖肺主气、可呼吸，鼻为肺窍，是气出入的门户。鼻司嗅觉，能别香臭，胆移热于脑则病鼻渊。

症见鼻塞不通，不辨香臭，头痛额涨，浊涕腥臭，甚则流血水，素无喷嚏。证属胆热上升，风寒凝滞。初病多属实热，宜从肺治，兼调少阳。久病可转虚寒，必须顾肾，兼调少阴。按其寒热虚实分别施治。

1）鼻流浊涕，头额涨痛，宜用《疡医大全》方取渊汤（辛夷、当归、栀子、柴胡、贝母、玄参）、《医宗金鉴》方奇授藿香丸（藿香、猪胆汁、苍耳子）、《医方集解》方苍耳子散（苍耳子、辛夷、白芷、薄荷、大葱）。

2）黄涕稠黏，宜用钱乙方泻白散（桑白皮、地骨皮、甘草）加黄芩、辛夷、天花粉，或加味逍遥散（柴胡、当归、杭白芍、白术、茯苓、甘草、栀子、牡丹皮、薄荷）。

3）清涕不止为风寒凝肺，宜用《疡医大全》方温肺止流丹（人参、荆芥、细辛、诃子、甘草、桔梗、鱼脑骨）。久病气虚可酌投补中益气汤。

4）鼻渊久延，必伤于脑，而因脑肾同源（肾生髓通脑），肾气又必虚，宜用六味地黄丸（熟地黄、山药、山萸肉、牡丹皮、茯苓、泽泻）加川芎、升麻、苍耳子。

5）外治法，可用鹅不食草散（验方：鹅不食草、辛夷、细辛、白芷、麝香、冰片）或碧玉散（《医宗金鉴》方：辛夷、鹅不食草、川芎、细辛、青黛）吹鼻。

【病案举例】

病例1：李某，女，34岁。

1963年5月9日初诊：浊涕色黄，气味恶臭，头额涨痛，鼻息不畅，不辨香臭，病已数年，虽感风寒，亦无喷嚏（西医诊断：鼻窦炎）。舌苔薄白，脉沉缓。证属风热上犯清窍。拟清热散风通窍法。

处方：川芎4.5 g，细辛3 g，辛夷4.5 g，白芷4.5 g，桔梗4.5 g，薄荷6 g，黄芩6 g，当归9 g，防风3 g，半夏9 g，陈皮4.5 g。水煎服。

5月25日二诊：服药10余剂，诸症均减，鼻息畅通，时有头痛。仍按前方加苍耳子4.5 g。水煎服。

又服药6剂，病愈。

病例2：夏某，男，30岁。

1964年1月9日初诊：头痛头晕，鼻塞，流黄涕，不闻香臭，二便调（西医诊断：变应性鼻炎，息肉）。舌苔薄白中有裂纹，脉沉滑细。证属湿热久客肺胃，上蒸清窍。拟宣肺清热法。

处方：沙参9 g，连翘9 g，炒山栀子4.5 g，菊花9 g，生石决明12 g，赤芍9 g，辛夷3 g，炒蔓荆子3 g，浙贝母9 g，竹茹9 g，陈皮4.5 g。4剂，水煎服。

1月14日二诊：服药后症减，以原方去沙参、菊花、生石决明、陈皮，加天冬9 g，石斛9 g，天花粉9 g，桑白皮4.5 g。5剂，水煎服。

5月12日三诊：药后诸症皆除，唯鼻涕仍黄。肺胃湿热未清，按上方加减。

处方：辛夷6 g，白芷4.5 g，连翘9 g，炒山栀子4.5 g，黄芩4.5 g，赤芍9 g，竹茹9 g，天花粉9 g，滑石9 g，甘草3 g，桑白皮9 g。水煎服。

（4）马刀、挟瘿

马刀俗名瘰疬，挟瘿亦名腋痈，均与少阳经络有关。

马刀初起如豆，不痛不痒，继则渐长，推之可动者易消易治，坚硬如石不动不移者多属难治。马刀生于颈项耳下，沿缺盆或至肩上腋下，其形长如蛤，故名马刀，属少阳杂病，由气结痰凝所致。

马刀不论已破或未破、病程远近，均宜用夏枯草浓煎，食远温服。虚人熬膏内服外涂，佐以十金大补汤加香附、贝母、远志，以行气疏郁，祛痰散结，补气生血。夏枯草性咸寒，寒以清热，咸能软坚，治疗马刀内服抑或外用，均为良药。

马刀之重者，常用验方消瘰丸（玄参、牡蛎、贝母）治之多消。

挟瘿初起皮色不变，漫肿无头，生于腋下，日久作痛，或寒或热，久病难溃，终必作脓。多由肝郁气滞、夹痰夹热，积久而成。“挟瘿”“侠瘿”“夹瘿”“夹痈”，实为一病多名。

挟瘿治法，初宜柴胡清肝汤（柴胡、黄芩、党参、半夏、龙胆、栀子、当归、白芍、甘草），或用加味逍遥散（逍遥散加牡丹皮、香附）；久病体弱宜用补中益气汤加羌活；已溃用八珍汤加黄芪、陈皮、香附、木蝴蝶。

马刀、挟瘿总由气滞痰凝所致，行滞化痰实为正治。

【病案举例】

瘰疬未溃（1例）

病例：赵某，女，32岁。

1961年3月18日初诊：颈节结核，推之可动，皮色不变，无痛痒，病已经年，形体消瘦，眠食尚可。脉沉弦。证属郁怒化火，灼伤津液，气滞痰凝，发于颈项。议用理气化痰、散结软坚法为治。

处方：浙贝母9 g，连翘9 g，杭白芍9 g，苦桔梗4.5 g，玄参9 g，枳壳4.5 g，牡蛎9 g，瓦楞子9 g，夏枯草9 g。水煎服。

连继服药月余，结核消散。

瘰疬已溃（1例）

病例：于某，女，26岁。

1963年12月5日初诊：颈部淋巴结结核溃破，时流污水，面色皖白，形体消瘦。舌苔薄白，脉弦细。证属中气已虚，毒邪尚盛。法宜补气养血，化痰解毒为治。

处方：黄芪12 g，当归9 g，杭白芍9 g，清半夏9 g，陈皮4.5 g，茯苓9 g，昆布9 g，苦桔梗4.5 g，冬瓜仁12 g，金银花12 g，甘草8 g。水煎服。

服用此方20余剂，并配合夏枯草膏外敷，基本痊愈。

瘿瘤（1例）

病例：孔某，女，48岁。

1961年10月31日初诊：右项原有结核，长大如柿，按之软、底硬，推之活动，头晕口干。苔薄白，脉沉细弦。此属瘿瘤，宜消软之。

处方：当归9 g，杭白芍9 g，柴胡6 g，海藻9 g，茯苓9 g，夏枯草9 g，生牡蛎9 g，天花粉9 g，天麻3 g，菊花6 g。5剂，水煎服。

11月14日二诊：头晕减轻，瘿瘤无变化，烧心。舌脉同前，仍按原方加吴茱萸0.3 g，炒川黄连3 g，香附9 g，六曲4.5 g。5剂，水煎服。

11月21日三诊：结核已软，但未全消，饮食与二便均调，唯右眼白睛充血作痛。苔灰白厚，脉仍同前。仍按前方加石决明12 g，桑白皮6 g。水煎服，续治之。

胃 论

1. 胃的特点

胃在脘部，居于贲门、幽门之间，主受纳腐熟，为水谷之海。五脏六腑皆禀气于胃，胃为营卫之根，气血之源。有胃气则生，无胃气则死，所以说胃为后天之本。

《素问·六节藏象论》谓："五味入口，藏于肠胃，味有所藏，以养五气。气和而生，津液相成，神乃自生。"《素问·生气通天论》又谓："谨和五味，骨正筋柔。"这都说明了胃的重要性。

胃属足阳明经，多气多血。足阳明胃冲和之气为诸脏之藩篱，为十二经之源。

阳明之气偏燥，非阴不能和。胃阴充足则受纳腐熟，胃阴不足则化源断绝。清人高学山说："人身体之阴液以胃液为主，胃液干则诸液皆告匮矣。"

《素问·平人气象论》："胃之大络，名曰虚里，贯膈络肺，出于左乳下，其动应衣，脉宗气也。"宗气又称大气，支撑全身，其外源是空气，内源是水谷。谷气养神，如张仲景所说"人受气于水谷以养神，水谷尽而神去"，得神者昌，失神者亡。

胃虽列为六腑之一，但不同于五脏六腑者，乃其气之敷布化育普及全身。

2. 胃与其他脏腑的关系

（1）胃与脾：一腑一脏，经络相通，为表里关系。脾主运化，为胃行其津液。胃不能独行津液，需依赖脾行水谷之精微，灌注四旁。脾主升清，而胃主降浊，能升能降，运化乃成。胃气行于上则大气充沛，胃气行于下则丹田不亏。升降失调，则清浊相混。"清气在下，则生飧泄，浊气在上，则生䐜胀。"

（2）胃与心及包络：心主神志，包络代之。心主血脉，赖水谷之供应。胃经多气多血，才能腐熟化物。谷气上奉以养心神。《素问·经脉别论》曰："食气入胃，浊气归心，淫精于脉。"心舍脉，脉为血之府，谷气又充养血脉。倘胃热移于心包，浊气上扰，则会导致神昏谵语。

（3）胃与肺：肺朝百脉，输精于皮毛。肺主气，而气之源来于水谷精微。胃藏水谷，赖肺气之肃降，才能降浊，胃与肺相互依存。

（4）胃与肝：食入于胃，散精于肝，淫气于筋。肝需胃中谷气之营养，如胃阴不足则影响于肝。肝主疏泄，促进胃之和降。肝又藏血，以供胃的需要。二者相互制约，又相互促进，相辅相成。

（5）胃与胆：参见“胆论”。

（6）胃与肾：肾为胃之关，肾关开合使胃气畅通，如关门不利则聚水。水谷之精微皆藏于肾，肾气蒸腾使水精四布。肾主骨生髓，脑为髓海，髓海有余才能轻劲有力，这全依靠谷气的滋养。骨髓坚固，气血皆从。

（7）胃与大小肠：大肠主津司传导，小肠主液可化物，均需谷气的营养，行津液与三焦。胃主受纳赖肠之出，肠胃不和则九窍不通。

（8）胃与冲脉：冲为血海，冲脉上连阳明，下连少阴厥阴。水谷生血以养冲脉，冲血上行供胃之需。阳明胃气盛以制冲气之上逆，治冲不应，责之阳明。

3. 胃病证治概述

胃为十二经之长，其气蒸腾而上越，故脉倍大于人迎。其精充沛而下输，故脉涌盛于趺阳。阳明本经病寒则䐜胀而下利，病热则汗多而便结。阳明胃腑气盛，血旺热多，其病多实热有余。叶天士治腑病以通为补，即为此意。

（1）胃病当辨寒热虚实，兹分述如下。

胃虚证治：胃脘痞满，隐痛喜按，饥不欲食，气短乏力，苔少脉虚。治宜益胃建中。

胃实证治：食滞胃脘，倒饱溢酸，嗳腐胀满，疼痛拒按，苔黄腻脉滑。治宜和胃化滞。

胃寒证治：胃脘胀满，绵绵作痛，泛吐清水，喜暖嗜温，苔白脉缓迟。治宜温胃散寒。

胃热证治：渴喜冷饮，消谷善饥，或食入即吐，嘈杂反酸，口臭津乏，舌赤苔黄，脉洪数。治宜清胃泻热。

（2）阳明病有经腑之分。经证偏表，清中兼透。腑证偏里，治宜清下。余在临床强调胆胃，就是因为“阳明为三阴之藩篱”。

阳明在经之邪，葛根汤、栀子豉汤透越胸中之热，白虎汤清中焦之热，猪苓汤利下焦之热。清法三方，条理井然。

阳明入腑之热，经症未罢，葛根芩连汤主之，经症已罢宜大承气汤急下存阴，以治痞满燥实坚证；小承气汤和胃轻下，以治痞满实证；调胃承气汤软坚通下，以治燥实坚证。下法三方，轻重不同。

4. 时病（有关阳明温热病）

阳明温热由肺卫而来。外感风热入侵阳明，其热必胜，热胜伤津则症见口渴。风热相搏，凝结成毒，发于皮表，则为斑疹。热在气分，可清气泄热。热串营分，宜清营转气，由气而解。

（1）外感引起的阳明经热，症见发热、口渴、唇燥、身痛。初起微汗，继则发热不已。舌苔中黄边白或黄燥起刺，脉来洪滑数。治宜清解，药用石膏、竹叶、葛根、黄芩、牵牛子、薄荷、连翘、木通、甘草。

（2）斑疹欲透，症见烦闷呕吐，足冷耳聋。舌赤，脉数。治宜清解透斑，以前药加赤芍。渴而干呕加芦根。若右关脉伏、气急腹痛或喘咳，为伏痰阳滞，又当化痰，药用贝母、瓜蒌皮、紫苏子、橘红、竹沥、天竺黄等品。总宜因势利导，达邪外透。

（3）温热病斑疹已透，头涨心烦，脘闷咳嗽，此属邪郁于肺，肺失宣发。治宜宣肺透达，药用栀子、豆豉、瓜蒌皮、桔梗、牵牛子、薄荷、连翘、黄芩、郁金、贝母等。若伏痰内扰，胸闷喘息，气口脉闭。治宜利气豁痰，药用紫苏子、橘红、前胡、杏仁、桔梗、枳壳、浙贝母、瓜蒌、竹沥、姜汁等。

（4）斑疹已透，治宜清解毒火佐以养阴，此时柴胡、葛根升提之品禁用，唯连翘、金银花、赤芍、玄参、知母、天花粉、黄芩、牡丹皮、石斛、竹茹等品清热解毒，斑疹自消。

（5）温热病舌绛如朱，目赤似火，口燥唇焦，津津汗出，此乃阳明血热遍及三焦，切忌升散。治宜凉膈散去芒硝、大黄，加石膏、赤芍、牡丹皮、生地黄、石斛、牵牛子等清热养阴。

（6）温热病便溏为邪未尽，必大便硬方可议下。当验舌以测阴津，倘苔无黄燥，实热未成，下之过早，亦非所宜。

（7）温热病汗解之后，余热不退，大便虽闭，腹中调和。治宜养阴退热，方用甘露饮加减最妙，阴津一复，余热自退，大便亦通。若身热已退，头额仍热，亦属邪热未净，仍宜清疏阳明，药用石膏、连翘、黄芩、山楂、枳壳、麦芽、石斛、竹茹等品。若热退身凉，独腹仍热，此属余热蕴脾，应加杭白芍以清之。

（8）温热病在阳明，失清失透，内陷太阴，症见苔白而兼灰黑，此为太阴之舌色，或白中黑点、或边黄中黑、或前黄后黑都是阳明太阴之证据。不利于斑疹。急应提透，勿使毒邪深陷，药宜犀角、羚羊角、黄芩、黄连、金银花、连翘、薄荷、牵牛子、桔梗、甘草以提邪外达。若斑疹隐退，欲透不能，应加少量皂角刺，透邪外出。

（9）温热病在阳明，素体阴虚，水不济火，症见苔黄边紫或前黄后紫，此属少阴之舌色，或半白半红，脉左细右洪，此属肾虚胃热。外证潮热，舌燥唇焦，口秽齿衄，烦渴，此乃阳明有余，少阴不足。治宜甘露饮、玉女煎随症加减。

【病案举例】

阳明温热（5例）

病例1：李某，女，5岁。

1965年5月24日初诊：发热待查入院4日，身热（体温39℃），头痛，微咳，无汗，口渴喜饮，睡眠不稳，胃不欲纳。舌苔灰腻，脉滑数。证属阳明温热。议用清透。

处方：杏仁泥4.5 g，生石膏9 g，金银花6 g，连翘6 g，赤芍6 g，桔梗3 g，甘草3 g，牡丹皮1.5 g，浙贝母3 g，芦根9 g。1剂，水煎服。

5月25日二诊：昨日服药后热退（体温38.2℃），病情好转。今日热平。按原方带药2剂出院。

病例2：张某，男，47岁。

1966年5月11日初诊：素有咽痛，新感温热，身热，咽喉痛痒干涩加重，咳嗽，二便均调。苔色灰黑，舌质绛，脉细数。证属肺胃两热，复感温邪，上于咽喉。议清气化热为法。仿凉膈散化裁。

方药：苦桔梗6 g，甘草3 g，石斛9 g，麦冬9 g，竹茹9 g，黄芩4.5 g，炒山栀子4.5 g，薄荷1.5 g，炒牵牛子4.5 g，连翘9 g，赤芍9 g，橘红4.5 g。3剂，水煎服。

5月14日二诊：热退咳止，咽痛已消，口舌仍干。内热虽降，尚未清彻，仍宗前方加玄参9 g，天花粉9 g。3剂，水煎服。

病例3：张某，女，38岁。

1966年2月6日初诊：牙龈萎缩疼痛，时流脓血已年余，屡治未应。复感外邪，寒热俱作，胃纳呆少。苔薄白露质，脉细弱。证属肾虚胃热，兼感温邪。议用甘寒清解法。凉膈散化裁。

处方：连翘9 g，黄芩6 g，赤芍9 g，竹叶4.5 g，薄荷6 g，玄参9 g，天花粉9 g，石斛9 g，生石膏12 g，牛膝4.5 g。3剂，水煎服。

2月14日二诊：服药后牙痛减轻，脓血亦减少，胃纳好转，寒热未作。脉转沉弦。仍宗前方加龙胆3 g，青皮4.5 g，再清胆热。

进药又5剂，全愈。

病例4：王某，男，成年。

1960年8月14日初诊：胃伏湿热，调治之后仍胸闷烦热，恶心脘胀，肢倦乏力，纳食不甘。舌赤苔黄腻，脉缓滑。证属上中二焦湿热未清。仿凉膈散变通化裁。

处方：连翘12 g，炒山栀子4.5 g，炒黄芩6 g，赤芍9 g，竹叶4.5 g，炒川楝子4.5 g，六曲6 g，藿香4.5 g，生石膏12 g，甘草3 g。

进药5剂，基本平复。

病例5：杨某，男，42岁。

1964年9月22日初诊：中焦素热，复感外邪，发热3日，头晕目赤，口燥唇焦，多饮，胃纳尚可，二便正常。舌赤苔黄燥，脉数。证属内热未清，复感温热，表邪虽不过重，中热尚盛。议凉膈散加减。

处方：薄荷3 g，连翘9 g，炒山栀子4.5 g，炒黄芩4.5 g，竹叶4.5 g，霍山石斛9 g，赤芍9 g，生石膏12 g，陈皮4.5 g。3剂，水煎服。

9月25日二诊：发热已退，头晕痛，脘胀，多饮，二便调。舌苔薄黄边尖红，脉沉数。再拟清热和中为法。

处方：炒山栀4.5 g，枳壳4.5 g，炒砂仁4.5 g，陈皮4.5 g，竹茹9 g，天花粉9 g，霍山石斛9 g，赤芍9 g，炒蔓荆子3 g，菊花6 g，生石决明18 g。4剂，水煎服。

此方连服数剂，渐愈。

阳明温热，余热未清（1例）

病例：王某，男，47岁。

1965年5月24日初诊：外感温热，身热已退，口中灼热，口干喜饮，咽中隐痛，大便干燥，2～3日1次，胃纳尚可。舌赤，苔灰黄，脉沉滑。证属阳明温热，余热未清。拟甘露饮加减。

处方：生地黄、熟地黄各4.5 g，天冬、麦冬各4.5 g，枇杷叶9 g，枳壳4.5 g，石斛9 g，黄芩4.5 g，苦桔梗6 g，生甘草3 g，犀角1.5 g，茵陈9 g。水煎服。

连服3剂，诸症均除。

阳明湿热未清（1例）

病例：许某，男，45岁。

1960年7月6日初诊：以“沙门菌属感染胃肠型”诊断入院，发热（体温41℃），多汗，口苦恶心，头晕身倦，便溏，尿短赤。舌质红，苔黄，脉滑数，曾服清热化湿方2剂，热渐退。于今日下午4时身热再潮，有汗、便溏。舌苔灰黑，脉沉数。证属阳明湿热未清。仍宜清热化湿。

处方：葛根9 g，黄芩6 g，黄连3 g，青蒿6 g，地骨皮9 g，赤芍9 g，炒扁豆9 g，姜川朴4.5 g，益元散9 g。水煎服。

服药5剂而愈。

麻疹（1例）

病例：高某，男，1岁零3个月。

1965年4月19日初诊：以麻疹入院。发热（体温39.2℃），咳嗽，腹泻1日6～7次，黄绿色便，腹胀少食，昏睡。疹已显露，指纹不显，苔色黄腻。曾服银翘散加青蒿、黄芩、贝母等方1剂，热仍不退，病势加剧。

4月20日第一次会诊：体温稽留39℃，喘促有痰，神志不清，腹泻，肠鸣矢气，尿少，频频干呕。唇色淡青，四肢厥冷，指纹隐不显，舌绛苔中灰少津，脉濡数。证属邪热内陷。急应提透。拟犀角地黄汤加味治之。

处方：生地黄6 g，当归4.5 g，赤芍3 g，川芎0.9 g，牡丹皮2.4 g，地骨皮1.5 g，浙贝母6 g，广角0.9 g，薄荷3 g，牵牛子3 g。水煎频服。

4月22日再次会诊：疹点复显，热退肢温，神识略清，萎靡不振，喘急痰鸣，张口抬肩，面青唇淡，腹胀消失，腹泻已瘥，无汗，不食。舌赤，苔灰，指纹隐约不显，脉濡细小数。证属邪热已减，气阴未复，改以敛肺汤（沈氏养生方）。

处方：沙参4.5 g，麦冬3 g，五味子0.9 g，黄芩2.4 g，生甘草1.5 g。

5. 杂病（有关阳明病）

（1）胃痛

胃为水谷之海，禀气冲和，熟腐水谷，蒸化精微。如病邪于胃，邪正相搏，气机不通，不通则痛。

胃痛之因，不外气滞血瘀、食积、痰湿、挟热挟寒等几个方面。邪气盛则实，精气夺则虚。所以治疗胃痛，首先当分虚实寒热。

凡久痛喜暖喜按不渴者，多属虚寒；暴痛喜凉拒按口渴者，多属实热。气机不通，似宜攻伐行散治之，但伤其胃气，十不能愈其一二。此所谓通，为通调之义，必须调和气血，不违冲和。所谓治中焦如衡，非平不安，实为治胃之要旨。

虚者助之以气，实者调之以气，热则清之，寒则温之。个人临床治胃痛，旨在调和胃气，既不碍脾，又利于肠，以维后天之能，用药每多平淡，不伐冲和。凡过燥过寒攻伐之品，时时慎重，因为胃腑虽能容物，但为诸脏腑之藩篱，不宜损害。倘一旦被伤，则调补亦难。叶天士主张治胃以通为补，不用攻伐，多以二陈汤加减化裁，余仿用之，常收良效。

胃热痛：口渴唇干，灼热反酸或食入即吐，二陈汤加栀子、黄连、香附、川厚朴、枳壳。单纯热痛，金铃子散亦效。

湿热痛：胃脘灼痛，口渴不欲饮，嘈杂反酸，或呕血、吐血、黑便，如瘀血阻络，丹参饮加栀子、失笑散、降香、茜草根、连翘、黄芩炭、竹茹、枇杷叶、紫苏子。湿热伤阴宜甘凉化热，切忌香燥，叶氏养胃汤或王氏一贯煎配合金铃子或乌药百合治之；黑便不减，加三七、海螵蛸、茜草炭、牡丹皮炭等；泛酸不止，加焦山楂炭。

胃寒痛：胃脘隐痛，喜暖喜按，少食，泛溢清水，宜温中健胃，二陈汤加干姜、吴茱萸或良附丸、理中汤治之。若吐利交作，肢冷脉微，宜用四逆理中，以助阳气。

气滞痛：胃脘胀痛，干呕拒按，攻冲作痛，宜疏肝理气合胃，枳朴二陈汤加郁金、香附、乌药、山栀子、川楝子，少加柴胡以疏肝；痛甚者宜用沉香降气散（《太平惠民和剂局方》方）。

血瘀痛：胃脘刺痛，拒按不移，食后痛重，或吐血便黑，治宜凉血化瘀。体实者桃核承气汤，火甚者泻心汤，一般用失笑散加味。

食积痛：脘闷胀饱，嗳气腐臭，厌食，宜消积和胃平胃，二陈汤加焦三仙、香附、山栀子。

总之，治疗胃痛，初病宜和，久病宜补，在上脘宜舒，在中脘宜化，在下脘宜导。治胃勿伤脾，顺其冲和之气，调其和降之能为要。

【病案举例】

胃痛（3例）

病例1：徐某，男，50岁。

初诊：久患脘痛，彻引右胁，纳少，口苦吞酸，大便干燥，尿后余淋不尽，腰酸不适，面黄不润。苔淡黄灰厚有红点，脉左沉缓细、右沉弦长。证属中焦湿热，瘀血阻络（西医诊断：胃下垂、十二指肠球部溃疡）。

处方：丹参9 g，白柃香3 g，砂仁3 g，香附9 g，清半夏6 g，青皮、陈皮各3 g，炒山栀子4.5 g，炒山药9 g，肉苁蓉9 g，炒麦芽4.5 g。

上方随症化裁，或加海螵蛸以制酸，或加桑螵蛸以缩小便，连服21剂，症状显著改善，眠食均佳，改拟丸方以巩固疗效。

处方：丹参30 g，白柃香15 g，炒砂仁9 g，制香附15 g，炒山栀子15 g，海螵蛸24 g，浙贝母15 g，炒山药30 g，肉苁蓉30 g，沙苑子30 g，炒薏苡仁30 g，青皮、陈皮各9 g。共研细末，六曲糊小丸，如绿豆大，每服40丸。

病例2：刘某，女，41岁。

初诊：久苦胃脘作痛，恶心少纳，不欲进食，腹胀腰酸，月经正常。苔薄白，脉沉细弦。证属肝气犯胃、气滞血瘀（1962年经医院确诊为胃下垂），拟丹参饮合二陈汤化裁治之。

处方：丹参9 g，白柃香4.5 g，炒砂仁4.5 g，清半夏9 g，橘皮4.5 g，茯苓9 g，姜川朴4.5 g，玉竹9 g，杭白芍9 g，佩兰4.5 g，六曲4.5 g。

服药3剂有效，原方以香附、枳壳、山药、栀子出入加减，续服10剂，脘痛渐止，腹胀消失，腰亦未痛，纳增，议芳香散合二陈汤继续治疗。

处方：炒荔枝核9 g，木香4.5 g，清半夏9 g，橘皮4.5 g，茯神9 g，制香附9 g，姜川朴4.5 g，炒杭芍9 g，六曲4.5 g，炒川楝子4.5 g，生甘草3 g。

服药17剂，脘痛愈，胃纳转好，二便调，停药休养。

病例3：刘某，女，17岁。

1965年10月27日初诊：久苦胃脘痛，起于饮食不慎。恶心呕吐，畏冷喜按，头晕不爽，口干不欲饮，纳呆，大小便调。舌苔淡黄质有红点，脉沉数。证属胃失和降，气逆作呕，拟二陈汤合栀附丸加味以和中缓痛。

处方：半夏9 g，陈皮4.5 g，茯苓9 g，生甘草3 g，香附9 g，炒山栀子4.5 g，姜枇杷叶9 g，乌梅（打）1个。2剂，水煎服。

10月29日二诊：服药后脘痛大减，呕恶已止，头晕已除。舌苔淡黄，脉沉缓。余邪未清。恐其复犯，以原方加减。

处方：清半夏9 g，陈皮4.5 g，茯苓9 g，生甘草3 g，姜川朴3 g，炒枳实4.5 g，竹茹9 g，制香附9 g，炒山栀子4.5 g，炒六曲4.5 g。水煎服。

服药3剂痊愈。

脘腹久痛（1例）

病例：李某，男，18岁。

1964年8月11日初诊：食后行路脘腹坠痛已久，左腹常痛，胃纳不振，厌食恶心，夜寐多梦呓语，大便干，面色褐黄。苔薄白，脉沉缓细滑。证属脾胃不和，升降失调，暂以调中和胃为主。

处方：生白术9 g，姜川朴4.5 g，橘皮4.5 g，炒川楝子4.5 g，炒杭芍9 g，炒六曲4.5 g，焦山楂炭4.5 g，木香3 g，砂仁4.5 g，延胡索3 g，生甘草3 g。3剂，水煎服。

8月14日二诊：服药后腹痛已除，胃纳有增，二便调，尚有恶心。此乃脾虚胃热之故，改拟丸药调理。

处方：炒山药30 g，杭白芍30 g，甘草9 g，清半夏24 g，橘皮15 g，姜川朴24 g，炒枳壳15 g，木香15 g，炒川楝子15 g，黄连9 g。共研细末，蜜丸如梧桐子大，早晚各服20丸。

8月18日三诊：服药后未再恶心，胃纳甚佳，腹亦未痛，寐仍多梦。苔薄白质绛，脉沉缓平。前方去木香，加沙参30 g，霍山石斛30 g，麦冬15 g，炒六曲30 g，再配丸剂常服。

服药二料，诸疾未作，渐趋康复。

（2）泄泻

泄，势缓如水之流，行去有声，病在气分，为病较轻，泄而有度。泻，势急如水之倾，无声自行，病在血分，为病较重，泻而无度。今则泄泻并称，亦曰腹泻。其病因为脾失运化，胃失和降，升降失调，清浊不分，并走大肠而成泄泻。

明代李士材有治泄九法（升提、淡渗、清凉、疏利、甘缓、酸收、燥脾、温肾、固涩），是指导临床治疗之纲要。

俗云，脾虚作泄，病属太阴，总宜健脾为主。药用白术、白芍、白茯苓、通草、甘草，随四时加减，春加防风，夏加黄芩，秋加厚朴，冬加桂附，但须详询外症之寒热。如手足逆冷，自汗气微，虽暑月亦可投姜桂。如燥渴烦热，闷乱脉实，虽冬月亦可酌用硝黄。如在老人，其气本已升少降多，淡渗分利，降而益降，则助其阴而竭其阳，此时必须升提阳气佐以升麻、柴胡、羌活、防风、附子、补骨脂等药，所谓"湿寒之胜，以风平之，陷者举之"，又不可少。

溏泄，湿胜于热。应燥而实之，以芩连二陈加藿香、紫苏治之。

鹜泄，澄彻清冷，寒胜于湿。宜温而行之，用附子理中汤加诃子、肉豆蔻或二术、陈皮、吴茱萸、干姜、砂仁、紫苏等品。

飧泄，湿而兼虚。需温健升提，可用六君子汤加生姜、附子、升麻、柴胡。

濡泄，湿胜于寒。应导湿温中，可予以胃苓汤加草豆蔻。

滑泄，脾虚气脱。应健脾益气，用补中益气汤加诃子、肉豆蔻。

胃泄，胃虚寒湿，风邪乘之。治宜健胃祛风除湿，用胃风汤（易简方）主之。

脾泄，暑湿伤脾。宜化湿和中，用桂苓甘露饮，多用生姜。

大肠泄，燥乘于湿。须祛湿制泄，五苓散主之。

小肠泄，火乘于湿。宜清泻通利，用承气汤下之，芍药柏皮丸（《证治准绳》方）止之。

临床常见之泄泻有如下五种。

寒湿泄泻：内伤湿滞，外感风寒，呕恶肠鸣泄泻，兼见寒热头痛身重，舌淡脉浮。表里两伤，宜解表和中、理气散寒，以藿香正气散或胃苓汤加升麻、柴胡为治。

暑热泄泻：外感暑邪，面垢自汗，烦渴尿赤，暴泻如水，苔薄黄，脉濡数。宜祛暑清热利湿，用薷苓汤（沈氏养生方）、桂苓甘露饮或葛根芩连汤加金银花、菊花、通草治之。

伤食泄泻：脘腹胀满，嗳腐厌食，便泻腐臭，泻后痛减，苔腻，脉沉滑。

宜消食导滞，可用保和丸或枳实导滞丸，如体虚挟食可用治中汤（《证治准绳》方）加香、砂、枳、术。

痰湿泄泻：胸脘痞闷，食少身重，面赤溲少，便泄稀黏，苔腻，脉弦滑。宜祛湿和中、清热化痰，以二陈汤加浮海石、青黛、黄芩、六曲、竹沥、姜汁治之。

脾胃虚泄：面色萎黄，身倦少食，脘腹胀饱，便下溏薄，舌淡苔白，脉沉弱。宜补脾和胃，参苓白术散或香砂六君子汤为治。

余治泄泻，常用二陈汤加三白汤、胃苓汤等方，佐以黄连、干姜、香附、扁豆等和中止泄，随症化裁。虚加山药，痛加吴茱萸，风加防风，寒加干姜，热加黄连，气加木香。气欲和之加香附，血欲养之加归、芍，食欲导之加山楂，虚欲补之加参、术，滑欲固之加肉豆蔻，重欲下之加槟榔，下欲升之加葛根。既治其泄，又护冲和之气，是治泄泻之要旨。

【病案举例】

病例1：李某，男，32岁。

1962年6月22日初诊：泄泻年余，日行六七次，便前腹痛，微有下坠，胃纳尚好，但时有恶心，睡眠尚可，曾服中西药物效不明显。精神尚好，语言声弱，面色萎黄，两颊稍红。舌苔薄白，质红，脉寸弱关沉实尺缓。此乃久泄伤脾，脾虚失运，胃肠不调，气血不足之候。先调中健脾，佐以和胃，以二陈汤合三白汤加味治之。

处方：姜半夏9 g，橘皮4.5 g，茯苓9 g，生甘草3 g，炒杭芍9 g，生白术9 g，姜川朴4.5 g，炒六曲4.5 g，煨肉豆蔻3 g，焦山楂炭3 g。4剂，水煎服。

6月29日二诊：服药后泄泻减轻，1日只2～3次，恶心已除，腹痛大减，纳食稍增。舌苔薄白，质红润，脉寸弱关沉滑。以上方加北沙参9 g，煨木香4.5 g。4剂。水煎服。

7月8日三诊：泄泻已止，大便成形，腹已不痛，唯复受外感，鼻流清涕，食纳不甘。舌苔薄白，质红润，脉沉缓。前方加紫苏梗3 g，藿香4.5 g，以辛湿透达。3剂，水煎服。

前后服药共21剂，诸症悉除，随防年余无复发。

病例2：刘某，女，46岁。

1964年4月24日初诊：6年前曾患腹泻，服药治愈。现复发月余，泄泻稀便，菜蔬不化，腹微痛，纳谷不香，食后作胀，两胁作痛，五心发热，心悸少眠，四肢酸懒，小便如常，面色消瘦晦黑，精神不振，语言声低。舌苔薄白，脉沉细缓弱。证属清阳下陷，脾虚肾弱，中焦失调，拟以三白汤加味治之。

处方：炒白术9 g，煨葛根4.5 g，炒杭芍9 g，茯苓9 g，生甘草3 g，煨木香4.5 g，煨肉豆蔻3 g，生牡蛎9 g，炒酸枣仁9 g，陈皮4.5 g。

上方以台参、补骨脂、五味子、川厚朴、煅砂仁等药随证出入加减，连进20余剂，泄泻停止，腹胀肺痛均已减轻，夜眠转好，饮食渐增，唯感腰部酸痛，小腹寒冷。舌苔薄白，脉仍沉缓细弱，更以右归丸化裁调理。

处方：巴戟天肉30 g，炒山药30 g，山萸肉15 g，牡丹皮12 g，煨肉豆蔻15 g，上肉桂9 g，熟附片18 g，炒杜仲15 g，枸杞子24 g，炒杭芍15 g，生牡蛎18 g，陈皮15 g。共研细末，六曲糊丸，如梧桐子大，早晚各服20粒。

药后随访已愈。

（3）痢疾

痢疾，古称为肠澼滞下，至晋代始有天行诸痢之名。外感湿热疫毒，内伤饮食生冷，损及胃肠，积滞不通，气机阻塞而成病。湿胜于热，伤及气分，为白痢；热胜于湿，伤及血分，则为赤痢；湿热俱胜，气血两伤，则下赤白痢。

一般湿热痢：里急后重，便下脓血，肛门灼热，小便短赤。治宜清热导滞，调气养血，芍药汤（芍药、当归、黄芩、黄连、木香、槟榔、甘草、大黄、肉桂）主之。白多红少金银花、菊花；发热口渴加生石膏、陈仓米；兼有外感加葛根；赤痢伤血重用当归，加白头翁、地榆。治以清热利湿为主，兼调其气，以除后重，并行其血，以愈便脓。如下利纯红且紫，肛门灼痛，乃热毒蕴积于阳明，可用黄连解毒汤加味（黄连、黄芩、栀子、黄柏、木香、槟榔、当归、地榆、赤芍、生地黄、荆芥、甘草）；后重甚者，应开肺气，加桔梗、杏仁、浙贝母、川厚朴、大黄以通之。如外感寒湿，内蕴积热，治宜荆防败毒散或藿香正气散，表里双解。

疫毒痢：邪热充斥，内窜心营，壮热神昏，谵语抽风，便下脓血，或无下利而热毒上攻，治宜葛根芩连汤加藿香、薄荷、金银花、连翘。若热厥昏聩者，先予紫雪丹清热开窍，继用白头翁汤加青蒿、赤芍、牡丹皮、金银花、连翘。若肝风内动抽搐不已者，宜用羚羊钩藤汤送服安宫牛黄丸。

噤口痢：水谷不入，治宜和胃降浊，清热开噤，用开噤散去人参、石莲子，加半夏、大黄。如汤剂不受者，可用玉枢丹磨汁少量频服。若胃阴大伤，可用增液开噤汤（沙参、石斛、麦冬、天花粉、桔梗、枇杷叶、半夏、茯苓、陈皮、甘草、荷叶、谷芽）。

虚寒痢：下利稀薄，寒湿伤阳，治从脾肾。先泻而后便脓血者，为脾传肾易治，可用桃花汤。先便脓血而后水泻者，为肾传脾难治，以赤石脂禹余粮汤为宜。久痢不愈，寒热交错，用乌梅丸。脾虚下陷、虚坐努责、脱肛短气者，用补中益气汤。寒湿郁久化热伤及阴血，午后潮热，腹痛下利，可用驻车丸（《备急千金要方》方），以坚阴化湿，寒热并调。

休息痢：久痢不愈，时作时止，正虚邪恋，宜用四君子汤加木香、黄连、枳壳、陈皮。脾阳虚陷，宜用养脏汤（人参、诃子、白术、当归、木香、肉桂、肉豆蔻、枳壳、甘草）。脾肾阳虚，宜用湿脾汤（附子、干姜、人参、大黄、甘草）加赤石脂。

妊娠痢：需调气养血，清热安胎，用归芩芍药汤（当归、黄芩、白芍、白术、木香、生地黄、陈皮、甘草、荷叶蒂）。久痢不止，可用黄连阿胶汤（黄连、阿胶、党参、白术、茯苓、干姜、炙甘草、木香、乌梅）。

产后痢：不可轻用荡涤，恐伤胃气。恶露未尽，宜用生化汤加木香、黄连。体质太弱，宜用两益汤（验方：人参、白术、当归、红曲、升麻、甘草、滑石、益母草，血虚加阿胶）。恶露未行，瘀血不化，便下青黑，宜用的奇散（《证治准绳》方：芥穗炭、麝香）。产后下利虚极，宜用白头翁加甘草阿胶汤。

疹后痢：是儿科疹后四大险症之一。热毒壅盛，积滞腐化，便下赤白，上犯心包则神昏谵语，旁窜厥阴而致惊悸抽搐。如下利色赤，宜用加味白头翁汤（当归、白头翁、黄柏、秦皮、黄连、地榆、杭白芍、木香、连翘、枳实、甘草）。疹后痢疾总宜清热解毒为主，连翘能清能升，清热解毒莫出其右，尤能清除少阳血分之热，统治小儿六经诸热，为疹后四证之主药。

个人临床治痢所常用者不外以下4个方剂，随症化裁。

黄芩汤（《伤寒论》方）。黄芩清热止痢，芍药和营止痛，甘草、大枣和中益脾。里热清则下利可止，表热亦除，为治痢之祖方。后世医家，去大枣之滋腻，更名为黄芩芍药汤，主治热痢腹痛后重，并治伏邪湿病。叶天士极赞此方，曾说："寒邪深伏，已经化热，昔贤以黄芩汤为主方，苦寒直清里热。热伏于阴，苦味坚阴，乃正治也。知温邪忌散，不与暴感门同法。"

芍药汤（《证治准绳》方）。芍药和营益阴止痛，而血虚腹痛非此莫治，入厥阴经疏肝缓急，少腹痛者尤宜。当归养血活血，痢疾便血自安。黄芩、黄连清热燥湿，乃热痢之要药，肠中湿热非黄连不能清，非黄芩不能下。木香醒脾和胃，槟榔行滞去积，调气则后重自除。甘草甘缓和中，与芍药为伍，酸甘化阴，止痛甚妙。药仅7味，方简效卓。

白头翁汤（《伤寒论》方）。白头翁清热解毒，凉血止痢，专清血分之热，为热毒赤痢之要药。黄连、黄柏清热解毒，坚阴止痢。秦皮清肝止热痢。凡热在阳阴厥阴者，本方可以两清。

加味白虎汤。凡下利纯白如脓。面赤口渴，身热汗出，伤及气分，以白虎加芍药汤主之。但石膏必须半生半煅，生者专清阳明气分之热，煅者可护大肠溃伤之膜。

【病案举例】

病例1：刘某，女，17岁。

1965年9月4日初诊：腹痛下坠已6日，便下赤白，1日3～4次，曾服合霉素无效。有时咳嗽，饮食欠佳。舌苔淡黄，脉沉细弦滑。乃胃肠湿热下注为痢，血气两病，拟芍药汤调之。

处方：炒杭芍9 g，炒川连2.4 g，炒黄芩4.5 g，焦槟榔3 g，生甘草3 g，当归9 g，木香4.5 g，杏仁泥9 g，苦桔梗6 g，浙贝母9 g，姜川朴4.5 g。水煎服。

上方服3剂，病全愈。

病例2：刘某，女，56岁。

1952年1月2日初诊：下利已2周，1日10余次、赤少白多，里急后重，腹痛。苔薄白，脉沉弦缓。证属滞下，拟芍药汤加减。

处方：杏仁泥9 g，浙贝母9 g，苦桔梗6 g，姜川朴4.5 g，炒杭芍9 g，炒川连4.5 g，木香4.5 g，金银花9 g，菊花4.5 g，焦槟榔1.5 g。3剂，水煎服。

1月5日二诊：痢下大减，舌脉同前，以前方加减。

处方：炒杭芍9 g，木香4.5 g，炒川连4.5 g，炒地榆6 g，金银花9 g，焦槟榔

1.5 g，姜川朴4.5 g，杏仁泥9 g，青皮4.5 g，苦桔梗4.5 g，黄芩4.5 g。水煎服。

续服3剂，病痊愈。

病例3：孙某，女，50岁。

1952年12月18日初诊：下利1日3～4次，白多赤少，里急后重，腹痛，有痰不易咳吐。舌苔淡白，脉沉缓。证属白痢，湿胜于热，伤及气分，拟芍药汤加减。

处方：炒杭芍9 g，木香4.5 g，金银花9 g，杭菊花6 g，浙贝母9 g，杏仁泥9 g，姜川朴4.5 g，苦桔梗6 g，炒川连3 g，通草3 g。3剂，水煎服。

12月30日二诊：服药后下利减轻，因适逢经期停药数日，昨已经净，腹中仍痛，便下赤白黏滞。舌苔薄白，脉沉弦。证属痢疾未愈，再以前方加减。

处方：生甘草3 g，金银花9 g，菊花4.5 g，炒杭芍9 g，木香4.5 g，炒川连3 g，当归6 g，地榆炭9 g，荷叶4.5 g。3剂，水煎服。

1953年1月2日三诊：痢下白黏消失，腹痛下坠明显减轻，便下稍有赤黏，苔脉无大变化，前方去金银花、菊花，加秦皮3 g，荆芥炭1.5 g，当归改为9 g。水煎服。

又进3剂，诸症均除。

病例4：张某，女，23岁。

1950年7月1日初诊：病湿热痢，腹痛，里急后重，便下脓血。苔黄腻，脉缓滑。证属湿热下利，宜宣上清中调下法，白头翁汤加减。

处方：白头翁9 g，黄连3 g，秦皮6 g，金银花9 g，菊花9 g，杏仁9 g，天花粉9 g，苦桔梗6 g，木香4.5 g，杭白芍9 g，荷叶4.5 g。水煎服。

服药2剂而愈。

（4）痿证

痿证是燥病。燥伤肺，肺失宣发肃降，水精不布，筋脉失养。《素问·痿论》说："五脏因肺热叶焦，发为痿躄，……论言治痿者，独取阳明何也？"阳明为水谷之海，阳明湿热郁结，不能布精，可以化燥，湿热生痰，滞于经络，津血干枯，不荣筋骨则大筋软短，小筋弛长，发为痿躄。《医宗金鉴》说："五痿皆因肺热生，阳明无病不能成。"故治痿宜先清阳明。阳明主润宗筋，宗筋润则能束骨而利机关，痿证可愈。

湿热致痿，切忌风药扬散，重耗津血。余常用二妙散加减化裁颇效。或以益胃去痿汤（验方：沙参、太子参、生地黄、玄参、山药、杭白芍、当归、菊花、六曲、白芥子）治初痿湿热伤阴。痿病日久，伤及肝肾，筋骨不荣，宜用金刚丸（《素问病机气宜保命集》方：杜仲、肉苁蓉、萆薢、菟丝子）加紫葳、牛膝，或用固真启痿汤（生熟地、麦冬、玄参、地骨皮、当归、杭白芍、党参、沙参、车前子）。

至于前人提出清燥汤、益胃汤、虎汗丸等方，余在临床很少应用。因为初痿取之阳明，久痿当取肝肾，是治痿的两大法门。

【病案举例】

湿热痿证（1例）

病例：韩某，男，29岁。

1968年4月6日初诊：幼年曾患婴儿瘫，经治疗好转，复因碰伤而发两腿痿软、行动不便、肌肉萎缩、右膝肿胀，经久不愈。近又发生阳痿，两腿热疼难忍。苔黄厚，脉缓滑。证属湿热下注致痿，议用四妙散加味。

处方：苍术、白术各3 g，炒黄柏4.5 g，牛膝9 g，清半夏9 g，陈皮4.5 g，茯苓9 g，生甘草3 g，炒薏苡仁12 g，秦艽9 g，通草4.5 g。3剂，水煎服。

4月9日二诊：膝肿渐消，热痛已止，两腿虽可缓慢行动，但仍无力。仍宗前方加党参9 g，当归9 g，川芎3 g。6剂，水煎服。

4月19日三诊：两腿较前有力，可以行动。前方加玉竹30 g，再服9剂。

久痿证（1例）

病例：王某，男，10岁。

1966年3月11日初诊：两腿无力，膝与髋尤甚，因患骨软骨病继发肌肉萎缩，曾多方治疗，效不显。蹲下不能站起，但无疼痛，经常鼻衄，食眠均佳，大便干，小便赤。苔白滑，质淡红，脉沉弱滑。证属肾脾两虚，肝肺失养，肌痿，拟固真启痿汤加减。

处方：生地黄、熟地黄各9 g，玄参12 g，当归9 g，杭白芍12 g，党参15 g，炒山药30 g，萆薢15 g，牛膝9 g，黄芪18 g，菊花24 g，六曲12 g。共研细末，炼蜜为丸，每日早晚各服1.5 g。

（5）阳明湿热

湿热之邪，始虽外受，终归脾胃。中气实者，病在阳明；中气虚者，病在太阴。但湿热必兼少阳，少阳之气盛则火热内燔，加之太阴内伤湿饮停聚，客邪再至，内外相引，故病湿热。中气实者其病必微，中气虚者其病必重。一般见症轻者，小便赤涩，自汗口渴；重者发为湿热黄疸，痰湿停聚，肿胀冲逆。

湿为阴邪，热为阳邪，湿热为病，阴阳错杂。治湿不利于热，治热不利于湿，所以湿热为病，治之较难，凡湿重者，祛湿为主，若热重者，清热为先，分而治之，每多取效。湿热并重，则须清热渗湿。前人治方，湿胜于热用五苓散，热胜于湿用猪苓汤，分清主次，随症治宜。

余治阳明湿热，首先轻开肺气，因为肺主一身之气，气行则湿散而热亦自消。在用药方面首选辛淡之品。辛能行散，如半夏、厚朴、豆蔻仁、杏仁、藿香梗、佩兰之类。淡渗祛湿，如薏苡仁、竹叶、通草、猪苓、泽泻、滑石之类。如此启上闸、开支流以导湿下行，湿祛气行，津布于外，自然汗解。如兼外感风寒，则佐以紫苏梗、桔梗、豆豉、葱白、生姜等品，辛透宣通。如邪滞经络、一身掣痛，加秦艽、桑枝、丝瓜络、防己等品，开泄壅邪。如兼暑邪、心烦口渴，则去豆蔻仁（防其辛温）而酌加扁豆花、鲜荷叶、连翘、滑石等品，清透淡渗，祛暑清热利湿。总之，须使肺得清肃宣发，则湿热自化。同时，湿热内郁，小便多清；湿热下注，溺赤而浑，如此辨之义又不可不知，切不可以小便无赤浊为寒湿而误设辛温。

如果湿热郁蒸，上宣清窍，烦躁神昏，可于前法去杏仁、厚朴，加菖蒲、郁金，以芳香开窍。如大便不利，酌加瓜蒌皮、薤白、火麻仁、郁李仁等辛润之品，流畅气机，则大便自行。

痿证独取阳明，即是清其湿热。湿热痢疾治用黄芩、黄连，亦是清热燥湿。上焦湿热用凉膈散去硝黄；中焦湿热用茵陈蒿汤、六一散；下焦湿热用五淋散、八正散；湿热下注用二妙散、三妙散；湿热流注用苍术白虎汤；痦疥疮痒用防风通圣散、消风散；痔用槐角丸、脏连丸；泻热痢用葛根芩连汤；暑湿挟热用黄连薷饮；中暍吐泻用芩连二陈汤等，无不是以清热利湿之法治之。

综上所述，皆是与阳明有关之湿热病，急则治标，祛邪不伤正；缓则治本，扶正不留邪。

春夏养阳，秋冬养阴

四时之阴阳变化，直接影响万物之生长收藏。人生活在气交中，必须与四时相适应。《素问·四气调神论》所谓“春夏养阳，秋冬养阴”，是指人体如何顺应四时之阴阳变化，保持正常生长发育规律，以防止疾病之发生和发展，是有其积极意义的。

阴阳二气常存，盖由根固。阳气根于阴，阴气根于阳，无阴则阳无以生，无阳则阴无以化。故四时中春为少阳是谓发陈，阳气生发，万物以荣，夏为太阳是谓蕃莠，阳气旺盛，万物华实，春夏养阳，是从其根，为秋冬阴气打基础；秋为太阴是谓容平，阴动阳敛，万物肃杀，冬为少阴是谓闭藏，阳气内藏，万物生机闭藏，秋冬养阴，是从其根，为春夏阳气立根基。《素问·至真要大论》所说的“故阳之动，始于温，盛于暑，阴之动，始于清，盛于寒。春夏秋冬，各差其分，阴阳易辨”，正是自然界四时阴阳消长互根的规律。

当四时主气旺盛之时，人之起居、饮食须顺应其性，不可伤伐其旺气，所以《黄帝内经》注释者王冰说：“春食凉，夏食寒，以养于阳；秋食温，冬食热，以养于阴。”《素问·金匮真言论》又说：“藏于精者，春不病温。”这都是说“从之则苛疾不起”。如果摧折其正常规律，则容易导致疾病。《素问·生气通天论》又说：“春伤于风，邪气留连，乃为洞泄；夏伤于暑，秋为痎疟……冬伤于寒，春必病温。四时之气，更伤五脏。”这都是说“逆之则灾害生”。由此可见，人体顺应四时之阴阳变化规律是非常重要的，“养”即是保持正常生长发育规律，勿伤其旺，兼顾其根。

若已病，临证也要观察气候之变化，阴阳之消长，不要贻误病机，如《素问·至真要大论》所说“谨候气宜，无失病机”。在辨证中要注意阴阳之盛衰，阳病可及阴，阴病可及阳。立方应顺从其时，防止伤其旺气。用药要“谨察阴阳所在而调之，以平为期，正者正治，反者反治”（《素问·至真要大论》），善补阳者阴中求阳，善补阴者阳中求阴。王冰也曾说："滋苗者，必固其根；伐下者，必枯其上。"可见春夏阳动生发，人之阳气随之外浮，疾病最易伤阳气，如"长夏善病，洞泄寒中"，故用药应顾其阳（气）；秋冬阴动阳敛，人之阳气随之内藏，疾病最易伤阴，如冬不藏精，春必病温，故用药应护其阴（精血）。若久病之人，更要顺应四时之阴阳变化规律，否则病邪未祛，正气愈伤，导致病情加重。《素问·移精变气论》所说"又失四时之从，逆寒暑之宜，贼风数至，虚邪朝夕，内至五脏骨髓，外伤空窍皮肤，所以小病必甚，大病必死"，即是此意。临证常见慢性病患者每当节气变化，往往反复发作或病情加重，都具体地说明了古人实践经验之可贵。

同时，从"春夏养阳，秋冬养阴"这句话中也可以看出，人体之阴阳概括了营卫气血津液等一系列作用，故治病必求其本。人体之肾为先天之本，精气之源；脾胃为后天之本，气血生化之源。人的生长发育是赖以后天资养先天，治病求本，就是要维护脾胃生化作用，立方用药务要冲和，不可执偏，损其脾胃。即是久病缓治，扶正祛邪，也应调理脾胃，养正为主，否则用药只顾其病，损伤脾胃，虽小病也难痊愈。

《素问·五常政大论》说："大毒治病，十去其六；常毒治病，十去其七；小毒治病，十去其八；无毒治病，十去其九；谷肉果菜，食养尽之，无使过之，伤其正也。不尽，行复如法，必先岁气，勿伐天和，无盛盛，无虚虚，而遗人天殃，无致邪，无失正，绝人长命。"这都是临证应该注意的。试举一例病例说明之。陈某于1963年盛夏接受食管手术。术前久病，饮食减少，体气虚弱。炎暑之际，术后竟嗳气脘满，胃呆纳少，口干少饮，心烦自汗，气短无力，彻夜不寐，大便燥结6日不解，体重大减，舌苔黄白微腻。前曾用芳香化浊、辛开苦降之剂，意欲清热化湿，调中和胃，陈某反而恶心呕吐，脘腹疼痛。经邀诊，查脉虚大，知其虽脾胃不健，素有湿热，然体虚暑热伤气在前，复手术伤气耗血于后，导致气虚血少，阴阳失调，正不胜邪，虚热内扰，改取反治法，热因热用，塞因塞用，方用增损八珍汤，益气补血以养阳，滋液润燥以养阴，竟获显效，渐趋痊愈。由此可知，只有在顺应四时气候辨证论治的基础上，因时、因地、因人制宜，同病异治，异病同治，祛邪而不伤正，扶正而不留邪，才能取得良好疗效。